药品追溯法规与标准规范

国家药品监督管理局信息中心 组织编写

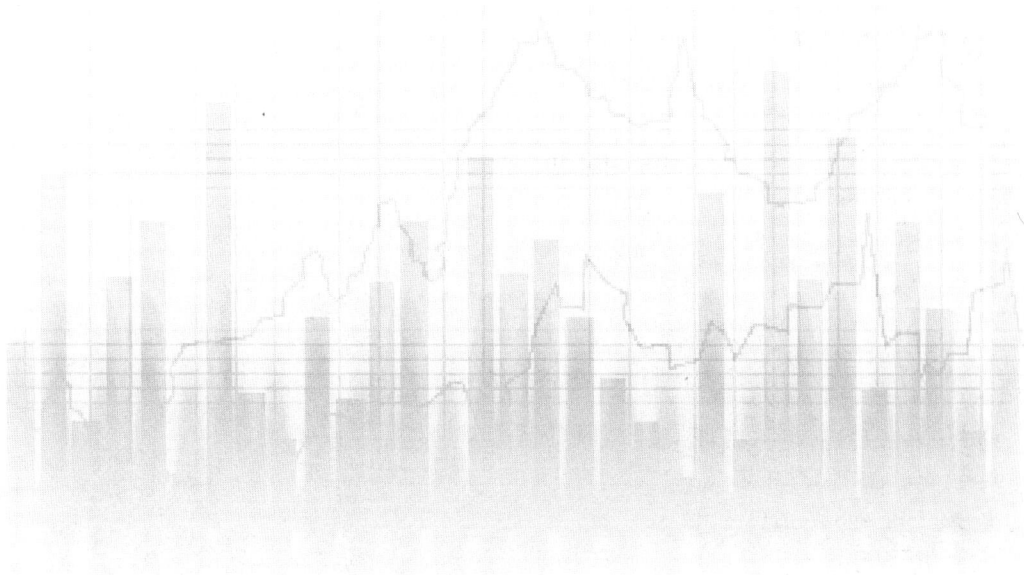

中国健康传媒集团

中国医药科技出版社

内容提要

为统一大家对有关政策法规和技术标准的理解，并方便大家查阅相关法规、标准、技术资料，国家药品监督管理局信息中心组织编制了《药品追溯法规与标准规范》。本书对药品追溯有关政策文件和标准规范进行了整理和汇编，对已经发布的10个药品追溯标准规范进行了解读。希望通过此书指导药品信息化追溯体系各参与方密切配合、协同建设，推动药品信息化追溯体系"共建、共治、共享"。

图书在版编目（CIP）数据

药品追溯法规与标准规范 / 国家药品监督管理局信息中心组织编写. —北京：中国医药科技出版社，2020.5
ISBN 978-7-5214-1788-3

Ⅰ.①药⋯ Ⅱ.①国⋯ Ⅲ.①药品管理—标准—中国 Ⅳ.①R954-65

中国版本图书馆CIP数据核字（2020）第071713号

美术编辑 陈君杞
版式设计 南博文化

出版 **中国健康传媒集团** | 中国医药科技出版社
地址 北京市海淀区文慧园北路甲22号
邮编 100082
电话 发行：010-62227427 邮购：010-62236938
网址 www.cmstp.com
规格 710×1000mm $^1/_{16}$
印张 26 $^1/_4$
字数 370千字
版次 2020年5月第1版
印次 2020年5月第1次印刷
印刷 北京市密东印刷有限公司
经销 全国各地新华书店
书号 ISBN 978-7-5214-1788-3
定价 158.00元

获取新书信息、投稿、为图书纠错，请扫码联系我们。

编委会

前言

　　建设药品信息化追溯体系，是党中央、国务院做出的重大决策部署，药品追溯标准规范是药品信息化追溯体系建设的重要组成部分，是强化追溯信息互通共享的重要基础。2019年8月26日，第十三届全国人民代表大会常务委员会第十二次会议修订通过《中华人民共和国药品管理法》，明确要求"国家建立健全药品追溯制度。国务院药品监督管理部门应当制定统一的药品追溯标准和规范"。2019年6月29日，第十三届全国人民代表大会常务委员会第十一次会议通过《中华人民共和国疫苗管理法》，要求"国务院药品监督管理部门会同国务院卫生健康主管部门制定统一的疫苗追溯标准和规范，建立全国疫苗电子追溯协同平台，整合疫苗生产、流通和预防接种全过程追溯信息，实现疫苗可追溯"。

　　根据《中华人民共和国药品管理法》《中华人民共和国疫苗管理法》以及党中央、国务院决策部署，国家药品监督管理局组织开展药品信息化追溯体系建设，重点推进药品（包括疫苗）追溯标准规范编制。目前，计划编制的10个药品追溯标准规范已全部发布实施。10个标准明确了药品信息化追溯体系建设总体要求，统一了药品追溯码编码规则，提出了药品追溯过程中需要企业记录、存储和提交信息的内容和格式，以及数据交换要求等。

　　药品信息化追溯体系建设采取了"共建、共治、共享"的新思路，实行对现有的跨部门、跨地域、跨平台的"多码多系统"进行整合、协同的办法，需要药品信息化追溯体系建设各参与方密切配合共同完成。为统一大家对有关政策法规和技术标准的理解，方便大家查阅相关法规、标准、技术资料，国家药品监督管理局信息中心组织编制了《药品追溯法规与标准规范》。本书对药品追溯有关政策文件和标准规范进行了汇编，对已经发布的10个药品追溯标准规范进行了解读。

　　由于时间仓促，本书中如有不妥和疏漏之处，敬请批评指正。

编　者

2020年3月

目录

第一章　法规文件

第二章　标准规范

法规文件

中华人民共和国主席令

第三十一号

《中华人民共和国药品管理法》已由中华人民共和国第十三届全国人民代表大会常务委员会第十二次会议于2019年8月26日修订通过，现予公布，自2019年12月1日起施行。

中华人民共和国主席　习近平

2019年8月26日

中华人民共和国药品管理法

（1984年9月20日第六届全国人民代表大会常务委员会第七次会议通过 2001年2月28日第九届全国人民代表大会常务委员会第二十次会议第一次修订 根据2013年12月28日第十二届全国人民代表大会常务委员会第六次会议《关于修改〈中华人民共和国海洋环境保护法〉等七部法律的决定》第一次修正 根据2015年4月24日第十二届全国人民代表大会常务委员会第十四次会议《关于修改〈中华人民共和国药品管理法〉的决定》第二次修正 2019年8月26日第十三届全国人民代表大会常务委员会第十二次会议第二次修订)

目 录

第一章 总 则

第一条 为了加强药品管理，保证药品质量，保障公众用药安全和合法权益，保护和促进公众健康，制定本法。

第二条 在中华人民共和国境内从事药品研制、生产、经营、使用和监督管理活动，适用本法。

本法所称药品，是指用于预防、治疗、诊断人的疾病，有目的地调节人的生理机能并规定有适应症或者功能主治、用法和用量的物质，包括中药、化学药和生物制品等。

第三条 药品管理应当以人民健康为中心，坚持风险管理、全程管控、社会共治的原则，建立科学、严格的监督管理制度，全面提升药品质量，保障药品的安全、有效、可及。

第四条 国家发展现代药和传统药，充分发挥其在预防、医疗和保健中的作用。

国家保护野生药材资源和中药品种，鼓励培育道地中药材。

第五条 国家鼓励研究和创制新药，保护公民、法人和其他组织研究、开发新药的合法权益。

第六条 国家对药品管理实行药品上市许可持有人制度。药品上市许可持有人依法对药品研制、生产、经营、使用全过程中药品的安全性、有效性和质量可控性负责。

第七条 从事药品研制、生产、经营、使用活动，应当遵守法律、法规、规章、标准和规范，保证全过程信息真实、准确、完整和可追溯。

第八条 国务院药品监督管理部门主管全国药品监督管理工作。国务院有关部门在各自职责范围内负责与药品有关的监督管理工作。国务院药品监督管理部门配合国务院有关部门，执行国家药品行业发展规划和产业政策。

省、自治区、直辖市人民政府药品监督管理部门负责本行政区域内的药品监督管理工作。设区的市级、县级人民政府承担药品监督管理职责的部门（以下称药品监督管理部门）负责本行政区域内的药品监督管理工作。县级以上地方人民政府有关部门在各自职责范围内负责与药品有关的监督管理工作。

第九条　县级以上地方人民政府对本行政区域内的药品监督管理工作负责，统一领导、组织、协调本行政区域内的药品监督管理工作以及药品安全突发事件应对工作，建立健全药品监督管理工作机制和信息共享机制。

第十条　县级以上人民政府应当将药品安全工作纳入本级国民经济和社会发展规划，将药品安全工作经费列入本级政府预算，加强药品监督管理能力建设，为药品安全工作提供保障。

第十一条　药品监督管理部门设置或者指定的药品专业技术机构，承担依法实施药品监督管理所需的审评、检验、核查、监测与评价等工作。

第十二条　国家建立健全药品追溯制度。国务院药品监督管理部门应当制定统一的药品追溯标准和规范，推进药品追溯信息互通互享，实现药品可追溯。

国家建立药物警戒制度，对药品不良反应及其他与用药有关的有害反应进行监测、识别、评估和控制。

第十三条　各级人民政府及其有关部门、药品行业协会等应当加强药品安全宣传教育，开展药品安全法律法规等知识的普及工作。

新闻媒体应当开展药品安全法律法规等知识的公益宣传，并对药品违法行为进行舆论监督。有关药品的宣传报道应当全面、科学、客观、公正。

第十四条　药品行业协会应当加强行业自律，建立健全行业规范，推动行业诚信体系建设，引导和督促会员依法开展药品生产经营等活动。

第十五条　县级以上人民政府及其有关部门对在药品研制、生产、经营、使用和监督管理工作中做出突出贡献的单位和个人，按照国家有关规定给予表彰、奖励。

第二章　药品研制和注册

第十六条　国家支持以临床价值为导向、对人的疾病具有明确或者特殊疗效的药物创新，鼓励具有新的治疗机理、治疗严重危及生命的疾病或者罕见病、对人体具有多靶向系统性调节干预功能等的新药研制，推动药品技术进步。

国家鼓励运用现代科学技术和传统中药研究方法开展中药科学技术研究和药物开发，建立和完善符合中药特点的技术评价体系，促进中药传承创新。

国家采取有效措施，鼓励儿童用药品的研制和创新，支持开发符合儿童生理特征的儿童用药品新品种、剂型和规格，对儿童用药品予以优先审评审批。

第十七条 从事药品研制活动，应当遵守药物非临床研究质量管理规范、药物临床试验质量管理规范，保证药品研制全过程持续符合法定要求。

药物非临床研究质量管理规范、药物临床试验质量管理规范由国务院药品监督管理部门会同国务院有关部门制定。

第十八条 开展药物非临床研究，应当符合国家有关规定，有与研究项目相适应的人员、场地、设备、仪器和管理制度，保证有关数据、资料和样品的真实性。

第十九条 开展药物临床试验，应当按照国务院药品监督管理部门的规定如实报送研制方法、质量指标、药理及毒理试验结果等有关数据、资料和样品，经国务院药品监督管理部门批准。国务院药品监督管理部门应当自受理临床试验申请之日起六十个工作日内决定是否同意并通知临床试验申办者，逾期未通知的，视为同意。其中，开展生物等效性试验的，报国务院药品监督管理部门备案。

开展药物临床试验，应当在具备相应条件的临床试验机构进行。药物临床试验机构实行备案管理，具体办法由国务院药品监督管理部门、国务院卫生健康主管部门共同制定。

第二十条 开展药物临床试验，应当符合伦理原则，制定临床试验方案，经伦理委员会审查同意。

伦理委员会应当建立伦理审查工作制度，保证伦理审查过程独立、客观、公正，监督规范开展药物临床试验，保障受试者合法权益，维护社会公共利益。

第二十一条 实施药物临床试验，应当向受试者或者其监护人如实说明和解释临床试验的目的和风险等详细情况，取得受试者或者其监护人自愿签署的知情同意书，并采取有效措施保护受试者合法权益。

第二十二条 药物临床试验期间，发现存在安全性问题或者其他风险的，临床试验申办者应当及时调整临床试验方案、暂停或者终止临床试验，并向国务院药品监督管理部门报告。必要时，国务院药品监督管理部门可以责令调整临床试验方案、暂停或者终止临床试验。

第二十三条　对正在开展临床试验的用于治疗严重危及生命且尚无有效治疗手段的疾病的药物，经医学观察可能获益，并且符合伦理原则的，经审查、知情同意后可以在开展临床试验的机构内用于其他病情相同的患者。

第二十四条　在中国境内上市的药品，应当经国务院药品监督管理部门批准，取得药品注册证书；但是，未实施审批管理的中药材和中药饮片除外。实施审批管理的中药材、中药饮片品种目录由国务院药品监督管理部门会同国务院中医药主管部门制定。

申请药品注册，应当提供真实、充分、可靠的数据、资料和样品，证明药品的安全性、有效性和质量可控性。

第二十五条　对申请注册的药品，国务院药品监督管理部门应当组织药学、医学和其他技术人员进行审评，对药品的安全性、有效性和质量可控性以及申请人的质量管理、风险防控和责任赔偿等能力进行审查；符合条件的，颁发药品注册证书。

国务院药品监督管理部门在审批药品时，对化学原料药一并审评审批，对相关辅料、直接接触药品的包装材料和容器一并审评，对药品的质量标准、生产工艺、标签和说明书一并核准。

本法所称辅料，是指生产药品和调配处方时所用的赋形剂和附加剂。

第二十六条　对治疗严重危及生命且尚无有效治疗手段的疾病以及公共卫生方面急需的药品，药物临床试验已有数据显示疗效并能预测其临床价值的，可以附条件批准，并在药品注册证书中载明相关事项。

第二十七条　国务院药品监督管理部门应当完善药品审评审批工作制度，加强能力建设，建立健全沟通交流、专家咨询等机制，优化审评审批流程，提高审评审批效率。

批准上市药品的审评结论和依据应当依法公开，接受社会监督。对审评审批中知悉的商业秘密应当保密。

第二十八条　药品应当符合国家药品标准。经国务院药品监督管理部门核准的药品质量标准高于国家药品标准的，按照经核准的药品质量标准执行；没有国家药品标准的，应当符合经核准的药品质量标准。

国务院药品监督管理部门颁布的《中华人民共和国药典》和药品标准为国家药品标准。

国务院药品监督管理部门会同国务院卫生健康主管部门组织药典委员会，负责国家药品标准的制定和修订。

国务院药品监督管理部门设置或者指定的药品检验机构负责标定国家药品标准品、对照品。

第二十九条 列入国家药品标准的药品名称为药品通用名称。已经作为药品通用名称的，该名称不得作为药品商标使用。

第三章 药品上市许可持有人

第三十条 药品上市许可持有人是指取得药品注册证书的企业或者药品研制机构等。

药品上市许可持有人应当依照本法规定，对药品的非临床研究、临床试验、生产经营、上市后研究、不良反应监测及报告与处理等承担责任。其他从事药品研制、生产、经营、储存、运输、使用等活动的单位和个人依法承担相应责任。

药品上市许可持有人的法定代表人、主要负责人对药品质量全面负责。

第三十一条 药品上市许可持有人应当建立药品质量保证体系，配备专门人员独立负责药品质量管理。

药品上市许可持有人应当对受托药品生产企业、药品经营企业的质量管理体系进行定期审核，监督其持续具备质量保证和控制能力。

第三十二条 药品上市许可持有人可以自行生产药品，也可以委托药品生产企业生产。

药品上市许可持有人自行生产药品的，应当依照本法规定取得药品生产许可证；委托生产的，应当委托符合条件的药品生产企业。药品上市许可持有人和受托生产企业应当签订委托协议和质量协议，并严格履行协议约定的义务。

国务院药品监督管理部门制定药品委托生产质量协议指南，指导、监督药品上市许可持有人和受托生产企业履行药品质量保证义务。

血液制品、麻醉药品、精神药品、医疗用毒性药品、药品类易制毒化学品不得委托生产；但是，国务院药品监督管理部门另有规定的除外。

第三十三条　药品上市许可持有人应当建立药品上市放行规程，对药品生产企业出厂放行的药品进行审核，经质量受权人签字后方可放行。不符合国家药品标准的，不得放行。

第三十四条　药品上市许可持有人可以自行销售其取得药品注册证书的药品，也可以委托药品经营企业销售。药品上市许可持有人从事药品零售活动的，应当取得药品经营许可证。

药品上市许可持有人自行销售药品的，应当具备本法第五十二条规定的条件；委托销售的，应当委托符合条件的药品经营企业。药品上市许可持有人和受托经营企业应当签订委托协议，并严格履行协议约定的义务。

第三十五条　药品上市许可持有人、药品生产企业、药品经营企业委托储存、运输药品的，应当对受托方的质量保证能力和风险管理能力进行评估，与其签订委托协议，约定药品质量责任、操作规程等内容，并对受托方进行监督。

第三十六条　药品上市许可持有人、药品生产企业、药品经营企业和医疗机构应当建立并实施药品追溯制度，按照规定提供追溯信息，保证药品可追溯。

第三十七条　药品上市许可持有人应当建立年度报告制度，每年将药品生产销售、上市后研究、风险管理等情况按照规定向省、自治区、直辖市人民政府药品监督管理部门报告。

第三十八条　药品上市许可持有人为境外企业的，应当由其指定的在中国境内的企业法人履行药品上市许可持有人义务，与药品上市许可持有人承担连带责任。

第三十九条　中药饮片生产企业履行药品上市许可持有人的相关义务，对中药饮片生产、销售实行全过程管理，建立中药饮片追溯体系，保证中药饮片安全、有效、可追溯。

第四十条　经国务院药品监督管理部门批准，药品上市许可持有人可以转让药品上市许可。受让方应当具备保障药品安全性、有效性和质量可控性的质量管理、风险防控和责任赔偿等能力，履行药品上市许可持有人义务。

第四章 药品生产

第四十一条 从事药品生产活动，应当经所在地省、自治区、直辖市人民政府药品监督管理部门批准，取得药品生产许可证。无药品生产许可证的，不得生产药品。

药品生产许可证应当标明有效期和生产范围，到期重新审查发证。

第四十二条 从事药品生产活动，应当具备以下条件：

（一）有依法经过资格认定的药学技术人员、工程技术人员及相应的技术工人；

（二）有与药品生产相适应的厂房、设施和卫生环境；

（三）有能对所生产药品进行质量管理和质量检验的机构、人员及必要的仪器设备；

（四）有保证药品质量的规章制度，并符合国务院药品监督管理部门依据本法制定的药品生产质量管理规范要求。

第四十三条 从事药品生产活动，应当遵守药品生产质量管理规范，建立健全药品生产质量管理体系，保证药品生产全过程持续符合法定要求。

药品生产企业的法定代表人、主要负责人对本企业的药品生产活动全面负责。

第四十四条 药品应当按照国家药品标准和经药品监督管理部门核准的生产工艺进行生产。生产、检验记录应当完整准确，不得编造。

中药饮片应当按照国家药品标准炮制；国家药品标准没有规定的，应当按照省、自治区、直辖市人民政府药品监督管理部门制定的炮制规范炮制。省、自治区、直辖市人民政府药品监督管理部门制定的炮制规范应当报国务院药品监督管理部门备案。不符合国家药品标准或者不按照省、自治区、直辖市人民政府药品监督管理部门制定的炮制规范炮制的，不得出厂、销售。

第四十五条 生产药品所需的原料、辅料，应当符合药用要求、药品生产质量管理规范的有关要求。

生产药品，应当按照规定对供应原料、辅料等的供应商进行审核，保证购进、使用的原料、辅料等符合前款规定要求。

第四十六条 直接接触药品的包装材料和容器，应当符合药用要求，符合保障人体健康、安全的标准。

对不合格的直接接触药品的包装材料和容器，由药品监督管理部门责令停止使用。

第四十七条 药品生产企业应当对药品进行质量检验。不符合国家药品标准的，不得出厂。

药品生产企业应当建立药品出厂放行规程，明确出厂放行的标准、条件。符合标准、条件的，经质量受权人签字后方可放行。

第四十八条 药品包装应当适合药品质量的要求，方便储存、运输和医疗使用。

发运中药材应当有包装。在每件包装上，应当注明品名、产地、日期、供货单位，并附有质量合格的标志。

第四十九条 药品包装应当按照规定印有或者贴有标签并附有说明书。

标签或者说明书应当注明药品的通用名称、成份、规格、上市许可持有人及其地址、生产企业及其地址、批准文号、产品批号、生产日期、有效期、适应症或者功能主治、用法、用量、禁忌、不良反应和注意事项。标签、说明书中的文字应当清晰，生产日期、有效期等事项应当显著标注，容易辨识。

麻醉药品、精神药品、医疗用毒性药品、放射性药品、外用药品和非处方药的标签、说明书，应当印有规定的标志。

第五十条 药品上市许可持有人、药品生产企业、药品经营企业和医疗机构中直接接触药品的工作人员，应当每年进行健康检查。患有传染病或者其他可能污染药品的疾病的，不得从事直接接触药品的工作。

第五章　药品经营

第五十一条 从事药品批发活动，应当经所在地省、自治区、直辖市人民政府药品监督管理部门批准，取得药品经营许可证。从事药品零售活动，应当经所在地县级以上地方人民政府药品监督管理部门批准，取得药品经营许可证。无药品经营许可证的，不得经营药品。

药品经营许可证应当标明有效期和经营范围，到期重新审查发证。

药品监督管理部门实施药品经营许可，除依据本法第五十二条规定的条件外，还应当遵循方便群众购药的原则。

第五十二条　从事药品经营活动应当具备以下条件：

（一）有依法经过资格认定的药师或者其他药学技术人员；

（二）有与所经营药品相适应的营业场所、设备、仓储设施和卫生环境；

（三）有与所经营药品相适应的质量管理机构或者人员；

（四）有保证药品质量的规章制度，并符合国务院药品监督管理部门依据本法制定的药品经营质量管理规范要求。

第五十三条　从事药品经营活动，应当遵守药品经营质量管理规范，建立健全药品经营质量管理体系，保证药品经营全过程持续符合法定要求。

国家鼓励、引导药品零售连锁经营。从事药品零售连锁经营活动的企业总部，应当建立统一的质量管理制度，对所属零售企业的经营活动履行管理责任。

药品经营企业的法定代表人、主要负责人对本企业的药品经营活动全面负责。

第五十四条　国家对药品实行处方药与非处方药分类管理制度。具体办法由国务院药品监督管理部门会同国务院卫生健康主管部门制定。

第五十五条　药品上市许可持有人、药品生产企业、药品经营企业和医疗机构应当从药品上市许可持有人或者具有药品生产、经营资格的企业购进药品；但是，购进未实施审批管理的中药材除外。

第五十六条　药品经营企业购进药品，应当建立并执行进货检查验收制度，验明药品合格证明和其他标识；不符合规定要求的，不得购进和销售。

第五十七条　药品经营企业购销药品，应当有真实、完整的购销记录。购销记录应当注明药品的通用名称、剂型、规格、产品批号、有效期、上市许可持有人、生产企业、购销单位、购销数量、购销价格、购销日期及国务院药品监督管理部门规定的其他内容。

第五十八条　药品经营企业零售药品应当准确无误，并正确说明用法、用量和注意事项；调配处方应当经过核对，对处方所列药品不得擅自更改或者代用。对有配伍禁忌或者超剂量的处方，应当拒绝调配；必要时，经处方医师更正或者重新签字，方可调配。

药品经营企业销售中药材，应当标明产地。

依法经过资格认定的药师或者其他药学技术人员负责本企业的药品管理、处方审核和调配、合理用药指导等工作。

第五十九条 药品经营企业应当制定和执行药品保管制度，采取必要的冷藏、防冻、防潮、防虫、防鼠等措施，保证药品质量。

药品入库和出库应当执行检查制度。

第六十条 城乡集市贸易市场可以出售中药材，国务院另有规定的除外。

第六十一条 药品上市许可持有人、药品经营企业通过网络销售药品，应当遵守本法药品经营的有关规定。具体管理办法由国务院药品监督管理部门会同国务院卫生健康主管部门等部门制定。

疫苗、血液制品、麻醉药品、精神药品、医疗用毒性药品、放射性药品、药品类易制毒化学品等国家实行特殊管理的药品不得在网络上销售。

第六十二条 药品网络交易第三方平台提供者应当按照国务院药品监督管理部门的规定，向所在地省、自治区、直辖市人民政府药品监督管理部门备案。

第三方平台提供者应当依法对申请进入平台经营的药品上市许可持有人、药品经营企业的资质等进行审核，保证其符合法定要求，并对发生在平台的药品经营行为进行管理。

第三方平台提供者发现进入平台经营的药品上市许可持有人、药品经营企业有违反本法规定行为的，应当及时制止并立即报告所在地县级人民政府药品监督管理部门；发现严重违法行为的，应当立即停止提供网络交易平台服务。

第六十三条 新发现和从境外引种的药材，经国务院药品监督管理部门批准后，方可销售。

第六十四条 药品应当从允许药品进口的口岸进口，并由进口药品的企业向口岸所在地药品监督管理部门备案。海关凭药品监督管理部门出具的进口药品通关单办理通关手续。无进口药品通关单的，海关不得放行。

口岸所在地药品监督管理部门应当通知药品检验机构按照国务院药品监督管理部门的规定对进口药品进行抽查检验。

允许药品进口的口岸由国务院药品监督管理部门会同海关总署提出，报国务院批准。

第六十五条 医疗机构因临床急需进口少量药品的，经国务院药品监督管理部门或者国务院授权的省、自治区、直辖市人民政府批准，可以进口。进口的药品应当在指定医疗机构内用于特定医疗目的。

个人自用携带入境少量药品，按照国家有关规定办理。

第六十六条 进口、出口麻醉药品和国家规定范围内的精神药品，应当持有国务院药品监督管理部门颁发的进口准许证、出口准许证。

第六十七条 禁止进口疗效不确切、不良反应大或者因其他原因危害人体健康的药品。

第六十八条 国务院药品监督管理部门对下列药品在销售前或者进口时，应当指定药品检验机构进行检验；未经检验或者检验不合格的，不得销售或者进口：

（一）首次在中国境内销售的药品；

（二）国务院药品监督管理部门规定的生物制品；

（三）国务院规定的其他药品。

第六章　医疗机构药事管理

第六十九条 医疗机构应当配备依法经过资格认定的药师或者其他药学技术人员，负责本单位的药品管理、处方审核和调配、合理用药指导等工作。非药学技术人员不得直接从事药剂技术工作。

第七十条 医疗机构购进药品，应当建立并执行进货检查验收制度，验明药品合格证明和其他标识；不符合规定要求的，不得购进和使用。

第七十一条 医疗机构应当有与所使用药品相适应的场所、设备、仓储设施和卫生环境，制定和执行药品保管制度，采取必要的冷藏、防冻、防潮、防虫、防鼠等措施，保证药品质量。

第七十二条 医疗机构应当坚持安全有效、经济合理的用药原则，遵循药品临床应用指导原则、临床诊疗指南和药品说明书等合理用药，对医师处方、用药医嘱的适宜性进行审核。

医疗机构以外的其他药品使用单位，应当遵守本法有关医疗机构使用药品的规定。

第七十三条　依法经过资格认定的药师或者其他药学技术人员调配处方，应当进行核对，对处方所列药品不得擅自更改或者代用。对有配伍禁忌或者超剂量的处方，应当拒绝调配；必要时，经处方医师更正或者重新签字，方可调配。

第七十四条　医疗机构配制制剂，应当经所在地省、自治区、直辖市人民政府药品监督管理部门批准，取得医疗机构制剂许可证。无医疗机构制剂许可证的，不得配制制剂。

医疗机构制剂许可证应当标明有效期，到期重新审查发证。

第七十五条　医疗机构配制制剂，应当有能够保证制剂质量的设施、管理制度、检验仪器和卫生环境。

医疗机构配制制剂，应当按照经核准的工艺进行，所需的原料、辅料和包装材料等应当符合药用要求。

第七十六条　医疗机构配制的制剂，应当是本单位临床需要而市场上没有供应的品种，并应当经所在地省、自治区、直辖市人民政府药品监督管理部门批准；但是，法律对配制中药制剂另有规定的除外。

医疗机构配制的制剂应当按照规定进行质量检验；合格的，凭医师处方在本单位使用。经国务院药品监督管理部门或者省、自治区、直辖市人民政府药品监督管理部门批准，医疗机构配制的制剂可以在指定的医疗机构之间调剂使用。

医疗机构配制的制剂不得在市场上销售。

第七章　药品上市后管理

第七十七条　药品上市许可持有人应当制定药品上市后风险管理计划，主动开展药品上市后研究，对药品的安全性、有效性和质量可控性进行进一步确证，加强对已上市药品的持续管理。

第七十八条　对附条件批准的药品，药品上市许可持有人应当采取相应风险管理措施，并在规定期限内按照要求完成相关研究；逾期未按照要求完成研究或者不能证明其获益大于风险的，国务院药品监督管理部门应当依法处理，直至注销药品注册证书。

第七十九条　对药品生产过程中的变更，按照其对药品安全性、有效性和质量可控性的风险和产生影响的程度，实行分类管理。属于重大变更的，应当经国务院药品监督管理部门批准，其他变更应当按照国务院药品监督管理部门的规定备案或者报告。

药品上市许可持有人应当按照国务院药品监督管理部门的规定，全面评估、验证变更事项对药品安全性、有效性和质量可控性的影响。

第八十条　药品上市许可持有人应当开展药品上市后不良反应监测，主动收集、跟踪分析疑似药品不良反应信息，对已识别风险的药品及时采取风险控制措施。

第八十一条　药品上市许可持有人、药品生产企业、药品经营企业和医疗机构应当经常考察本单位所生产、经营、使用的药品质量、疗效和不良反应。发现疑似不良反应的，应当及时向药品监督管理部门和卫生健康主管部门报告。具体办法由国务院药品监督管理部门会同国务院卫生健康主管部门制定。

对已确认发生严重不良反应的药品，由国务院药品监督管理部门或者省、自治区、直辖市人民政府药品监督管理部门根据实际情况采取停止生产、销售、使用等紧急控制措施，并应当在五日内组织鉴定，自鉴定结论作出之日起十五日内依法作出行政处理决定。

第八十二条　药品存在质量问题或者其他安全隐患的，药品上市许可持有人应当立即停止销售，告知相关药品经营企业和医疗机构停止销售和使用，召回已销售的药品，及时公开召回信息，必要时应当立即停止生产，并将药品召回和处理情况向省、自治区、直辖市人民政府药品监督管理部门和卫生健康主管部门报告。药品生产企业、药品经营企业和医疗机构应当配合。

药品上市许可持有人依法应当召回药品而未召回的，省、自治区、直辖市人民政府药品监督管理部门应当责令其召回。

第八十三条　药品上市许可持有人应当对已上市药品的安全性、有效性和质量可控性定期开展上市后评价。必要时，国务院药品监督管理部门可以责令药品上市许可持有人开展上市后评价或者直接组织开展上市后评价。

经评价，对疗效不确切、不良反应大或者因其他原因危害人体健康的药品，应当注销药品注册证书。

已被注销药品注册证书的药品，不得生产或者进口、销售和使用。

已被注销药品注册证书、超过有效期等的药品，应当由药品监督管理部门监督销毁或者依法采取其他无害化处理等措施。

第八章　药品价格和广告

第八十四条　国家完善药品采购管理制度，对药品价格进行监测，开展成本价格调查，加强药品价格监督检查，依法查处价格垄断、哄抬价格等药品价格违法行为，维护药品价格秩序。

第八十五条　依法实行市场调节价的药品，药品上市许可持有人、药品生产企业、药品经营企业和医疗机构应当按照公平、合理和诚实信用、质价相符的原则制定价格，为用药者提供价格合理的药品。

药品上市许可持有人、药品生产企业、药品经营企业和医疗机构应当遵守国务院药品价格主管部门关于药品价格管理的规定，制定和标明药品零售价格，禁止暴利、价格垄断和价格欺诈等行为。

第八十六条　药品上市许可持有人、药品生产企业、药品经营企业和医疗机构应当依法向药品价格主管部门提供其药品的实际购销价格和购销数量等资料。

第八十七条　医疗机构应当向患者提供所用药品的价格清单，按照规定如实公布其常用药品的价格，加强合理用药管理。具体办法由国务院卫生健康主管部门制定。

第八十八条　禁止药品上市许可持有人、药品生产企业、药品经营企业和医疗机构在药品购销中给予、收受回扣或者其他不正当利益。

禁止药品上市许可持有人、药品生产企业、药品经营企业或者代理人以任何名义给予使用其药品的医疗机构的负责人、药品采购人员、医师、药师等有关人员财物或者其他不正当利益。禁止医疗机构的负责人、药品采购人员、医师、药师等有关人员以任何名义收受药品上市许可持有人、药品生产企业、药品经营企业或者代理人给予的财物或者其他不正当利益。

第八十九条 药品广告应当经广告主所在地省、自治区、直辖市人民政府确定的广告审查机关批准；未经批准的，不得发布。

第九十条 药品广告的内容应当真实、合法，以国务院药品监督管理部门核准的药品说明书为准，不得含有虚假的内容。

药品广告不得含有表示功效、安全性的断言或者保证；不得利用国家机关、科研单位、学术机构、行业协会或者专家、学者、医师、药师、患者等的名义或者形象作推荐、证明。

非药品广告不得有涉及药品的宣传。

第九十一条 药品价格和广告，本法未作规定的，适用《中华人民共和国价格法》、《中华人民共和国反垄断法》、《中华人民共和国反不正当竞争法》、《中华人民共和国广告法》等的规定。

第九章　药品储备和供应

第九十二条 国家实行药品储备制度，建立中央和地方两级药品储备。

发生重大灾情、疫情或者其他突发事件时，依照《中华人民共和国突发事件应对法》的规定，可以紧急调用药品。

第九十三条 国家实行基本药物制度，遴选适当数量的基本药物品种，加强组织生产和储备，提高基本药物的供给能力，满足疾病防治基本用药需求。

第九十四条 国家建立药品供求监测体系，及时收集和汇总分析短缺药品供求信息，对短缺药品实行预警，采取应对措施。

第九十五条 国家实行短缺药品清单管理制度。具体办法由国务院卫生健康主管部门会同国务院药品监督管理部门等部门制定。

药品上市许可持有人停止生产短缺药品的，应当按照规定向国务院药品监督管理部门或者省、自治区、直辖市人民政府药品监督管理部门报告。

第九十六条 国家鼓励短缺药品的研制和生产，对临床急需的短缺药品、防治重大传染病和罕见病等疾病的新药予以优先审评审批。

第九十七条 对短缺药品，国务院可以限制或者禁止出口。必要时，国务院有关部门可以采取组织生产、价格干预和扩大进口等措施，保障药品供应。

药品上市许可持有人、药品生产企业、药品经营企业应当按照规定保障药品的生产和供应。

第十章　监督管理

第九十八条　禁止生产（包括配制，下同）、销售、使用假药、劣药。

有下列情形之一的，为假药：

（一）药品所含成份与国家药品标准规定的成份不符；

（二）以非药品冒充药品或者以他种药品冒充此种药品；

（三）变质的药品；

（四）药品所标明的适应症或者功能主治超出规定范围。

有下列情形之一的，为劣药：

（一）药品成份的含量不符合国家药品标准；

（二）被污染的药品；

（三）未标明或者更改有效期的药品；

（四）未注明或者更改产品批号的药品；

（五）超过有效期的药品；

（六）擅自添加防腐剂、辅料的药品；

（七）其他不符合药品标准的药品。

禁止未取得药品批准证明文件生产、进口药品；禁止使用未按照规定审评、审批的原料药、包装材料和容器生产药品。

第九十九条　药品监督管理部门应当依照法律、法规的规定对药品研制、生产、经营和药品使用单位使用药品等活动进行监督检查，必要时可以对为药品研制、生产、经营、使用提供产品或者服务的单位和个人进行延伸检查，有关单位和个人应当予以配合，不得拒绝和隐瞒。

药品监督管理部门应当对高风险的药品实施重点监督检查。

对有证据证明可能存在安全隐患的，药品监督管理部门根据监督检查情况，应当采取告诫、约谈、限期整改以及暂停生产、销售、使用、进口等措施，并及时公布检查处理结果。

药品监督管理部门进行监督检查时，应当出示证明文件，对监督检查中知悉的商业秘密应当保密。

第一百条 药品监督管理部门根据监督管理的需要，可以对药品质量进行抽查检验。抽查检验应当按照规定抽样，并不得收取任何费用；抽样应当购买样品。所需费用按照国务院规定列支。

对有证据证明可能危害人体健康的药品及其有关材料，药品监督管理部门可以查封、扣押，并在七日内作出行政处理决定；药品需要检验的，应当自检验报告书发出之日起十五日内作出行政处理决定。

第一百零一条 国务院和省、自治区、直辖市人民政府的药品监督管理部门应当定期公告药品质量抽查检验结果；公告不当的，应当在原公告范围内予以更正。

第一百零二条 当事人对药品检验结果有异议的，可以自收到药品检验结果之日起七日内向原药品检验机构或者上一级药品监督管理部门设置或者指定的药品检验机构申请复验，也可以直接向国务院药品监督管理部门设置或者指定的药品检验机构申请复验。受理复验的药品检验机构应当在国务院药品监督管理部门规定的时间内作出复验结论。

第一百零三条 药品监督管理部门应当对药品上市许可持有人、药品生产企业、药品经营企业和药物非临床安全性评价研究机构、药物临床试验机构等遵守药品生产质量管理规范、药品经营质量管理规范、药物非临床研究质量管理规范、药物临床试验质量管理规范等情况进行检查，监督其持续符合法定要求。

第一百零四条 国家建立职业化、专业化药品检查员队伍。检查员应当熟悉药品法律法规，具备药品专业知识。

第一百零五条 药品监督管理部门建立药品上市许可持有人、药品生产企业、药品经营企业、药物非临床安全性评价研究机构、药物临床试验机构和医疗机构药品安全信用档案，记录许可颁发、日常监督检查结果、违法行为查处等情况，依法向社会公布并及时更新；对有不良信用记录的，增加监督检查频次，并可以按照国家规定实施联合惩戒。

第一百零六条 药品监督管理部门应当公布本部门的电子邮件地址、电话，接受咨询、投诉、举报，并依法及时答复、核实、处理。对查证属实的举报，按照有关规定给予举报人奖励。

药品监督管理部门应当对举报人的信息予以保密，保护举报人的合法权益。举报人举报所在单位的，该单位不得以解除、变更劳动合同或者其他方式对举报人进行打击报复。

第一百零七条 国家实行药品安全信息统一公布制度。国家药品安全总体情况、药品安全风险警示信息、重大药品安全事件及其调查处理信息和国务院确定需要统一公布的其他信息由国务院药品监督管理部门统一公布。药品安全风险警示信息和重大药品安全事件及其调查处理信息的影响限于特定区域的，也可以由有关省、自治区、直辖市人民政府药品监督管理部门公布。未经授权不得发布上述信息。

公布药品安全信息，应当及时、准确、全面，并进行必要的说明，避免误导。

任何单位和个人不得编造、散布虚假药品安全信息。

第一百零八条 县级以上人民政府应当制定药品安全事件应急预案。药品上市许可持有人、药品生产企业、药品经营企业和医疗机构等应当制定本单位的药品安全事件处置方案，并组织开展培训和应急演练。

发生药品安全事件，县级以上人民政府应当按照应急预案立即组织开展应对工作；有关单位应当立即采取有效措施进行处置，防止危害扩大。

第一百零九条 药品监督管理部门未及时发现药品安全系统性风险，未及时消除监督管理区域内药品安全隐患的，本级人民政府或者上级人民政府药品监督管理部门应当对其主要负责人进行约谈。

地方人民政府未履行药品安全职责，未及时消除区域性重大药品安全隐患的，上级人民政府或者上级人民政府药品监督管理部门应当对其主要负责人进行约谈。

被约谈的部门和地方人民政府应当立即采取措施，对药品监督管理工作进行整改。

约谈情况和整改情况应当纳入有关部门和地方人民政府药品监督管理工作

评议、考核记录。

第一百一十条 地方人民政府及其药品监督管理部门不得以要求实施药品检验、审批等手段限制或者排斥非本地区药品上市许可持有人、药品生产企业生产的药品进入本地区。

第一百一十一条 药品监督管理部门及其设置或者指定的药品专业技术机构不得参与药品生产经营活动，不得以其名义推荐或者监制、监销药品。

药品监督管理部门及其设置或者指定的药品专业技术机构的工作人员不得参与药品生产经营活动。

第一百一十二条 国务院对麻醉药品、精神药品、医疗用毒性药品、放射性药品、药品类易制毒化学品等有其他特殊管理规定的，依照其规定。

第一百一十三条 药品监督管理部门发现药品违法行为涉嫌犯罪的，应当及时将案件移送公安机关。

对依法不需要追究刑事责任或者免予刑事处罚，但应当追究行政责任的，公安机关、人民检察院、人民法院应当及时将案件移送药品监督管理部门。

公安机关、人民检察院、人民法院商请药品监督管理部门、生态环境主管部门等部门提供检验结论、认定意见以及对涉案药品进行无害化处理等协助的，有关部门应当及时提供，予以协助。

第十一章　法律责任

第一百一十四条 违反本法规定，构成犯罪的，依法追究刑事责任。

第一百一十五条 未取得药品生产许可证、药品经营许可证或者医疗机构制剂许可证生产、销售药品的，责令关闭，没收违法生产、销售的药品和违法所得，并处违法生产、销售的药品（包括已售出和未售出的药品，下同）货值金额十五倍以上三十倍以下的罚款；货值金额不足十万元的，按十万元计算。

第一百一十六条 生产、销售假药的，没收违法生产、销售的药品和违法所得，责令停产停业整顿，吊销药品批准证明文件，并处违法生产、销售的药品货值金额十五倍以上三十倍以下的罚款；货值金额不足十万元的，按十万元计算；情节严重的，吊销药品生产许可证、药品经营许可证或者医疗机构制剂许可证，十年内不受理其相应申请；药品上市许可持有人为境外企业的，十年内禁止其药品进口。

第一百一十七条 生产、销售劣药的，没收违法生产、销售的药品和违法所得，并处违法生产、销售的药品货值金额十倍以上二十倍以下的罚款；违法生产、批发的药品货值金额不足十万元的，按十万元计算，违法零售的药品货值金额不足一万元的，按一万元计算；情节严重的，责令停产停业整顿直至吊销药品批准证明文件、药品生产许可证、药品经营许可证或者医疗机构制剂许可证。

生产、销售的中药饮片不符合药品标准，尚不影响安全性、有效性的，责令限期改正，给予警告；可以处十万元以上五十万元以下的罚款。

第一百一十八条 生产、销售假药，或者生产、销售劣药且情节严重的，对法定代表人、主要负责人、直接负责的主管人员和其他责任人员，没收违法行为发生期间自本单位所获收入，并处所获收入百分之三十以上三倍以下的罚款，终身禁止从事药品生产经营活动，并可以由公安机关处五日以上十五日以下的拘留。

对生产者专门用于生产假药、劣药的原料、辅料、包装材料、生产设备予以没收。

第一百一十九条 药品使用单位使用假药、劣药的，按照销售假药、零售劣药的规定处罚；情节严重的，法定代表人、主要负责人、直接负责的主管人员和其他责任人员有医疗卫生人员执业证书的，还应当吊销执业证书。

第一百二十条 知道或者应当知道属于假药、劣药或者本法第一百二十四条第一款第一项至第五项规定的药品，而为其提供储存、运输等便利条件的，没收全部储存、运输收入，并处违法收入一倍以上五倍以下的罚款；情节严重的，并处违法收入五倍以上十五倍以下的罚款；违法收入不足五万元的，按五万元计算。

第一百二十一条 对假药、劣药的处罚决定，应当依法载明药品检验机构的质量检验结论。

第一百二十二条 伪造、变造、出租、出借、非法买卖许可证或者药品批准证明文件的，没收违法所得，并处违法所得一倍以上五倍以下的罚款；情节严重的，并处违法所得五倍以上十五倍以下的罚款，吊销药品生产许可证、药品经营许可证、医疗机构制剂许可证或者药品批准证明文件，对法定代表人、主要负责人、直接负责的主管人员和其他责任人员，处二万元以上二十万元以下的罚款，十年内禁止从事药品生产经营活动，并可以由公安机关处五日以上十五日以下的拘留；违法所得不足十万元的，按十万元计算。

第一百二十三条 提供虚假的证明、数据、资料、样品或者采取其他手段骗取临床试验许可、药品生产许可、药品经营许可、医疗机构制剂许可或者药品注册等许可的，撤销相关许可，十年内不受理其相应申请，并处五十万元以上五百万元以下的罚款；情节严重的，对法定代表人、主要负责人、直接负责的主管人员和其他责任人员，处二万元以上二十万元以下的罚款，十年内禁止从事药品生产经营活动，并可以由公安机关处五日以上十五日以下的拘留。

第一百二十四条 违反本法规定，有下列行为之一的，没收违法生产、进口、销售的药品和违法所得以及专门用于违法生产的原料、辅料、包装材料和生产设备，责令停产停业整顿，并处违法生产、进口、销售的药品货值金额十五倍以上三十倍以下的罚款；货值金额不足十万元的，按十万元计算；情节严重的，吊销药品批准证明文件直至吊销药品生产许可证、药品经营许可证或者医疗机构制剂许可证，对法定代表人、主要负责人、直接负责的主管人员和其他责任人员，没收违法行为发生期间自本单位所获收入，并处所获收入百分之三十以上三倍以下的罚款，十年直至终身禁止从事药品生产经营活动，并可以由公安机关处五日以上十五日以下的拘留：

（一）未取得药品批准证明文件生产、进口药品；

（二）使用采取欺骗手段取得的药品批准证明文件生产、进口药品；

（三）使用未经审评审批的原料药生产药品；

（四）应当检验而未经检验即销售药品；

（五）生产、销售国务院药品监督管理部门禁止使用的药品；

（六）编造生产、检验记录；

（七）未经批准在药品生产过程中进行重大变更。

销售前款第一项至第三项规定的药品，或者药品使用单位使用前款第一项至第五项规定的药品的，依照前款规定处罚；情节严重的，药品使用单位的法定代表人、主要负责人、直接负责的主管人员和其他责任人员有医疗卫生人员执业证书的，还应当吊销执业证书。

未经批准进口少量境外已合法上市的药品，情节较轻的，可以依法减轻或者免予处罚。

第一百二十五条 违反本法规定，有下列行为之一的，没收违法生产、销售的药品和违法所得以及包装材料、容器，责令停产停业整顿，并处五十万元以上五百万元以下的罚款；情节严重的，吊销药品批准证明文件、药品生产许可证、药品经营许可证，对法定代表人、主要负责人、直接负责的主管人员和其他责任人员处二万元以上二十万元以下的罚款，十年直至终身禁止从事药品生产经营活动：

（一）未经批准开展药物临床试验；

（二）使用未经审评的直接接触药品的包装材料或者容器生产药品，或者销售该类药品；

（三）使用未经核准的标签、说明书。

第一百二十六条 除本法另有规定的情形外，药品上市许可持有人、药品生产企业、药品经营企业、药物非临床安全性评价研究机构、药物临床试验机构等未遵守药品生产质量管理规范、药品经营质量管理规范、药物非临床研究质量管理规范、药物临床试验质量管理规范等的，责令限期改正，给予警告；逾期不改正的，处十万元以上五十万元以下的罚款；情节严重的，处五十万元以上二百万元以下的罚款，责令停产停业整顿直至吊销药品批准证明文件、药品生产许可证、药品经营许可证等，药物非临床安全性评价研究机构、药物临床试验机构等五年内不得开展药物非临床安全性评价研究、药物临床试验，对法定代表人、主要负责人、直接负责的主管人员和其他责任人员，没收违法行为发生期间自本单位所获收入，并处所获收入百分之十以上百分之五十以下的罚款，十年直至终身禁止从事药品生产经营等活动。

第一百二十七条 违反本法规定，有下列行为之一的，责令限期改正，给予警告；逾期不改正的，处十万元以上五十万元以下的罚款：

（一）开展生物等效性试验未备案；

（二）药物临床试验期间，发现存在安全性问题或者其他风险，临床试验申办者未及时调整临床试验方案、暂停或者终止临床试验，或者未向国务院药品监督管理部门报告；

（三）未按照规定建立并实施药品追溯制度；

（四）未按照规定提交年度报告；

（五）未按照规定对药品生产过程中的变更进行备案或者报告；

（六）未制定药品上市后风险管理计划；

（七）未按照规定开展药品上市后研究或者上市后评价。

第一百二十八条　除依法应当按照假药、劣药处罚的外，药品包装未按照规定印有、贴有标签或者附有说明书，标签、说明书未按照规定注明相关信息或者印有规定标志的，责令改正，给予警告；情节严重的，吊销药品注册证书。

第一百二十九条　违反本法规定，药品上市许可持有人、药品生产企业、药品经营企业或者医疗机构未从药品上市许可持有人或者具有药品生产、经营资格的企业购进药品的，责令改正，没收违法购进的药品和违法所得，并处违法购进药品货值金额二倍以上十倍以下的罚款；情节严重的，并处货值金额十倍以上三十倍以下的罚款，吊销药品批准证明文件、药品生产许可证、药品经营许可证或者医疗机构执业许可证；货值金额不足五万元的，按五万元计算。

第一百三十条　违反本法规定，药品经营企业购销药品未按照规定进行记录，零售药品未正确说明用法、用量等事项，或者未按照规定调配处方的，责令改正，给予警告；情节严重的，吊销药品经营许可证。

第一百三十一条　违反本法规定，药品网络交易第三方平台提供者未履行资质审核、报告、停止提供网络交易平台服务等义务的，责令改正，没收违法所得，并处二十万元以上二百万元以下的罚款；情节严重的，责令停业整顿，并处二百万元以上五百万元以下的罚款。

第一百三十二条　进口已获得药品注册证书的药品，未按照规定向允许药品进口的口岸所在地药品监督管理部门备案的，责令限期改正，给予警告；逾期不改正的，吊销药品注册证书。

第一百三十三条　违反本法规定，医疗机构将其配制的制剂在市场上销售的，责令改正，没收违法销售的制剂和违法所得，并处违法销售制剂货值金额二倍以上五倍以下的罚款；情节严重的，并处货值金额五倍以上十五倍以下的罚款；货值金额不足五万元的，按五万元计算。

第一百三十四条 药品上市许可持有人未按照规定开展药品不良反应监测或者报告疑似药品不良反应的，责令限期改正，给予警告；逾期不改正的，责令停产停业整顿，并处十万元以上一百万元以下的罚款。

药品经营企业未按照规定报告疑似药品不良反应的，责令限期改正，给予警告；逾期不改正的，责令停产停业整顿，并处五万元以上五十万元以下的罚款。

医疗机构未按照规定报告疑似药品不良反应的，责令限期改正，给予警告；逾期不改正的，处五万元以上五十万元以下的罚款。

第一百三十五条 药品上市许可持有人在省、自治区、直辖市人民政府药品监督管理部门责令其召回后，拒不召回的，处应召回药品货值金额五倍以上十倍以下的罚款；货值金额不足十万元的，按十万元计算；情节严重的，吊销药品批准证明文件、药品生产许可证、药品经营许可证，对法定代表人、主要负责人、直接负责的主管人员和其他责任人员，处二万元以上二十万元以下的罚款。药品生产企业、药品经营企业、医疗机构拒不配合召回的，处十万元以上五十万元以下的罚款。

第一百三十六条 药品上市许可持有人为境外企业的，其指定的在中国境内的企业法人未依照本法规定履行相关义务的，适用本法有关药品上市许可持有人法律责任的规定。

第一百三十七条 有下列行为之一的，在本法规定的处罚幅度内从重处罚：

（一）以麻醉药品、精神药品、医疗用毒性药品、放射性药品、药品类易制毒化学品冒充其他药品，或者以其他药品冒充上述药品；

（二）生产、销售以孕产妇、儿童为主要使用对象的假药、劣药；

（三）生产、销售的生物制品属于假药、劣药；

（四）生产、销售假药、劣药，造成人身伤害后果；

（五）生产、销售假药、劣药，经处理后再犯；

（六）拒绝、逃避监督检查，伪造、销毁、隐匿有关证据材料，或者擅自动用查封、扣押物品。

第一百三十八条 药品检验机构出具虚假检验报告的，责令改正，给予警告，对单位并处二十万元以上一百万元以下的罚款；对直接负责的主管人员和其他直接责任人员依法给予降级、撤职、开除处分，没收违法所得，并处五万元以下的罚款；情节严重的，撤销其检验资格。药品检验机构出具的检验结果不实，造成损失的，应当承担相应的赔偿责任。

第一百三十九条 本法第一百一十五条至第一百三十八条规定的行政处罚，由县级以上人民政府药品监督管理部门按照职责分工决定；撤销许可、吊销许可证件的，由原批准、发证的部门决定。

第一百四十条 药品上市许可持有人、药品生产企业、药品经营企业或者医疗机构违反本法规定聘用人员的，由药品监督管理部门或者卫生健康主管部门责令解聘，处五万元以上二十万元以下的罚款。

第一百四十一条 药品上市许可持有人、药品生产企业、药品经营企业或者医疗机构在药品购销中给予、收受回扣或者其他不正当利益的，药品上市许可持有人、药品生产企业、药品经营企业或者代理人给予使用其药品的医疗机构的负责人、药品采购人员、医师、药师等有关人员财物或者其他不正当利益的，由市场监督管理部门没收违法所得，并处三十万元以上三百万元以下的罚款；情节严重的，吊销药品上市许可持有人、药品生产企业、药品经营企业营业执照，并由药品监督管理部门吊销药品批准证明文件、药品生产许可证、药品经营许可证。

药品上市许可持有人、药品生产企业、药品经营企业在药品研制、生产、经营中向国家工作人员行贿的，对法定代表人、主要负责人、直接负责的主管人员和其他责任人员终身禁止从事药品生产经营活动。

第一百四十二条 药品上市许可持有人、药品生产企业、药品经营企业的负责人、采购人员等有关人员在药品购销中收受其他药品上市许可持有人、药品生产企业、药品经营企业或者代理人给予的财物或者其他不正当利益的，没收违法所得，依法给予处罚；情节严重的，五年内禁止从事药品生产经营活动。

医疗机构的负责人、药品采购人员、医师、药师等有关人员收受药品上市许可持有人、药品生产企业、药品经营企业或者代理人给予的财物或者其他不正当利益的，由卫生健康主管部门或者本单位给予处分，没收违法所得；情节严重的，还应当吊销其执业证书。

第一百四十三条 违反本法规定，编造、散布虚假药品安全信息，构成违反治安管理行为的，由公安机关依法给予治安管理处罚。

第一百四十四条 药品上市许可持有人、药品生产企业、药品经营企业或者医疗机构违反本法规定，给用药者造成损害的，依法承担赔偿责任。

因药品质量问题受到损害的，受害人可以向药品上市许可持有人、药品生产企业请求赔偿损失，也可以向药品经营企业、医疗机构请求赔偿损失。接到受害人赔偿请求的，应当实行首负责任制，先行赔付；先行赔付后，可以依法追偿。

生产假药、劣药或者明知是假药、劣药仍然销售、使用的，受害人或者其近亲属除请求赔偿损失外，还可以请求支付价款十倍或者损失三倍的赔偿金；增加赔偿的金额不足一千元的，为一千元。

第一百四十五条 药品监督管理部门或者其设置、指定的药品专业技术机构参与药品生产经营活动的，由其上级主管机关责令改正，没收违法收入；情节严重的，对直接负责的主管人员和其他直接责任人员依法给予处分。

药品监督管理部门或者其设置、指定的药品专业技术机构的工作人员参与药品生产经营活动的，依法给予处分。

第一百四十六条 药品监督管理部门或者其设置、指定的药品检验机构在药品监督检验中违法收取检验费用的，由政府有关部门责令退还，对直接负责的主管人员和其他直接责任人员依法给予处分；情节严重的，撤销其检验资格。

第一百四十七条 违反本法规定，药品监督管理部门有下列行为之一的，应当撤销相关许可，对直接负责的主管人员和其他直接责任人员依法给予处分：

（一）不符合条件而批准进行药物临床试验；

（二）对不符合条件的药品颁发药品注册证书；

（三）对不符合条件的单位颁发药品生产许可证、药品经营许可证或者医疗机构制剂许可证。

第一百四十八条 违反本法规定，县级以上地方人民政府有下列行为之一的，对直接负责的主管人员和其他直接责任人员给予记过或者记大过处分；情节严重的，给予降级、撤职或者开除处分：

（一）瞒报、谎报、缓报、漏报药品安全事件；

（二）未及时消除区域性重大药品安全隐患，造成本行政区域内发生特别重大药品安全事件，或者连续发生重大药品安全事件；

（三）履行职责不力，造成严重不良影响或者重大损失。

第一百四十九条　违反本法规定，药品监督管理等部门有下列行为之一的，对直接负责的主管人员和其他直接责任人员给予记过或者记大过处分；情节较重的，给予降级或者撤职处分；情节严重的，给予开除处分：

（一）瞒报、谎报、缓报、漏报药品安全事件；

（二）对发现的药品安全违法行为未及时查处；

（三）未及时发现药品安全系统性风险，或者未及时消除监督管理区域内药品安全隐患，造成严重影响；

（四）其他不履行药品监督管理职责，造成严重不良影响或者重大损失。

第一百五十条　药品监督管理人员滥用职权、徇私舞弊、玩忽职守的，依法给予处分。

查处假药、劣药违法行为有失职、渎职行为的，对药品监督管理部门直接负责的主管人员和其他直接责任人员依法从重给予处分。

第一百五十一条　本章规定的货值金额以违法生产、销售药品的标价计算；没有标价的，按照同类药品的市场价格计算。

第十二章　附　则

第一百五十二条　中药材种植、采集和饲养的管理，依照有关法律、法规的规定执行。

第一百五十三条　地区性民间习用药材的管理办法，由国务院药品监督管理部门会同国务院中医药主管部门制定。

第一百五十四条　中国人民解放军和中国人民武装警察部队执行本法的具体办法，由国务院、中央军事委员会依据本法制定。

第一百五十五条　本法自2019年12月1日起施行。

中华人民共和国主席令

第三十号

　　《中华人民共和国疫苗管理法》已由中华人民共和国第十三届全国人民代表大会常务委员会第十一次会议于2019年6月29日通过，现予公布，自2019年12月1日起施行。

中华人民共和国主席　习近平

2019年6月29日

中华人民共和国疫苗管理法

（2019年6月29日第十三届全国人民代表大会常务委员会第十一次会议通过）

目　录

第一章 总 则

第一条 为了加强疫苗管理，保证疫苗质量和供应，规范预防接种，促进疫苗行业发展，保障公众健康，维护公共卫生安全，制定本法。

第二条 在中华人民共和国境内从事疫苗研制、生产、流通和预防接种及其监督管理活动，适用本法。本法未作规定的，适用《中华人民共和国药品管理法》、《中华人民共和国传染病防治法》等法律、行政法规的规定。

本法所称疫苗，是指为预防、控制疾病的发生、流行，用于人体免疫接种的预防性生物制品，包括免疫规划疫苗和非免疫规划疫苗。

第三条 国家对疫苗实行最严格的管理制度，坚持安全第一、风险管理、全程管控、科学监管、社会共治。

第四条 国家坚持疫苗产品的战略性和公益性。

国家支持疫苗基础研究和应用研究，促进疫苗研制和创新，将预防、控制重大疾病的疫苗研制、生产和储备纳入国家战略。

国家制定疫苗行业发展规划和产业政策，支持疫苗产业发展和结构优化，鼓励疫苗生产规模化、集约化，不断提升疫苗生产工艺和质量水平。

第五条 疫苗上市许可持有人应当加强疫苗全生命周期质量管理，对疫苗的安全性、有效性和质量可控性负责。

从事疫苗研制、生产、流通和预防接种活动的单位和个人，应当遵守法律、法规、规章、标准和规范，保证全过程信息真实、准确、完整和可追溯，依法承担责任，接受社会监督。

第六条 国家实行免疫规划制度。

居住在中国境内的居民，依法享有接种免疫规划疫苗的权利，履行接种免疫规划疫苗的义务。政府免费向居民提供免疫规划疫苗。

县级以上人民政府及其有关部门应当保障适龄儿童接种免疫规划疫苗。监护人应当依法保证适龄儿童按时接种免疫规划疫苗。

第七条 县级以上人民政府应当将疫苗安全工作和预防接种工作纳入本级国民经济和社会发展规划，加强疫苗监督管理能力建设，建立健全疫苗监督管理工作机制。

县级以上地方人民政府对本行政区域疫苗监督管理工作负责，统一领导、组织、协调本行政区域疫苗监督管理工作。

第八条　国务院药品监督管理部门负责全国疫苗监督管理工作。国务院卫生健康主管部门负责全国预防接种监督管理工作。国务院其他有关部门在各自职责范围内负责与疫苗有关的监督管理工作。

省、自治区、直辖市人民政府药品监督管理部门负责本行政区域疫苗监督管理工作。设区的市级、县级人民政府承担药品监督管理职责的部门（以下称药品监督管理部门）负责本行政区域疫苗监督管理工作。县级以上地方人民政府卫生健康主管部门负责本行政区域预防接种监督管理工作。县级以上地方人民政府其他有关部门在各自职责范围内负责与疫苗有关的监督管理工作。

第九条　国务院和省、自治区、直辖市人民政府建立部门协调机制，统筹协调疫苗监督管理有关工作，定期分析疫苗安全形势，加强疫苗监督管理，保障疫苗供应。

第十条　国家实行疫苗全程电子追溯制度。

国务院药品监督管理部门会同国务院卫生健康主管部门制定统一的疫苗追溯标准和规范，建立全国疫苗电子追溯协同平台，整合疫苗生产、流通和预防接种全过程追溯信息，实现疫苗可追溯。

疫苗上市许可持有人应当建立疫苗电子追溯系统，与全国疫苗电子追溯协同平台相衔接，实现生产、流通和预防接种全过程最小包装单位疫苗可追溯、可核查。

疾病预防控制机构、接种单位应当依法如实记录疫苗流通、预防接种等情况，并按照规定向全国疫苗电子追溯协同平台提供追溯信息。

第十一条　疫苗研制、生产、检验等过程中应当建立健全生物安全管理制度，严格控制生物安全风险，加强菌毒株等病原微生物的生物安全管理，保护操作人员和公众的健康，保证菌毒株等病原微生物用途合法、正当。

疫苗研制、生产、检验等使用的菌毒株和细胞株，应当明确历史、生物学特征、代次，建立详细档案，保证来源合法、清晰、可追溯；来源不明的，不得使用。

第十二条　各级人民政府及其有关部门、疾病预防控制机构、接种单位、疫苗上市许可持有人和疫苗行业协会等应当通过全国儿童预防接种日等活动定期开展疫苗安全法律、法规以及预防接种知识等的宣传教育、普及工作。

新闻媒体应当开展疫苗安全法律、法规以及预防接种知识等的公益宣传，并对疫苗违法行为进行舆论监督。有关疫苗的宣传报道应当全面、科学、客观、公正。

第十三条　疫苗行业协会应当加强行业自律，建立健全行业规范，推动行业诚信体系建设，引导和督促会员依法开展生产经营等活动。

第二章　疫苗研制和注册

第十四条　国家根据疾病流行情况、人群免疫状况等因素，制定相关研制规划，安排必要资金，支持多联多价等新型疫苗的研制。

国家组织疫苗上市许可持有人、科研单位、医疗卫生机构联合攻关，研制疾病预防、控制急需的疫苗。

第十五条　国家鼓励疫苗上市许可持有人加大研制和创新资金投入，优化生产工艺，提升质量控制水平，推动疫苗技术进步。

第十六条　开展疫苗临床试验，应当经国务院药品监督管理部门依法批准。

疫苗临床试验应当由符合国务院药品监督管理部门和国务院卫生健康主管部门规定条件的三级医疗机构或者省级以上疾病预防控制机构实施或者组织实施。

国家鼓励符合条件的医疗机构、疾病预防控制机构等依法开展疫苗临床试验。

第十七条　疫苗临床试验申办者应当制定临床试验方案，建立临床试验安全监测与评价制度，审慎选择受试者，合理设置受试者群体和年龄组，并根据风险程度采取有效措施，保护受试者合法权益。

第十八条　开展疫苗临床试验，应当取得受试者的书面知情同意；受试者为无民事行为能力人的，应当取得其监护人的书面知情同意；受试者为限制民事行为能力人的，应当取得本人及其监护人的书面知情同意。

第十九条　在中国境内上市的疫苗应当经国务院药品监督管理部门批准，

取得药品注册证书；申请疫苗注册，应当提供真实、充分、可靠的数据、资料和样品。

对疾病预防、控制急需的疫苗和创新疫苗，国务院药品监督管理部门应当予以优先审评审批。

第二十条　应对重大突发公共卫生事件急需的疫苗或者国务院卫生健康主管部门认定急需的其他疫苗，经评估获益大于风险的，国务院药品监督管理部门可以附条件批准疫苗注册申请。

出现特别重大突发公共卫生事件或者其他严重威胁公众健康的紧急事件，国务院卫生健康主管部门根据传染病预防、控制需要提出紧急使用疫苗的建议，经国务院药品监督管理部门组织论证同意后可以在一定范围和期限内紧急使用。

第二十一条　国务院药品监督管理部门在批准疫苗注册申请时，对疫苗的生产工艺、质量控制标准和说明书、标签予以核准。

国务院药品监督管理部门应当在其网站上及时公布疫苗说明书、标签内容。

第三章　疫苗生产和批签发

第二十二条　国家对疫苗生产实行严格准入制度。

从事疫苗生产活动，应当经省级以上人民政府药品监督管理部门批准，取得药品生产许可证。

从事疫苗生产活动，除符合《中华人民共和国药品管理法》规定的从事药品生产活动的条件外，还应当具备下列条件：

（一）具备适度规模和足够的产能储备；

（二）具有保证生物安全的制度和设施、设备；

（三）符合疾病预防、控制需要。

疫苗上市许可持有人应当具备疫苗生产能力；超出疫苗生产能力确需委托生产的，应当经国务院药品监督管理部门批准。接受委托生产的，应当遵守本法规定和国家有关规定，保证疫苗质量。

第二十三条　疫苗上市许可持有人的法定代表人、主要负责人应当具有良好的信用记录，生产管理负责人、质量管理负责人、质量受权人等关键岗位人员应当具有相关专业背景和从业经历。

疫苗上市许可持有人应当加强对前款规定人员的培训和考核，及时将其任职和变更情况向省、自治区、直辖市人民政府药品监督管理部门报告。

第二十四条 疫苗应当按照经核准的生产工艺和质量控制标准进行生产和检验，生产全过程应当符合药品生产质量管理规范的要求。

疫苗上市许可持有人应当按照规定对疫苗生产全过程和疫苗质量进行审核、检验。

第二十五条 疫苗上市许可持有人应当建立完整的生产质量管理体系，持续加强偏差管理，采用信息化手段如实记录生产、检验过程中形成的所有数据，确保生产全过程持续符合法定要求。

第二十六条 国家实行疫苗批签发制度。

每批疫苗销售前或者进口时，应当经国务院药品监督管理部门指定的批签发机构按照相关技术要求进行审核、检验。符合要求的，发给批签发证明；不符合要求的，发给不予批签发通知书。

不予批签发的疫苗不得销售，并应当由省、自治区、直辖市人民政府药品监督管理部门监督销毁；不予批签发的进口疫苗应当由口岸所在地药品监督管理部门监督销毁或者依法进行其他处理。

国务院药品监督管理部门、批签发机构应当及时公布上市疫苗批签发结果，供公众查询。

第二十七条 申请疫苗批签发应当按照规定向批签发机构提供批生产及检验记录摘要等资料和同批号产品等样品。进口疫苗还应当提供原产地证明、批签发证明；在原产地免予批签发的，应当提供免予批签发证明。

第二十八条 预防、控制传染病疫情或者应对突发事件急需的疫苗，经国务院药品监督管理部门批准，免予批签发。

第二十九条 疫苗批签发应当逐批进行资料审核和抽样检验。疫苗批签发检验项目和检验频次应当根据疫苗质量风险评估情况进行动态调整。

对疫苗批签发申请资料或者样品的真实性有疑问，或者存在其他需要进一步核实的情况的，批签发机构应当予以核实，必要时应当采用现场抽样检验等方式组织开展现场核实。

第三十条 批签发机构在批签发过程中发现疫苗存在重大质量风险的，应当及时向国务院药品监督管理部门和省、自治区、直辖市人民政府药品监督管理部门报告。

接到报告的部门应当立即对疫苗上市许可持有人进行现场检查，根据检查结果通知批签发机构对疫苗上市许可持有人的相关产品或者所有产品不予批签发或者暂停批签发，并责令疫苗上市许可持有人整改。疫苗上市许可持有人应当立即整改，并及时将整改情况向责令其整改的部门报告。

第三十一条 对生产工艺偏差、质量差异、生产过程中的故障和事故以及采取的措施，疫苗上市许可持有人应当如实记录，并在相应批产品申请批签发的文件中载明；可能影响疫苗质量的，疫苗上市许可持有人应当立即采取措施，并向省、自治区、直辖市人民政府药品监督管理部门报告。

第四章 疫苗流通

第三十二条 国家免疫规划疫苗由国务院卫生健康主管部门会同国务院财政部门等组织集中招标或者统一谈判，形成并公布中标价格或者成交价格，各省、自治区、直辖市实行统一采购。

国家免疫规划疫苗以外的其他免疫规划疫苗、非免疫规划疫苗由各省、自治区、直辖市通过省级公共资源交易平台组织采购。

第三十三条 疫苗的价格由疫苗上市许可持有人依法自主合理制定。疫苗的价格水平、差价率、利润率应当保持在合理幅度。

第三十四条 省级疾病预防控制机构应当根据国家免疫规划和本行政区域疾病预防、控制需要，制定本行政区域免疫规划疫苗使用计划，并按照国家有关规定向组织采购疫苗的部门报告，同时报省、自治区、直辖市人民政府卫生健康主管部门备案。

第三十五条 疫苗上市许可持有人应当按照采购合同约定，向疾病预防控制机构供应疫苗。

疾病预防控制机构应当按照规定向接种单位供应疫苗。

疾病预防控制机构以外的单位和个人不得向接种单位供应疫苗，接种单位不得接收该疫苗。

第三十六条 疫苗上市许可持有人应当按照采购合同约定，向疾病预防控制机构或者疾病预防控制机构指定的接种单位配送疫苗。

疫苗上市许可持有人、疾病预防控制机构自行配送疫苗应当具备疫苗冷链储存、运输条件，也可以委托符合条件的疫苗配送单位配送疫苗。

疾病预防控制机构配送非免疫规划疫苗可以收取储存、运输费用，具体办法由国务院财政部门会同国务院价格主管部门制定，收费标准由省、自治区、直辖市人民政府价格主管部门会同财政部门制定。

第三十七条 疾病预防控制机构、接种单位、疫苗上市许可持有人、疫苗配送单位应当遵守疫苗储存、运输管理规范，保证疫苗质量。

疫苗在储存、运输全过程中应当处于规定的温度环境，冷链储存、运输应当符合要求，并定时监测、记录温度。

疫苗储存、运输管理规范由国务院药品监督管理部门、国务院卫生健康主管部门共同制定。

第三十八条 疫苗上市许可持有人在销售疫苗时，应当提供加盖其印章的批签发证明复印件或者电子文件；销售进口疫苗的，还应当提供加盖其印章的进口药品通关单复印件或者电子文件。

疾病预防控制机构、接种单位在接收或者购进疫苗时，应当索取前款规定的证明文件，并保存至疫苗有效期满后不少于五年备查。

第三十九条 疫苗上市许可持有人应当按照规定，建立真实、准确、完整的销售记录，并保存至疫苗有效期满后不少于五年备查。

疾病预防控制机构、接种单位、疫苗配送单位应当按照规定，建立真实、准确、完整的接收、购进、储存、配送、供应记录，并保存至疫苗有效期满后不少于五年备查。

疾病预防控制机构、接种单位接收或者购进疫苗时，应当索取本次运输、储存全过程温度监测记录，并保存至疫苗有效期满后不少于五年备查；对不能提供本次运输、储存全过程温度监测记录或者温度控制不符合要求的，不得接收或者购进，并应当立即向县级以上地方人民政府药品监督管理部门、卫生健康主管部门报告。

第四十条　疾病预防控制机构、接种单位应当建立疫苗定期检查制度，对存在包装无法识别、储存温度不符合要求、超过有效期等问题的疫苗，采取隔离存放、设置警示标志等措施，并按照国务院药品监督管理部门、卫生健康主管部门、生态环境主管部门的规定处置。疾病预防控制机构、接种单位应当如实记录处置情况，处置记录应当保存至疫苗有效期满后不少于五年备查。

第五章　预防接种

第四十一条　国务院卫生健康主管部门制定国家免疫规划；国家免疫规划疫苗种类由国务院卫生健康主管部门会同国务院财政部门拟订，报国务院批准后公布。

国务院卫生健康主管部门建立国家免疫规划专家咨询委员会，并会同国务院财政部门建立国家免疫规划疫苗种类动态调整机制。

省、自治区、直辖市人民政府在执行国家免疫规划时，可以根据本行政区域疾病预防、控制需要，增加免疫规划疫苗种类，报国务院卫生健康主管部门备案并公布。

第四十二条　国务院卫生健康主管部门应当制定、公布预防接种工作规范，强化预防接种规范化管理。

国务院卫生健康主管部门应当制定、公布国家免疫规划疫苗的免疫程序和非免疫规划疫苗的使用指导原则。

省、自治区、直辖市人民政府卫生健康主管部门应当结合本行政区域实际情况制定接种方案，并报国务院卫生健康主管部门备案。

第四十三条　各级疾病预防控制机构应当按照各自职责，开展与预防接种相关的宣传、培训、技术指导、监测、评价、流行病学调查、应急处置等工作。

第四十四条　接种单位应当具备下列条件：

（一）取得医疗机构执业许可证；

（二）具有经过县级人民政府卫生健康主管部门组织的预防接种专业培训并考核合格的医师、护士或者乡村医生；

（三）具有符合疫苗储存、运输管理规范的冷藏设施、设备和冷藏保管制度。

县级以上地方人民政府卫生健康主管部门指定符合条件的医疗机构承担责任区域内免疫规划疫苗接种工作。符合条件的医疗机构可以承担非免疫规划疫苗接种工作，并应当报颁发其医疗机构执业许可证的卫生健康主管部门备案。

接种单位应当加强内部管理，开展预防接种工作应当遵守预防接种工作规范、免疫程序、疫苗使用指导原则和接种方案。

各级疾病预防控制机构应当加强对接种单位预防接种工作的技术指导和疫苗使用的管理。

第四十五条 医疗卫生人员实施接种，应当告知受种者或者其监护人所接种疫苗的品种、作用、禁忌、不良反应以及现场留观等注意事项，询问受种者的健康状况以及是否有接种禁忌等情况，并如实记录告知和询问情况。受种者或者其监护人应当如实提供受种者的健康状况和接种禁忌等情况。有接种禁忌不能接种的，医疗卫生人员应当向受种者或者其监护人提出医学建议，并如实记录提出医学建议情况。

医疗卫生人员在实施接种前，应当按照预防接种工作规范的要求，检查受种者健康状况、核查接种禁忌，查对预防接种证，检查疫苗、注射器的外观、批号、有效期，核对受种者的姓名、年龄和疫苗的品名、规格、剂量、接种部位、接种途径，做到受种者、预防接种证和疫苗信息相一致，确认无误后方可实施接种。

医疗卫生人员应当对符合接种条件的受种者实施接种。受种者在现场留观期间出现不良反应的，医疗卫生人员应当按照预防接种工作规范的要求，及时采取救治等措施。

第四十六条 医疗卫生人员应当按照国务院卫生健康主管部门的规定，真实、准确、完整记录疫苗的品种、上市许可持有人、最小包装单位的识别信息、有效期、接种时间、实施接种的医疗卫生人员、受种者等接种信息，确保接种信息可追溯、可查询。接种记录应当保存至疫苗有效期满后不少于五年备查。

第四十七条 国家对儿童实行预防接种证制度。在儿童出生后一个月内，其监护人应当到儿童居住地承担预防接种工作的接种单位或者出生医院为其办理预防接种证。接种单位或者出生医院不得拒绝办理。监护人应当妥善保管预防接种证。

预防接种实行居住地管理，儿童离开原居住地期间，由现居住地承担预防接种工作的接种单位负责对其实施接种。

预防接种证的格式由国务院卫生健康主管部门规定。

第四十八条 儿童入托、入学时，托幼机构、学校应当查验预防接种证，发现未按照规定接种免疫规划疫苗的，应当向儿童居住地或者托幼机构、学校所在地承担预防接种工作的接种单位报告，并配合接种单位督促其监护人按照规定补种。疾病预防控制机构应当为托幼机构、学校查验预防接种证等提供技术指导。

儿童入托、入学预防接种证查验办法由国务院卫生健康主管部门会同国务院教育行政部门制定。

第四十九条 接种单位接种免疫规划疫苗不得收取任何费用。

接种单位接种非免疫规划疫苗，除收取疫苗费用外，还可以收取接种服务费。接种服务费的收费标准由省、自治区、直辖市人民政府价格主管部门会同财政部门制定。

第五十条 县级以上地方人民政府卫生健康主管部门根据传染病监测和预警信息，为预防、控制传染病暴发、流行，报经本级人民政府决定，并报省级以上人民政府卫生健康主管部门备案，可以在本行政区域进行群体性预防接种。

需要在全国范围或者跨省、自治区、直辖市范围内进行群体性预防接种的，应当由国务院卫生健康主管部门决定。

作出群体性预防接种决定的县级以上地方人民政府或者国务院卫生健康主管部门应当组织有关部门做好人员培训、宣传教育、物资调用等工作。

任何单位和个人不得擅自进行群体性预防接种。

第五十一条 传染病暴发、流行时，县级以上地方人民政府或者其卫生健康主管部门需要采取应急接种措施的，依照法律、行政法规的规定执行。

第六章　异常反应监测和处理

第五十二条　预防接种异常反应，是指合格的疫苗在实施规范接种过程中或者实施规范接种后造成受种者机体组织器官、功能损害，相关各方均无过错的药品不良反应。

下列情形不属于预防接种异常反应：

（一）因疫苗本身特性引起的接种后一般反应；

（二）因疫苗质量问题给受种者造成的损害；

（三）因接种单位违反预防接种工作规范、免疫程序、疫苗使用指导原则、接种方案给受种者造成的损害；

（四）受种者在接种时正处于某种疾病的潜伏期或者前驱期，接种后偶合发病；

（五）受种者有疫苗说明书规定的接种禁忌，在接种前受种者或者其监护人未如实提供受种者的健康状况和接种禁忌等情况，接种后受种者原有疾病急性复发或者病情加重；

（六）因心理因素发生的个体或者群体的心因性反应。

第五十三条　国家加强预防接种异常反应监测。预防接种异常反应监测方案由国务院卫生健康主管部门会同国务院药品监督管理部门制定。

第五十四条　接种单位、医疗机构等发现疑似预防接种异常反应的，应当按照规定向疾病预防控制机构报告。

疫苗上市许可持有人应当设立专门机构，配备专职人员，主动收集、跟踪分析疑似预防接种异常反应，及时采取风险控制措施，将疑似预防接种异常反应向疾病预防控制机构报告，将质量分析报告提交省、自治区、直辖市人民政府药品监督管理部门。

第五十五条　对疑似预防接种异常反应，疾病预防控制机构应当按照规定及时报告，组织调查、诊断，并将调查、诊断结论告知受种者或者其监护人。对调查、诊断结论有争议的，可以根据国务院卫生健康主管部门制定的鉴定办法申请鉴定。

因预防接种导致受种者死亡、严重残疾，或者群体性疑似预防接种异常反应等对社会有重大影响的疑似预防接种异常反应，由设区的市级以上人民政府卫生健康主管部门、药品监督管理部门按照各自职责组织调查、处理。

第五十六条 国家实行预防接种异常反应补偿制度。实施接种过程中或者实施接种后出现受种者死亡、严重残疾、器官组织损伤等损害，属于预防接种异常反应或者不能排除的，应当给予补偿。补偿范围实行目录管理，并根据实际情况进行动态调整。

接种免疫规划疫苗所需的补偿费用，由省、自治区、直辖市人民政府财政部门在预防接种经费中安排；接种非免疫规划疫苗所需的补偿费用，由相关疫苗上市许可持有人承担。国家鼓励通过商业保险等多种形式对预防接种异常反应受种者予以补偿。

预防接种异常反应补偿应当及时、便民、合理。预防接种异常反应补偿范围、标准、程序由国务院规定，省、自治区、直辖市制定具体实施办法。

第七章　疫苗上市后管理

第五十七条 疫苗上市许可持有人应当建立健全疫苗全生命周期质量管理体系，制定并实施疫苗上市后风险管理计划，开展疫苗上市后研究，对疫苗的安全性、有效性和质量可控性进行进一步确证。

对批准疫苗注册申请时提出进一步研究要求的疫苗，疫苗上市许可持有人应当在规定期限内完成研究；逾期未完成研究或者不能证明其获益大于风险的，国务院药品监督管理部门应当依法处理，直至注销该疫苗的药品注册证书。

第五十八条 疫苗上市许可持有人应当对疫苗进行质量跟踪分析，持续提升质量控制标准，改进生产工艺，提高生产工艺稳定性。

生产工艺、生产场地、关键设备等发生变更的，应当进行评估、验证，按照国务院药品监督管理部门有关变更管理的规定备案或者报告；变更可能影响疫苗安全性、有效性和质量可控性的，应当经国务院药品监督管理部门批准。

第五十九条 疫苗上市许可持有人应当根据疫苗上市后研究、预防接种异常反应等情况持续更新说明书、标签，并按照规定申请核准或者备案。

国务院药品监督管理部门应当在其网站上及时公布更新后的疫苗说明书、标签内容。

第六十条　疫苗上市许可持有人应当建立疫苗质量回顾分析和风险报告制度，每年将疫苗生产流通、上市后研究、风险管理等情况按照规定如实向国务院药品监督管理部门报告。

第六十一条　国务院药品监督管理部门可以根据实际情况，责令疫苗上市许可持有人开展上市后评价或者直接组织开展上市后评价。

对预防接种异常反应严重或者其他原因危害人体健康的疫苗，国务院药品监督管理部门应当注销该疫苗的药品注册证书。

第六十二条　国务院药品监督管理部门可以根据疾病预防、控制需要和疫苗行业发展情况，组织对疫苗品种开展上市后评价，发现该疫苗品种的产品设计、生产工艺、安全性、有效性或者质量可控性明显劣于预防、控制同种疾病的其他疫苗品种的，应当注销该品种所有疫苗的药品注册证书并废止相应的国家药品标准。

第八章　保障措施

第六十三条　县级以上人民政府应当将疫苗安全工作、购买免疫规划疫苗和预防接种工作以及信息化建设等所需经费纳入本级政府预算，保证免疫规划制度的实施。

县级人民政府按照国家有关规定对从事预防接种工作的乡村医生和其他基层医疗卫生人员给予补助。

国家根据需要对经济欠发达地区的预防接种工作给予支持。省、自治区、直辖市人民政府和设区的市级人民政府应当对经济欠发达地区的县级人民政府开展与预防接种相关的工作给予必要的经费补助。

第六十四条　省、自治区、直辖市人民政府根据本行政区域传染病流行趋势，在国务院卫生健康主管部门确定的传染病预防、控制项目范围内，确定本行政区域与预防接种相关的项目，并保证项目的实施。

第六十五条　国务院卫生健康主管部门根据各省、自治区、直辖市国家免疫规划疫苗使用计划，向疫苗上市许可持有人提供国家免疫规划疫苗需求信息，疫苗上市许可持有人根据疫苗需求信息合理安排生产。

疫苗存在供应短缺风险时，国务院卫生健康主管部门、国务院药品监督管理部门提出建议，国务院工业和信息化主管部门、国务院财政部门应当采取有效措施，保障疫苗生产、供应。

疫苗上市许可持有人应当依法组织生产，保障疫苗供应；疫苗上市许可持有人停止疫苗生产的，应当及时向国务院药品监督管理部门或者省、自治区、直辖市人民政府药品监督管理部门报告。

第六十六条 国家将疫苗纳入战略物资储备，实行中央和省级两级储备。

国务院工业和信息化主管部门、财政部门会同国务院卫生健康主管部门、公安部门、市场监督管理部门和药品监督管理部门，根据疾病预防、控制和公共卫生应急准备的需要，加强储备疫苗的产能、产品管理，建立动态调整机制。

第六十七条 各级财政安排用于预防接种的经费应当专款专用，任何单位和个人不得挪用、挤占。

有关单位和个人使用预防接种的经费应当依法接受审计机关的审计监督。

第六十八条 国家实行疫苗责任强制保险制度。

疫苗上市许可持有人应当按照规定投保疫苗责任强制保险。因疫苗质量问题造成受种者损害的，保险公司在承保的责任限额内予以赔付。

疫苗责任强制保险制度的具体实施办法，由国务院药品监督管理部门会同国务院卫生健康主管部门、保险监督管理机构等制定。

第六十九条 传染病暴发、流行时，相关疫苗上市许可持有人应当及时生产和供应预防、控制传染病的疫苗。交通运输单位应当优先运输预防、控制传染病的疫苗。县级以上人民政府及其有关部门应当做好组织、协调、保障工作。

第九章　监督管理

第七十条 药品监督管理部门、卫生健康主管部门按照各自职责对疫苗研制、生产、流通和预防接种全过程进行监督管理，监督疫苗上市许可持有人、疾病预防控制机构、接种单位等依法履行义务。

药品监督管理部门依法对疫苗研制、生产、储存、运输以及预防接种中的疫苗质量进行监督检查。卫生健康主管部门依法对免疫规划制度的实施、预防接种活动进行监督检查。

药品监督管理部门应当加强对疫苗上市许可持有人的现场检查；必要时，

可以对为疫苗研制、生产、流通等活动提供产品或者服务的单位和个人进行延伸检查；有关单位和个人应当予以配合，不得拒绝和隐瞒。

第七十一条 国家建设中央和省级两级职业化、专业化药品检查员队伍，加强对疫苗的监督检查。

省、自治区、直辖市人民政府药品监督管理部门选派检查员入驻疫苗上市许可持有人。检查员负责监督检查药品生产质量管理规范执行情况，收集疫苗质量风险和违法违规线索，向省、自治区、直辖市人民政府药品监督管理部门报告情况并提出建议，对派驻期间的行为负责。

第七十二条 疫苗质量管理存在安全隐患，疫苗上市许可持有人等未及时采取措施消除的，药品监督管理部门可以采取责任约谈、限期整改等措施。

严重违反药品相关质量管理规范的，药品监督管理部门应当责令暂停疫苗生产、销售、配送，立即整改；整改完成后，经药品监督管理部门检查符合要求的，方可恢复生产、销售、配送。

药品监督管理部门应当建立疫苗上市许可持有人及其相关人员信用记录制度，纳入全国信用信息共享平台，按照规定公示其严重失信信息，实施联合惩戒。

第七十三条 疫苗存在或者疑似存在质量问题的，疫苗上市许可持有人、疾病预防控制机构、接种单位应当立即停止销售、配送、使用，必要时立即停止生产，按照规定向县级以上人民政府药品监督管理部门、卫生健康主管部门报告。卫生健康主管部门应当立即组织疾病预防控制机构和接种单位采取必要的应急处置措施，同时向上级人民政府卫生健康主管部门报告。药品监督管理部门应当依法采取查封、扣押等措施。对已经销售的疫苗，疫苗上市许可持有人应当及时通知相关疾病预防控制机构、疫苗配送单位、接种单位，按照规定召回，如实记录召回和通知情况，疾病预防控制机构、疫苗配送单位、接种单位应当予以配合。

未依照前款规定停止生产、销售、配送、使用或者召回疫苗的，县级以上人民政府药品监督管理部门、卫生健康主管部门应当按照各自职责责令停止生产、销售、配送、使用或者召回疫苗。

疫苗上市许可持有人、疾病预防控制机构、接种单位发现存在或者疑似存在质量问题的疫苗，不得瞒报、谎报、缓报、漏报，不得隐匿、伪造、毁灭有关证据。

第七十四条 疫苗上市许可持有人应当建立信息公开制度，按照规定在其网站上及时公开疫苗产品信息、说明书和标签、药品相关质量管理规范执行情况、批签发情况、召回情况、接受检查和处罚情况以及投保疫苗责任强制保险情况等信息。

第七十五条 国务院药品监督管理部门会同国务院卫生健康主管部门等建立疫苗质量、预防接种等信息共享机制。

省级以上人民政府药品监督管理部门、卫生健康主管部门等应当按照科学、客观、及时、公开的原则，组织疫苗上市许可持有人、疾病预防控制机构、接种单位、新闻媒体、科研单位等，就疫苗质量和预防接种等信息进行交流沟通。

第七十六条 国家实行疫苗安全信息统一公布制度。

疫苗安全风险警示信息、重大疫苗安全事故及其调查处理信息和国务院确定需要统一公布的其他疫苗安全信息，由国务院药品监督管理部门会同有关部门公布。全国预防接种异常反应报告情况，由国务院卫生健康主管部门会同国务院药品监督管理部门统一公布。未经授权不得发布上述信息。公布重大疫苗安全信息，应当及时、准确、全面，并按照规定进行科学评估，作出必要的解释说明。

县级以上人民政府药品监督管理部门发现可能误导公众和社会舆论的疫苗安全信息，应当立即会同卫生健康主管部门及其他有关部门、专业机构、相关疫苗上市许可持有人等进行核实、分析，并及时公布结果。

任何单位和个人不得编造、散布虚假疫苗安全信息。

第七十七条 任何单位和个人有权依法了解疫苗信息，对疫苗监督管理工作提出意见、建议。

任何单位和个人有权向卫生健康主管部门、药品监督管理部门等部门举报疫苗违法行为，对卫生健康主管部门、药品监督管理部门等部门及其工作人员未依法履行监督管理职责的情况有权向本级或者上级人民政府及其有关部门、监察机关举报。有关部门、机关应当及时核实、处理；对查证属实的举报，按照规定给予举报人奖励；举报人举报所在单位严重违法行为，查证属实的，给予重奖。

第七十八条 县级以上人民政府应当制定疫苗安全事件应急预案，对疫苗安全事件分级、处置组织指挥体系与职责、预防预警机制、处置程序、应急保障措施等作出规定。

疫苗上市许可持有人应当制定疫苗安全事件处置方案，定期检查各项防范措施的落实情况，及时消除安全隐患。

发生疫苗安全事件，疫苗上市许可持有人应当立即向国务院药品监督管理部门或者省、自治区、直辖市人民政府药品监督管理部门报告；疾病预防控制机构、接种单位、医疗机构应当立即向县级以上人民政府卫生健康主管部门、药品监督管理部门报告。药品监督管理部门应当会同卫生健康主管部门按照应急预案的规定，成立疫苗安全事件处置指挥机构，开展医疗救治、风险控制、调查处理、信息发布、解释说明等工作，做好补种等善后处置工作。因质量问题造成的疫苗安全事件的补种费用由疫苗上市许可持有人承担。

有关单位和个人不得瞒报、谎报、缓报、漏报疫苗安全事件，不得隐匿、伪造、毁灭有关证据。

第十章　法律责任

第七十九条 违反本法规定，构成犯罪的，依法从重追究刑事责任。

第八十条 生产、销售的疫苗属于假药的，由省级以上人民政府药品监督管理部门没收违法所得和违法生产、销售的疫苗以及专门用于违法生产疫苗的原料、辅料、包装材料、设备等物品，责令停产停业整顿，吊销药品注册证书，直至吊销药品生产许可证等，并处违法生产、销售疫苗货值金额十五倍以上五十倍以下的罚款，货值金额不足五十万元的，按五十万元计算。

生产、销售的疫苗属于劣药的，由省级以上人民政府药品监督管理部门没收违法所得和违法生产、销售的疫苗以及专门用于违法生产疫苗的原料、辅料、包装材料、设备等物品，责令停产停业整顿，并处违法生产、销售疫苗货值金额十倍以上三十倍以下的罚款，货值金额不足五十万元的，按五十万元计算；情节严重的，吊销药品注册证书，直至吊销药品生产许可证等。

生产、销售的疫苗属于假药，或者生产、销售的疫苗属于劣药且情节严重的，由省级以上人民政府药品监督管理部门对法定代表人、主要负责人、直接负责的主管人员和关键岗位人员以及其他责任人员，没收违法行为发生期间自本单位所获收入，并处所获收入一倍以上十倍以下的罚款，终身禁止从事药品生产经营活动，由公安机关处五日以上十五日以下拘留。

第八十一条 有下列情形之一的，由省级以上人民政府药品监督管理部门没收违法所得和违法生产、销售的疫苗以及专门用于违法生产疫苗的原料、辅料、包装材料、设备等物品，责令停产停业整顿，并处违法生产、销售疫苗货值金额十五倍以上五十倍以下的罚款，货值金额不足五十万元的，按五十万元计算；情节严重的，吊销药品相关批准证明文件，直至吊销药品生产许可证等，对法定代表人、主要负责人、直接负责的主管人员和关键岗位人员以及其他责任人员，没收违法行为发生期间自本单位所获收入，并处所获收入百分之五十以上十倍以下的罚款，十年内直至终身禁止从事药品生产经营活动，由公安机关处五日以上十五日以下拘留：

（一）申请疫苗临床试验、注册、批签发提供虚假数据、资料、样品或者有其他欺骗行为；

（二）编造生产、检验记录或者更改产品批号；

（三）疾病预防控制机构以外的单位或者个人向接种单位供应疫苗；

（四）委托生产疫苗未经批准；

（五）生产工艺、生产场地、关键设备等发生变更按照规定应当经批准而未经批准；

（六）更新疫苗说明书、标签按照规定应当经核准而未经核准。

第八十二条 除本法另有规定的情形外，疫苗上市许可持有人或者其他单位违反药品相关质量管理规范的，由县级以上人民政府药品监督管理部门责令改正，给予警告；拒不改正的，处二十万元以上五十万元以下的罚款；情节严重的，处五十万元以上三百万元以下的罚款，责令停产停业整顿，直至吊销药品相关批准证明文件、药品生产许可证等，对法定代表人、主要负责人、直接负责的主管人员和关键岗位人员以及其他责任人员，没收违法行为发生期间自本单位所获收入，并处所获收入百分之五十以上五倍以下的罚款，十年内直至终身禁止从事药品生产经营活动。

第八十三条　违反本法规定，疫苗上市许可持有人有下列情形之一的，由省级以上人民政府药品监督管理部门责令改正，给予警告；拒不改正的，处二十万元以上五十万元以下的罚款；情节严重的，责令停产停业整顿，并处五十万元以上二百万元以下的罚款：

（一）未按照规定建立疫苗电子追溯系统；

（二）法定代表人、主要负责人和生产管理负责人、质量管理负责人、质量受权人等关键岗位人员不符合规定条件或者未按照规定对其进行培训、考核；

（三）未按照规定报告或者备案；

（四）未按照规定开展上市后研究，或者未按照规定设立机构、配备人员主动收集、跟踪分析疑似预防接种异常反应；

（五）未按照规定投保疫苗责任强制保险；

（六）未按照规定建立信息公开制度。

第八十四条　违反本法规定，批签发机构有下列情形之一的，由国务院药品监督管理部门责令改正，给予警告，对主要负责人、直接负责的主管人员和其他直接责任人员依法给予警告直至降级处分：

（一）未按照规定进行审核和检验；

（二）未及时公布上市疫苗批签发结果；

（三）未按照规定进行核实；

（四）发现疫苗存在重大质量风险未按照规定报告。

违反本法规定，批签发机构未按照规定发给批签发证明或者不予批签发通知书的，由国务院药品监督管理部门责令改正，给予警告，对主要负责人、直接负责的主管人员和其他直接责任人员依法给予降级或者撤职处分；情节严重的，对主要负责人、直接负责的主管人员和其他直接责任人员依法给予开除处分。

第八十五条 疾病预防控制机构、接种单位、疫苗上市许可持有人、疫苗配送单位违反疫苗储存、运输管理规范有关冷链储存、运输要求的，由县级以上人民政府药品监督管理部门责令改正，给予警告，对违法储存、运输的疫苗予以销毁，没收违法所得；拒不改正的，对接种单位、疫苗上市许可持有人、疫苗配送单位处二十万元以上一百万元以下的罚款；情节严重的，对接种单位、疫苗上市许可持有人、疫苗配送单位处违法储存、运输疫苗货值金额十倍以上三十倍以下的罚款，货值金额不足十万元的，按十万元计算，责令疫苗上市许可持有人、疫苗配送单位停产停业整顿，直至吊销药品相关批准证明文件、药品生产许可证等，对疫苗上市许可持有人、疫苗配送单位的法定代表人、主要负责人、直接负责的主管人员和关键岗位人员以及其他责任人员依照本法第八十二条规定给予处罚。

疾病预防控制机构、接种单位有前款规定违法行为的，由县级以上人民政府卫生健康主管部门对主要负责人、直接负责的主管人员和其他直接责任人员依法给予警告直至撤职处分，责令负有责任的医疗卫生人员暂停一年以上十八个月以下执业活动；造成严重后果的，对主要负责人、直接负责的主管人员和其他直接责任人员依法给予开除处分，并可以吊销接种单位的接种资格，由原发证部门吊销负有责任的医疗卫生人员的执业证书。

第八十六条 疾病预防控制机构、接种单位、疫苗上市许可持有人、疫苗配送单位有本法第八十五条规定以外的违反疫苗储存、运输管理规范行为的，由县级以上人民政府药品监督管理部门责令改正，给予警告，没收违法所得；拒不改正的，对接种单位、疫苗上市许可持有人、疫苗配送单位处十万元以上三十万元以下的罚款；情节严重的，对接种单位、疫苗上市许可持有人、疫苗配送单位处违法储存、运输疫苗货值金额三倍以上十倍以下的罚款，货值金额不足十万元的，按十万元计算。

疾病预防控制机构、接种单位有前款规定违法行为的，县级以上人民政府卫生健康主管部门可以对主要负责人、直接负责的主管人员和其他直接责任人员依法给予警告直至撤职处分，责令负有责任的医疗卫生人员暂停六个月以上一年以下执业活动；造成严重后果的，对主要负责人、直接负责的主管人员和其他直接责任人员依法给予开除处分，由原发证部门吊销负有责任的医疗卫生人员的执业证书。

第八十七条 违反本法规定，疾病预防控制机构、接种单位有下列情形之一的，由县级以上人民政府卫生健康主管部门责令改正，给予警告，没收违法所得；情节严重的，对主要负责人、直接负责的主管人员和其他直接责任人员依法给予警告直至撤职处分，责令负有责任的医疗卫生人员暂停一年以上十八个月以下执业活动；造成严重后果的，对主要负责人、直接负责的主管人员和其他直接责任人员依法给予开除处分，由原发证部门吊销负有责任的医疗卫生人员的执业证书：

（一）未按照规定供应、接收、采购疫苗；

（二）接种疫苗未遵守预防接种工作规范、免疫程序、疫苗使用指导原则、接种方案；

（三）擅自进行群体性预防接种。

第八十八条 违反本法规定，疾病预防控制机构、接种单位有下列情形之一的，由县级以上人民政府卫生健康主管部门责令改正，给予警告；情节严重的，对主要负责人、直接负责的主管人员和其他直接责任人员依法给予警告直至撤职处分，责令负有责任的医疗卫生人员暂停六个月以上一年以下执业活动；造成严重后果的，对主要负责人、直接负责的主管人员和其他直接责任人员依法给予开除处分，由原发证部门吊销负有责任的医疗卫生人员的执业证书：

（一）未按照规定提供追溯信息；

（二）接收或者购进疫苗时未按照规定索取并保存相关证明文件、温度监测记录；

（三）未按照规定建立并保存疫苗接收、购进、储存、配送、供应、接种、处置记录；

（四）未按照规定告知、询问受种者或者其监护人有关情况。

第八十九条 疾病预防控制机构、接种单位、医疗机构未按照规定报告疑似预防接种异常反应、疫苗安全事件等，或者未按照规定对疑似预防接种异常反应组织调查、诊断等的，由县级以上人民政府卫生健康主管部门责令改正，给予警告；情节严重的，对接种单位、医疗机构处五万元以上五十万元以下的罚款，对疾病预防控制机构、接种单位、医疗机构的主要负责人、直接负责的主管人员和其他直接责任人员依法给予警告直至撤职处分；造成严重后果的，对主要负责人、直接负责的主管人员和其他直接责任人员依法给予开除处分，由原发证部门吊销负有责任的医疗卫生人员的执业证书。

第九十条 疾病预防控制机构、接种单位违反本法规定收取费用的，由县级以上人民政府卫生健康主管部门监督其将违法收取的费用退还给原缴费的单位或者个人，并由县级以上人民政府市场监督管理部门依法给予处罚。

第九十一条 违反本法规定，未经县级以上地方人民政府卫生健康主管部门指定擅自从事免疫规划疫苗接种工作、从事非免疫规划疫苗接种工作不符合条件或者未备案的，由县级以上人民政府卫生健康主管部门责令改正，给予警告，没收违法所得和违法持有的疫苗，责令停业整顿，并处十万元以上一百万元以下的罚款，对主要负责人、直接负责的主管人员和其他直接责任人员依法给予处分。

违反本法规定，疾病预防控制机构、接种单位以外的单位或者个人擅自进行群体性预防接种的，由县级以上人民政府卫生健康主管部门责令改正，没收违法所得和违法持有的疫苗，并处违法持有的疫苗货值金额十倍以上三十倍以下的罚款，货值金额不足五万元的，按五万元计算。

第九十二条 监护人未依法保证适龄儿童按时接种免疫规划疫苗的，由县级人民政府卫生健康主管部门批评教育，责令改正。

托幼机构、学校在儿童入托、入学时未按照规定查验预防接种证，或者发现未按照规定接种的儿童后未向接种单位报告的，由县级以上地方人民政府教育行政部门责令改正，给予警告，对主要负责人、直接负责的主管人员和其他直接责任人员依法给予处分。

第九十三条 编造、散布虚假疫苗安全信息，或者在接种单位寻衅滋事，构成违反治安管理行为的，由公安机关依法给予治安管理处罚。

报纸、期刊、广播、电视、互联网站等传播媒介编造、散布虚假疫苗安全信息的，由有关部门依法给予处罚，对主要负责人、直接负责的主管人员和其他直接责任人员依法给予处分。

第九十四条　县级以上地方人民政府在疫苗监督管理工作中有下列情形之一的，对直接负责的主管人员和其他直接责任人员依法给予降级或者撤职处分；情节严重的，依法给予开除处分；造成严重后果的，其主要负责人应当引咎辞职：

（一）履行职责不力，造成严重不良影响或者重大损失；

（二）瞒报、谎报、缓报、漏报疫苗安全事件；

（三）干扰、阻碍对疫苗违法行为或者疫苗安全事件的调查；

（四）本行政区域发生特别重大疫苗安全事故，或者连续发生重大疫苗安全事故。

第九十五条　药品监督管理部门、卫生健康主管部门等部门在疫苗监督管理工作中有下列情形之一的，对直接负责的主管人员和其他直接责任人员依法给予降级或者撤职处分；情节严重的，依法给予开除处分；造成严重后果的，其主要负责人应当引咎辞职：

（一）未履行监督检查职责，或者发现违法行为不及时查处；

（二）擅自进行群体性预防接种；

（三）瞒报、谎报、缓报、漏报疫苗安全事件；

（四）干扰、阻碍对疫苗违法行为或者疫苗安全事件的调查；

（五）泄露举报人的信息；

（六）接到疑似预防接种异常反应相关报告，未按照规定组织调查、处理；

（七）其他未履行疫苗监督管理职责的行为，造成严重不良影响或者重大损失。

第九十六条　因疫苗质量问题造成受种者损害的，疫苗上市许可持有人应当依法承担赔偿责任。

疾病预防控制机构、接种单位因违反预防接种工作规范、免疫程序、疫苗使用指导原则、接种方案，造成受种者损害的，应当依法承担赔偿责任。

第十一章　附　则

第九十七条　本法下列用语的含义是：

免疫规划疫苗，是指居民应当按照政府的规定接种的疫苗，包括国家免疫规划确定的疫苗，省、自治区、直辖市人民政府在执行国家免疫规划时增加的疫苗，以及县级以上人民政府或者其卫生健康主管部门组织的应急接种或者群体性预防接种所使用的疫苗。

非免疫规划疫苗，是指由居民自愿接种的其他疫苗。

疫苗上市许可持有人，是指依法取得疫苗药品注册证书和药品生产许可证的企业。

第九十八条 国家鼓励疫苗生产企业按照国际采购要求生产、出口疫苗。

出口的疫苗应当符合进口国（地区）的标准或者合同要求。

第九十九条 出入境预防接种及所需疫苗的采购，由国境卫生检疫机关商国务院财政部门另行规定。

第一百条 本法自2019年12月1日起施行。

国务院办公厅关于加快推进重要产品追溯体系建设的意见

国办发〔2015〕95号

各省、自治区、直辖市人民政府，国务院各部委、各直属机构：

追溯体系建设是采集记录产品生产、流通、消费等环节信息，实现来源可查、去向可追、责任可究，强化全过程质量安全管理与风险控制的有效措施。近年来，各地区和有关部门围绕食用农产品、食品、药品、稀土产品等重要产品，积极推动应用物联网、云计算等现代信息技术建设追溯体系，在提升企业质量管理能力、促进监管方式创新、保障消费安全等方面取得了积极成效。但是，也存在统筹规划滞后、制度标准不健全、推进机制不完善等问题。为加快应用现代信息技术建设重要产品追溯体系，经国务院同意，现提出以下意见：

一、总体要求

（一）指导思想。贯彻落实党的十八大和十八届二中、三中、四中、五中全会精神，按照国务院决策部署，坚持以落实企业追溯管理责任为基础，以推进信息化追溯为方向，加强统筹规划，健全标准规范，创新推进模式，强化互通共享，加快建设覆盖全国、先进适用的重要产品追溯体系，促进质量安全综合治理，提升产品质量安全与公共安全水平，更好地满足人民群众生活和经济社会发展需要。

（二）基本原则。坚持政府引导与市场化运作相结合，发挥企业主体作用，调动各方面积极性；坚持统筹规划与属地管理相结合，加强指导协调，层层落实责任；坚持形式多样与互联互通相结合，促进开放共享，提高运行效率；坚持政府监管与社会共治相结合，创新治理模式，保障消费安全和公共安全。

（三）主要目标。到2020年，追溯体系建设的规划标准体系得到完善，法规制度进一步健全；全国追溯数据统一共享交换机制基本形成，初步实现有关部门、地区和企业追溯信息互通共享；食用农产品、食品、药品、农业生产资料、特种设备、危险品、稀土产品等重要产品生产经营企业追溯意识显著增强，采用信息技术建设追溯体系的企业比例大幅提高；社会公众对追溯产品的认知度和接受度逐步提升，追溯体系建设市场环境明显改善。

二、统一规划，分类推进

（四）做好统筹规划。按照食品安全法、农产品质量安全法、药品管理法、特种设备安全法和民用爆炸物品安全管理条例等法律法规规定，围绕对人民群众生命财产安全和公共安全有重大影响的产品，统筹规划全国重要产品追溯体系建设。当前及今后一个时期，要将食用农产品、食品、药品、农业生产资料、特种设备、危险品、稀土产品等作为重点，分类指导、分步实施，推动生产经营企业加快建设追溯体系。各地要结合实际制定实施规划，确定追溯体系建设的重要产品名录，明确建设目标、工作任务和政策措施。

（五）推进食用农产品追溯体系建设。建立食用农产品质量安全全程追溯协作机制，以责任主体和流向管理为核心、以追溯码为载体，推动追溯管理与市场准入相衔接，实现食用农产品"从农田到餐桌"全过程追溯管理。推动农产品生产经营者积极参与国家农产品质量安全追溯管理信息平台运行。中央财政资金支持开展肉类、蔬菜、中药材等产品追溯体系建设的地区，要大力创新建设管理模式，加快建立保障追溯体系高效运行的长效机制。

（六）推进食品追溯体系建设。围绕婴幼儿配方食品、肉制品、乳制品、食用植物油、白酒等食品，督促和指导生产企业依法建立质量安全追溯体系，切实落实质量安全主体责任。推动追溯链条向食品原料供应环节延伸，实行全产业链可追溯管理。鼓励自由贸易试验区开展进口乳粉、红酒等产品追溯体系建设。

（七）推进药品追溯体系建设。以推进药品全品种、全过程追溯与监管为主要内容，建设完善药品追溯体系。在完成药品制剂类品种电子监管的基础上，逐步推广到原料药（材）、饮片等类别药品。抓好经营环节电子监管全覆盖工作，推进医疗信息系统与国家药品电子监管系统对接，形成全品种、全过程完整追溯与监管链条。

（八）推进主要农业生产资料追溯体系建设。以农药、兽药、饲料、肥料、种子等主要农业生产资料登记、生产、经营、使用环节全程追溯监管为主要内容，建立农业生产资料电子追溯码标识制度，建设主要农业生产资料追溯体系，实施全程追溯管理，保障农业生产安全、农产品质量安全、生态环境安全和人民生命安全。

（九）开展特种设备和危险品追溯体系建设。以电梯、气瓶等产品为重点，严格落实特种设备安全技术档案管理制度，推动企业对电梯产品的制造、安装、维护保养、检验以及气瓶产品的制造、充装、检验等过程信息进行记录，建立特种设备安全管理追溯体系。以民用爆炸物品、烟花爆竹、易制爆危险化学品、剧毒化学品等产品为重点，开展生产、经营、储存、运输、使用和销毁全过程信息化追溯体系建设。

（十）开展稀土产品追溯体系建设。以稀土矿产品、稀土冶炼分离产品为重点，以生产经营台账、产品包装标识等为主要内容，加快推进稀土产品追溯体系建设，实现稀土产品从开采、冶炼分离到流通、出口全过程追溯管理。

三、统一标准，互联互通

（十一）完善标准规范。结合追溯体系建设实际需要，科学规划食用农产品、食品、药品、农业生产资料、特种设备、危险品、稀土产品追溯标准体系。针对不同产品生产流通特性，制订相应的建设规范，明确基本要求，采用简便适用的追溯方式。以确保不同环节信息互联互通、产品全过程通查通识为目标，抓紧制定实施一批关键共性标准，统一数据采集指标、传输格式、接口规范及编码规则。加强标准制定工作统筹，确保不同层级、不同类别的标准相协调。

（十二）发挥认证作用。探索以认证认可加强追溯体系建设，鼓励有关机构将追溯管理作为重要评价要求，纳入现有的质量管理体系、食品安全管理体系、药品生产质量管理规范、药品经营质量管理规范、良好农业操作规范、良好生产规范、危害分析与关键控制点体系、有机产品等认证，为广大生产经营企业提供市场化认证服务。适时支持专业的第三方认证机构探索建立追溯管理体系专门认证制度。相关部门可在管理工作中积极采信第三方认证结果，带动生产经营企业积极通过认证手段提升产品追溯管理水平。

（十三）推进互联互通。建立完善政府追溯数据统一共享交换机制，积极探索政府与社会合作模式，推进各类追溯信息互通共享。有关部门和地区可根据需要，依托已有设施建设行业或地区追溯管理信息平台。鼓励生产经营企业、协会和第三方平台接入行业或地区追溯管理信息平台，实现上下游信息互联互通。开通统一的公共服务窗口，创新查询方式，面向社会公众提供追溯信息一站式查询服务。

四、多方参与，合力推进

（十四）强化企业主体责任。生产经营企业要严格遵守有关法律法规规定，建立健全追溯管理制度，切实履行主体责任。鼓励采用物联网等技术手段采集、留存信息，建立信息化的追溯体系。批发、零售、物流配送等流通企业要发挥供应链枢纽作用，带动生产企业共同打造全过程信息化追溯链条。企业间要探索建立多样化的协作机制，通过联营、合作、交叉持股等方式建立信息化追溯联合体。电子商务企业要与线下企业紧密融合，建设基于统一编码技术、线上线下一体的信息化追溯体系。外贸企业要兼顾国内外市场需求，建设内外一体的进出口信息化追溯体系。

（十五）发挥政府督促引导作用。有关部门要加强对生产经营企业的监督检查，督促企业严格遵守追溯管理制度，建立健全追溯体系。围绕追溯体系建设的重点、难点和薄弱环节，开展形式多样的示范创建活动。已列入有关部门开展的农产品质量安全、食品药品安全、质量强市、质量提升等创建活动的地区，尤其要加大示范创建力度，创造可复制可推广的经验。有条件的地方可针对部分安全风险隐患大、社会反映强烈的产品，在本行政区域内依法强制要求生产经营企业采用信息化手段建设追溯体系。

（十六）支持协会积极参与。行业协会要深入开展有关法律法规和标准宣传贯彻活动，创新自律手段和机制，推动会员企业提高积极性，主动建设追溯体系，形成有效的自律推进机制。有条件的行业协会可投资建设追溯信息平台，采用市场化方式引导会员企业建设追溯体系，形成行业性示范品牌。支持有条件的行业协会提升服务功能，为会员企业建设追溯体系提供专业化服务。

（十七）发展追溯服务产业。支持社会力量和资本投入追溯体系建设，培育创新创业新领域。支持有关机构建设第三方追溯平台，采用市场化方式吸引企业加盟，打造追溯体系建设的众创空间。探索通过政府和社会资本合作（PPP）模式建立追溯体系云服务平台，为广大中小微企业提供信息化追溯管理云服务。支持技术研发、系统集成、咨询、监理、测试及大数据分析应用等机构积极参与，为企业追溯体系建设及日常运行管理提供专业服务，形成完善的配套服务产业链。

五、挖掘价值，扩大应用

（十八）促进质量安全综合治理。推进追溯体系与检验检测体系、企业内部质量管理体系对接，打造严密的全过程质量安全管控链条。发挥追溯信息共享交换机制作用，创新质量安全和公共安全监管模式，探索实施产品全过程智能化"云监管"。构建大数据监管模型，完善预测预警机制，严防重要产品发生区域性、系统性安全风险。充分挖掘追溯数据在企业质量信用评价中的应用价值，完善质量诚信自律机制。建立智能化的产品质量安全投诉、责任主体定位、销售范围及影响评估、问题产品召回及应急处置等机制，调动公众参与质量安全和公共安全治理的积极性。

（十九）促进消费转型升级。加大宣传力度，传播追溯理念，培育追溯文化，推动形成关心追溯、支持追溯的社会氛围。逐步建立与认证认可相适应的标识标记制度，方便消费者识别。探索建立产品质量安全档案和质量失信"黑名单"，适时发布消费提示，引导消费者理性消费。加大可追溯产品推广力度，推动大型连锁超市、医院和团体消费单位等主动采购可追溯产品，营造有利于可追溯产品消费的市场环境。

（二十）促进产业创新发展。加强追溯大数据分析与成果应用，为经济调节和产业发展提供决策支持。在依法加强安全保障和商业秘密保护的前提下，逐步推动追溯数据资源向社会有序开放，鼓励商业化增值应用。鼓励生产经营企业以追溯体系建设带动品牌创建和商业模式创新。鼓励生产经营企业利用追溯体系进行市场预测与精准营销，更好地开拓国内外市场。推动农产品批发市场、集贸市场、菜市场等集中交易场所结合追溯体系建设，发展电子结算、智慧物流和电子商务，实现创新发展。

六、完善制度，强化保障

（二十一）完善法规制度。制修订有关法律法规和规章，进一步完善追溯管理制度，细化明确生产经营者责任和义务。研究制定农产品质量安全追溯管理办法，细化农产品追溯管理和市场准入工作机制。针对建立信息化追溯体系的企业，研究建立健全相应的随机抽查与监管制度，提高监管效率。研究制定追溯数据共享、开放、保护等管理办法，加强对数据采集、传输、存储、交换、利用、开放的规范管理。

（二十二）加强政策支持。推动建立多元化的投资建设机制，加大政策支持力度，带动社会资本投入。鼓励金融机构加强和改进金融服务，为开展追溯体系建设的企业提供信贷支持和产品责任保险。政府采购在同等条件下优先采购可追溯产品。完善追溯技术研发与相关产业促进政策。

（二十三）落实工作责任。地方各级人民政府要将重要产品追溯体系建设作为一项重要的民生工程和公益性事业，结合实际研究制定具体实施方案，明确任务目标及工作重点，出台有针对性的政策措施，落实部门职责分工及进度安排，确保各项任务落到实处。有关部门要按照职责分工，加强协调，密切配合，共同推进。商务部要会同有关部门加强对地方工作的检查指导。

国务院办公厅

2015年12月30日

总局关于推动食品药品生产经营者完善追溯体系的意见

食药监科〔2016〕122号

各省、自治区、直辖市食品药品监督管理局，新疆生产建设兵团食品药品监督管理局，总局机关各司局、各直属单位：

根据《中华人民共和国食品安全法》《中华人民共和国药品管理法》《医疗器械监督管理条例》《化妆品卫生监督条例》等有关法律法规的规定和《国务院办公厅关于加快推进重要产品追溯体系建设的意见》（国办发〔2015〕95号）文件精神，为控制食品药品安全风险，保护消费者权益，现就推动食品药品生产经营者完善食品药品追溯体系提出如下意见：

一、食品药品追溯体系是食品药品生产经营者质量安全管理体系的重要组成部分。食品药品生产经营者应当承担起食品药品追溯体系建设的主体责任，实现对其生产经营的产品来源可查、去向可追。在发生质量安全问题时，能够及时召回相关产品、查寻原因。

二、食品生产经营者应当按照有关法律法规要求分别对其原辅料购进、生产过程、产品检验和销售去向等如实记录，保证数据的真实、准确、完整和可追溯。原则上，食品生产经营者均应采用信息化手段建立追溯体系。不具备信息化条件的生产经营者，可采用纸质记录等实现可追溯。纸质记录保存期限按照《中华人民共和国食品安全法》有关规定执行。

三、药品、医疗器械生产企业应当按照其生产质量管理规范（GMP）要求对各项活动进行记录。记录应当真实、准确、完整和可追溯。鼓励药品、医疗器械生产企业对产品最小销售单位赋以唯一性标识，以便经营者、消费者识别。植入性医疗器械应当标记生产企业名称或商标、批代码（批号）或系列号，以保证可追溯。

药品、医疗器械经营企业应当按照其经营质量管理规范（GSP）要求对各项活动进行记录。记录应当真实、准确、完整和可追溯，以保证药品、医疗器械购进、养护、出库、运输等环节可追溯，并按规定使用计算机信息管理系统进行有效管理。

药品、医疗器械使用单位应当按照《医疗机构药品监督管理办法（试行）》和《医疗器械使用质量监督管理办法》要求对药品和医疗器械的购进、验收、储存、使用等情况进行记录。

四、化妆品生产企业应当按照《化妆品卫生监督条例》等有关法规规定，确保产品生产、质量控制等活动可追溯，并记录产品进入流通环节的流向信息，实现产品去向可查、问题产品及时召回。化妆品生产经营者应当以进口化妆品、国产特殊用途化妆品、儿童化妆品等风险程度较高的产品为重点，推进追溯体系建设。

五、地方各级食品药品监管部门要按照《中华人民共和国食品安全法》《中华人民共和国药品管理法》《医疗器械监督管理条例》《化妆品卫生监督条例》等有关法律法规的规定，督促行政区域内相关生产经营者认真落实产品追溯主体责任，并对原料来源记录、生产过程记录、购销记录等追溯体系建设要求的落实情况进行督促检查和总结。对不履行追溯责任者依法及时查处。

六、鼓励生产经营者运用信息技术建立食品药品追溯体系。鼓励信息技术企业作为第三方，为生产经营者提供产品追溯专业服务。各级食品药品监管部门不得强制要求食品药品生产经营者接受指定的专业信息技术企业的追溯服务。

七、鼓励行业协会组织企业搭建追溯信息查询平台，为监管部门提供数据支持，为生产经营者提供数据共享，为公众提供信息查询。

八、麻醉药品、精神药品生产经营企业应当按照《麻醉药品和精神药品管理条例》有关监控信息网络的要求，建立追溯体系。具体内容由总局另行规定。

食品药品监管总局

2016年9月22日

国家药监局关于药品信息化追溯体系建设的指导意见

国药监药管〔2018〕35号

为贯彻落实《国务院办公厅关于加快推进重要产品追溯体系建设的意见》（国办发〔2015〕95号），进一步提高药品质量安全保障水平，根据《食品药品监管总局关于推动食品药品生产经营者完善追溯体系的意见》（食药监科〔2016〕122号）和商务部等部门《关于推进重要产品信息化追溯体系建设的指导意见》（商秩发〔2017〕53号）等有关规定，现就建立药品信息化追溯体系提出如下指导意见。

一、指导思想

按照党中央、国务院决策部署，以保障公众用药安全为目标，以落实企业主体责任为基础，以实现"一物一码，物码同追"为方向，加快推进药品信息化追溯体系建设，强化追溯信息互通共享，实现全品种、全过程追溯，促进药品质量安全综合治理，提升药品质量安全保障水平。

二、工作目标

药品上市许可持有人、生产企业、经营企业、使用单位通过信息化手段建立药品追溯系统，及时准确记录、保存药品追溯数据，形成互联互通药品追溯数据链，实现药品生产、流通和使用全过程来源可查、去向可追；有效防范非法药品进入合法渠道；确保发生质量安全风险的药品可召回、责任可追究。

药品生产、流通和使用等环节共同建成覆盖全过程的药品追溯系统，药品上市许可持有人、生产企业、经营企业、使用单位质量管理水平明显提升，药品监督管理部门的监管信息化水平和监管效率逐步提高，行业协会积极发挥药品信息化追溯体系建设的桥梁纽带和引领示范作用，实现药品信息化追溯数据社会公众可自主查验，提升全社会对药品信息化追溯的认知度。

三、基本原则

（一）药品上市许可持有人、生产企业、经营企业、使用单位各负其责。药品上市许可持有人、生产企业、经营企业、使用单位是药品质量安全的责任主体，负有追溯义务。药品上市许可持有人和生产企业承担药品追溯系统建设的主要责任，药品经营企业和使用单位应当配合药品上市许可持有人和生产企业，建成完整药品追溯系统，履行各自追溯责任。

（二）部门监督指导。药品监督管理部门根据有关法规与技术标准，监督药品上市许可持有人、生产企业、经营企业、使用单位建立药品追溯系统，指导行业协会在药品信息化追溯体系建设中发挥积极作用。

（三）分类分步实施。充分考虑药品上市许可持有人、生产企业、经营企业、使用单位的数量、规模和管理水平，以及行业发展实际，坚持企业建立的原则，逐步有序推进。

（四）各方统筹协调。按照属地管理原则，药品监督管理部门要在地方政府统一领导下，注重同市场监管、工信、商务、卫生健康、医保等部门统筹协调、密切合作，促进药品信息化追溯体系协同管理、资源共享。

四、适用范围

本指导意见适用于药品上市许可持有人、生产企业、经营企业、使用单位建立药品信息化追溯系统及药品监督管理部门的监督检查。

五、工作任务

（一）编制统一信息化追溯标准。结合药品信息化追溯体系建设实际需要，国家药品监督管理局规划确立药品信息化追溯标准体系，明确基本要求，发布追溯体系建设指南、统一药品追溯编码要求、数据及交换标准。

（二）建设信息化药品追溯体系。药品信息化追溯体系是药品上市许可持有人、生产企业、经营企业、使用单位、药品监督管理部门、消费者等与药品质量安全相关的追溯相关方，通过信息化手段，对药品生产、流通和使用等各环节的信息进行追踪、溯源的有机整体。药品上市许可持有人、生产企业、经营企业、使用单位要遵守相关法规和技术标准，建立健全信息化追溯管理制度，切实履行主体责任。药品上市许可持有人、生产企业、经营企业、使用单位应当按照质量管理规范要求对相关活动进行记录，记录应当真实、准确、完整、防篡改和可追溯，并应按照监管要求，向监管部门提供相关数据；要通过药品追溯系统实现追溯信息存储、交换、互联互通，为社会公众提供信息查询。药品上市许可持有人和生产企业可以自建药品信息化追溯系统，也可以采用第三方技术机构的服务。药品经营企业和使用单位应配合药品上市许可持有人和生产企业建设追溯系统，并将相应追溯信息上传到追溯系统。

药品上市许可持有人和生产企业应履行药品信息化追溯管理责任，按照统一药品追溯编码要求，对产品各级销售包装单元赋以唯一追溯标识，以实现信息化追溯。药品上市许可持有人和生产企业在销售药品时，应向下游企业或医疗机构提供相关追溯信息，以便下游企业或医疗机构验证反馈。药品上市许可持有人和生产企业要能及时、准确获得所生产药品的流通、使用等全过程信息。

药品批发企业在采购药品时，向上游企业索取相关追溯信息，在药品验收时进行核对，并将核对信息反馈上游企业；在销售药品时，应向下游企业或医疗机构提供相关追溯信息。

药品零售和使用单位在采购药品时，向上游企业索取相关追溯信息，在药品验收时进行核对，并将核对信息反馈上游企业；在销售药品时，应保存销售记录明细，并及时调整售出药品的相应状态标识。

鼓励信息技术企业作为第三方技术机构，为药品上市许可持有人、生产企业、经营企业、使用单位提供药品追溯信息技术服务。

（三）推进追溯信息互联互通。国家药品监督管理局建立全国药品信息化追溯协同服务平台，不断完善药品追溯数据交换、共享机制。鼓励药品上市许可持有人、生产企业、经营企业、使用单位、行业协会、第三方服务机构、行政管理部门通过药品追溯协同服务平台，实现药品信息化追溯各方互联互通。鼓励企业创新查询方式，面向社会公众提供药品追溯数据查询服务。

（四）拓展药品追溯数据价值。各级药品监督管理部门基于药品信息化追溯体系构建大数据监管系统，创新药品安全监管手段，探索实施药品全过程信息化、智能化监管，完善风险预警机制。充分发挥药品追溯数据在问题产品召回及应急处置工作中的作用，进一步挖掘药品追溯数据在监督检查、产品抽检和日常监管中的应用价值。

药品追溯数据"谁产生、谁所有"，未经所有方授权，其他各方不得泄露。鼓励相关方按照合法合规方式，利用药品追溯数据为社会服务。

（五）建立数据安全机制。药品追溯各相关方应从制度上、技术上保证药品追溯数据真实、准确、完整、不可篡改和可追溯。药品追溯数据记录和凭证保存期限应不少于五年。应明确专职部门及人员负责药品追溯数据管理，确保数据安全、防止数据泄露。

（六）药品监督管理部门应指导和监督追溯体系建设。药品监督管理部门应履行指导和监管责任，根据监管需求，建设追溯监管系统。省级药品监督管理部门应依照相关法律、法规与标准，结合行政区域实际，制定具体措施，明确各级责任。

地方药品监督管理部门应加强对药品上市许可持有人、生产企业、经营企业、使用单位建立信息化追溯系统情况监督检查，督促相关单位严格遵守追溯管理制度，建立健全追溯体系。对于没有按照要求建立追溯系统、追溯系统不能有效运行的，要依照相关法律法规等规定严肃处理。

六、有关要求

（一）明确重点，分步实施。各省（区、市）药品监督管理部门可结合监管实际制定实施规划，按药品剂型、类别分步推进药品信息化追溯体系建设。疫苗、麻醉药品、精神药品、药品类易制毒化学品、血液制品等重点产品应率先建立药品信息化追溯体系；基本药物、医保报销药物等消费者普遍关注的产品尽快建立药品信息化追溯体系；其他药品逐步纳入药品信息化追溯体系。

（二）加强引导，社会共治。地方监管部门要加强政策引导，督促企业落实主体责任，推动药品生产流通使用各环节的信息化追溯体系建设，并适时对接国家信用体系。要创新工作机制，调动各方面积极性，发挥行业自律作用，推动药品信息化追溯体系建设纳入行业发展规划。要加强舆论正面宣传，发挥媒体作用，培养公众的药品信息化追溯意识，努力形成人人参与的良好工作氛围。

国家药监局

2018年10月31日

国家药监局综合司 国家卫生健康委办公厅
关于做好疫苗信息化追溯体系建设工作的通知

药监综药管〔2019〕103号

各省、自治区、直辖市药品监督管理局、卫生健康委，新疆生产建设兵团药品
监督管理局、卫生健康委，各有关单位：

为贯彻落实《中华人民共和国疫苗管理法》（以下简称《疫苗管理法》）和
《国务院办公厅关于加快推进重要产品追溯体系建设的意见》（国办发〔2015〕
95号），切实保护公众健康，现就做好疫苗信息化追溯体系建设有关工作通知
如下：

一、总体要求

贯彻落实《疫苗管理法》以及党中央、国务院关于建立疫苗全程电子追溯
制度的决策部署，积极推动建立覆盖疫苗生产、流通和预防接种全过程的信息
化追溯体系，实现全部疫苗全过程可追溯，做到来源可查、去向可追、责任可
究，提高疫苗监管工作水平和效率，切实保障疫苗质量安全。

二、主要任务

（一）建立统一的追溯标准和规范。《疫苗管理法》要求，国家药监局会同
国家卫生健康委制定统一的疫苗追溯标准和规范。目前，疫苗信息化追溯体系
建设所需标准已全部发布实施，包括《药品信息化追溯体系建设导则》《药品追
溯码编码要求》《药品追溯系统基本技术要求》《疫苗追溯基本数据集》《疫苗追
溯数据交换基本技术要求》5个标准。其中，《药品信息化追溯体系建设导则》
《药品追溯码编码要求》《药品追溯系统基本技术要求》是3个基础通用标准，《疫
苗追溯基本数据集》《疫苗追溯数据交换基本技术要求》2个标准对疫苗追溯参

与方提出了追溯信息采集、存储、传输和交换的具体技术要求。

（二）建立疫苗追溯协同服务平台和监管系统。国家药监局负责建设疫苗追溯协同服务平台（以下简称协同平台），在疫苗信息化追溯体系中发挥"桥梁"和"枢纽"作用，连接免疫规划信息系统和疫苗信息化追溯系统，整合疫苗生产、流通和预防接种全过程追溯信息；为疫苗信息化追溯系统提供地址解析服务，实现疫苗全程可追溯。

国家药监局和各省级药品监管部门分别建设国家和省级疫苗信息化追溯监管系统，根据监管需求采集数据，监控疫苗流向，充分发挥追溯信息在日常监管、风险防控、产品召回、应急处置等监管工作中的作用。

（三）建立省级免疫规划信息系统。各省级卫生健康部门负责建立符合疫苗信息化追溯标准的省级免疫规划信息系统，并与协同平台相衔接。督促完成行政区域内预防接种单位信息系统的改造。通过该系统验证本省内疫苗采购入库信息，依法如实记录本省疫苗流通、库存、预防接种等追溯信息，并按标准向协同平台提供追溯信息。

（四）建立疫苗信息化追溯系统。上市许可持有人承担疫苗信息化追溯系统建设的主要责任，按照"一物一码、物码同追"的原则建立疫苗信息化追溯系统，并与协同平台相衔接；要对所生产疫苗进行赋码，提供疫苗各级包装单元生产、流通追溯数据，实现疫苗追溯信息可查询。上市许可持有人可以自建也可通过第三方技术机构建立疫苗信息化追溯系统。疫苗信息化追溯系统应当满足有关标准规范，满足公众查询需求。

进口疫苗上市许可持有人可委托进口疫苗代理企业履行上述责任。

疫苗配送单位应当按照疫苗储存、运输管理相关要求，在完成疫苗配送业务的同时，根据合同约定向委托方提供相关追溯数据。

（五）社会参与方提供技术服务。信息技术企业、行业组织等单位可作为第三方技术机构，提供疫苗信息化追溯专业服务。相关发码机构应有明确的编码规则，并协助药品上市许可持有人将其基本信息、编码规则、药品标识等相关信息向协同平台备案，确保药品追溯码的唯一性和准确性。

三、保障措施

（一）**高度重视，抓紧落实**。各相关部门、单位接到本通知后，要高度重视、立即行动、抓紧部署，按照各自责任加快推进疫苗信息化追溯体系建设。各省级药监部门、卫生健康部门要依法依职责加强对本辖区上市许可持有人、进口疫苗代理企业、配送单位、疾病预防控制机构和接种单位的监督检查，督促落实追溯体系建设要求和追溯责任，要将追溯体系建设情况、追溯信息提供情况纳入日常监督检查项目；要建立沟通协调机制，成立联合工作小组，保障疫苗信息化追溯体系建设工作顺利开展。

（二）**先行先试，按时完成**。北京、天津、内蒙古、上海、江苏、海南、重庆先行试点，率先完成疫苗信息化追溯体系建设，并于2019年12月31日前完成与协同平台的衔接，2020年1月31日前按规定向协同平台提供本省（区、市）内疫苗生产、流通和预防接种全过程追溯信息，达到疫苗追溯要求。鼓励其他有条件的地区参与试点。未参与试点的地区，应当按照本通知要求加快推进追溯体系建设。2020年3月31日前，全国各地应当建成疫苗信息化追溯体系，实现所有上市疫苗全过程可追溯，确保疫苗最小包装单位可追溯、可核查。

（三）**加强考核，落实责任**。疫苗信息化追溯体系建设工作情况纳入年度药品安全和卫生健康考核项目。对于没有按照要求建立疫苗信息化追溯体系、疫苗信息化追溯体系不能有效运行的，要依照《疫苗管理法》等相关法律法规要求严肃处理。

国家药监局综合司　国家卫生健康委办公厅

2019年12月6日

标准规范

第二章

有关药品追溯标准规范的解读

一、标准的编制背景和依据

1. 制定药品追溯标准规范的背景

建设药品信息化追溯体系是党中央、国务院做出的重大决策部署，药品追溯标准规范是药品信息化追溯体系建设的重要组成部分，是强化追溯信息互通共享的重要基础。新制定的《中华人民共和国疫苗管理法》明确提出"国务院药品监督管理部门会同国务院卫生健康主管部门制定统一的疫苗追溯标准和规范"，新修订的《中华人民共和国药品管理法》明确要求"国务院药品监督管理部门应当制定统一的药品追溯标准和规范"。

通过制定药品追溯标准规范，明确药品信息化追溯体系建设总体要求，统一药品追溯码编码要求，规范药品追溯系统基本技术要求，提出追溯过程中需要企业记录信息的内容和格式，以及数据交换要求等，指导相关方共同建设药品信息化追溯体系。统一的药品追溯标准规范有助于打通各环节、企业独立系统之间的壁垒，有利于构建药品追溯数据链条，有利于实现全品种、全过程药品追溯。

为此，根据急用先行的原则，国家药品监督管理局组织编制了《药品信息化追溯体系建设导则》等10个药品追溯标准规范，现已全部发布实施。

2. 制定药品追溯标准规范的依据

标准的编制严格依据《中华人民共和国疫苗管理法》《中华人民共和国药品管理法》和《国务院办公厅关于加快推进重要产品追溯体系建设的意见》（国办发〔2015〕95号）、《总局关于推动食品药品生产经营者完善追溯体系的意见》（食药监科〔2016〕122号）、《国家药监局关于药品信息化追溯体系建设的指导意见》（国药监药管〔2018〕35号）等法规文件，遵循追溯相关国家标准和行业标准，紧密结合当前药品追溯系统的建设和使用情况以及各追溯参与方工作现状和实际需求。

3. 标准编制经历的过程

标准编制经历了广泛调研、专题研究、整理起草、征求意见、专家评审、报批发布等多个阶段。在标准编制过程中，公开征求药品上市许可持有人、生产企业、经营企业、使用单位、疾病预防控制机构、接种单位、监管部门、第三方技术机构等追溯参与方的意见和建议，通过专题座谈、网络、媒体等多种渠道充分吸纳各方意见，多次组织召开专家研讨会逐字逐句进行研讨，根据相关意见数易其稿，最终完成了标准的编制。

二、标准的主要内容

1. 已发布的药品追溯标准规范的分类

已发布的10个药品追溯标准可分为药品（含疫苗）追溯基础通用标准、疫苗追溯数据及交换标准、药品（不含疫苗）追溯数据及交换标准三大类（图1）。三大类标准既相互协调，又各有侧重。

第一类，药品（含疫苗）追溯基础通用标准。从药品追溯统筹指导、夯实基础角度出发，提出了药品信息化追溯体系建设总体要求、药品追溯码编码要求和药品追溯系统基本技术要求，包括《药品信息化追溯体系建设导则》《药品追溯码编码要求》《药品追溯系统基本技术要求》等3个标准。

第二类，疫苗追溯数据及交换标准。考虑到疫苗单独立法的情况及其管理的特殊性，从疫苗生产、流通到接种等环节，提出了追溯数据采集、存储及交换的具体要求，包括《疫苗追溯基本数据集》《疫苗追溯数据交换基本技术要求》等2个标准。

第三类，药品（不含疫苗）追溯数据及交换标准。从药品（不含疫苗）生产、经营、使用和消费者查询等环节，提出了追溯数据采集、存储和交换的具体要求，包括《药品上市许可持有人和生产企业追溯基本数据集》《药品经营企业追溯基本数据集》《药品使用单位追溯基本数据集》《药品追溯消费者查询基本数据集》《药品追溯数据交换基本技术要求》等5个标准。

```
┌─────────────────────────────────────────────────────────────┐
│            药品（含疫苗）追溯基础通用标准                        │
│            《药品信息化追溯体系建设导则》                         │
│            《药品追溯码编码要求》                                │
│            《药品追溯系统基本技术要求》                           │
└─────────────────────────────────────────────────────────────┘
           │                           │
┌────────────────────────┐  ┌──────────────────────────────────┐
│  疫苗追溯数据及交换标准    │  │   药品（不含疫苗）追溯数据及交换标准  │
│  《疫苗追溯基本数据集》    │  │ 《药品上市许可持有人和生产企业追溯基本数据集》│
│  《疫苗追溯数据交换基本技术要求》│  │ 《药品经营企业追溯基本数据集》        │
│                        │  │ 《药品使用单位追溯基本数据集》        │
│                        │  │ 《药品追溯消费者查询基本数据集》      │
│                        │  │ 《药品追溯数据交换基本技术要求》      │
└────────────────────────┘  └──────────────────────────────────┘
```

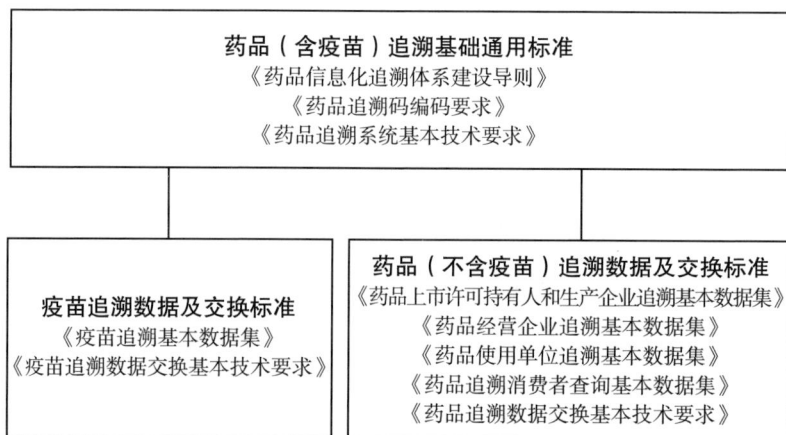

图1 已发布的10个药品追溯标准规范的分类

2. 已发布药品追溯标准规范的主要内容

《药品信息化追溯体系建设导则》规定了药品信息化追溯体系建设基本要求和药品信息化追溯体系各参与方基本要求。适用于追溯体系参与方协同建设药品信息化追溯体系。

《药品追溯码编码要求》规定了药品追溯码的术语和定义、编码原则、编码对象、基本要求、构成要求、载体基本要求、发码机构基本要求以及药品上市许可持有人、生产企业基本要求。适用于追溯体系参与方，针对在中国境内销售和使用的药品选择或使用符合本标准的药品追溯码。

《药品追溯系统基本技术要求》规定了药品追溯系统的通用要求、功能要求、存储要求、安全要求和运维要求等内容。适用于追溯体系参与方建设和使用药品追溯系统。

《疫苗追溯基本数据集》规定了与疫苗信息化追溯体系建设相关的疫苗追溯基本数据集分类、数据集与疫苗追溯数据产生方关系及数据集内容。适用于规范追溯数据产生方采集和存储满足相关要求的追溯数据。

《疫苗追溯数据交换基本技术要求》规定了疫苗信息化追溯体系中疫苗追溯数据交换的方式、数据格式、数据内容和安全要求。适用于规范相关数据交换方之间进行疫苗追溯数据的交换。

《药品上市许可持有人和生产企业追溯基本数据集》规定了药品上市许可持有人和生产企业应采集、储存及向药品追溯系统提供的基本数据集分类和内容。适用于规范药品追溯系统中药品上市许可持有人和生产企业相关的药品（不含疫苗）追溯数据。

《药品经营企业追溯基本数据集》规定了药品经营企业应采集、储存及向药品追溯系统提供的基本数据集分类和内容。适用于规范药品追溯系统中药品经营企业的药品（不含疫苗）追溯数据。

《药品使用单位追溯基本数据集》规定了药品使用单位应采集、储存及向药品追溯系统提供的基本数据集的分类和内容。适用于规范药品追溯系统中药品使用单位相关的药品（不含疫苗）追溯数据。

《药品追溯消费者查询基本数据集》规定了消费者通过药品追溯系统可查询到的药品追溯基本信息。适用于规范药品追溯系统应提供给消费者的药品（不含疫苗）追溯信息。

《药品追溯数据交换基本技术要求》规定了药品信息化追溯体系中药品追溯数据的交换方式、数据格式、数据内容和安全要求。适用于规范相关数据交换方之间进行药品（不含疫苗）追溯数据的交换。

三、重点概念解释

药品追溯是指通过记录和标识，正向追踪和逆向溯源药品的生产、流通和使用情况，获取药品全生命周期追溯信息的活动。

药品信息化追溯体系是指药品上市许可持有人、生产企业、经营企业、使用单位、监管部门和社会参与方等，通过信息化手段，对药品生产、流通、使用等各环节的信息进行追踪、溯源的有机整体。药品信息化追溯体系基本构成包含药品追溯系统、药品追溯协同服务平台和药品追溯监管系统（图2），由药品信息化追溯体系参与方分别负责，共同建设。

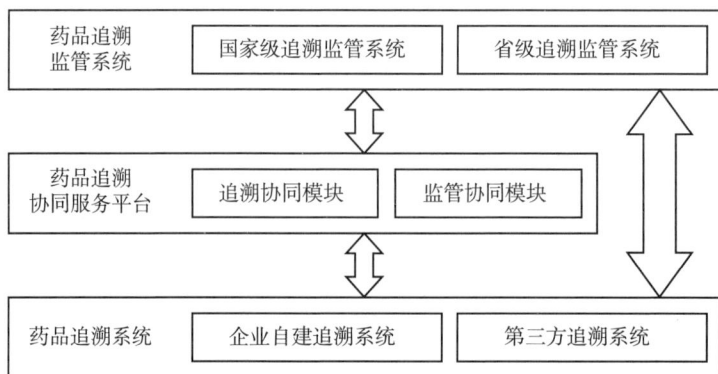

图2　药品信息化追溯体系基本构成

药品追溯系统是用于药品信息化追溯体系参与方按照质量管理规范要求，采集和存储药品生产、流通及使用等全过程的追溯信息的信息系统，用于实现追溯信息采集、存储和交换。

药品追溯协同服务平台是药品信息化追溯体系中的"桥梁"和"枢纽"，通过提供不同药品追溯系统的访问地址解析、药品追溯码编码规则的备案和管理，以及药品、企业基础数据分发等服务，辅助实现药品追溯相关信息系统的数据共享和业务协同。

药品追溯监管系统是药品监督管理部门根据自身的药品追溯监管需求而建设的信息系统，包括国家和省级药品追溯监管系统，具有追溯数据获取、数据统计、数据分析、智能预警、召回管理、信息发布等功能，可辅助相关部门开展日常检查、协同监管等工作，加强风险研判和预测预警。

药品追溯码如同药品的电子身份证号码，是解锁药品对应追溯数据的钥匙，是实现"一物一码，物码同追"的必要前提和重要基础。药品追溯码是由一系列数字、字母和（或）符号组成的代码，包含药品标识代码段和生产标识代码段，用于唯一标识药品销售包装单元，通过一定的载体（如一维码、二维码、电子标签等）附着在药品产品上，应可被扫码设备和人眼识别。药品标识为识别药品上市许可持有人、生产企业、药品通用名、剂型、制剂规格、包装规格和或包装级别的唯一代码；生产标识由药品生产过程相关信息的代码组成，应至少包含药品单品序列号，根据监管和实际应用需求，还可包含药品生产批次号、生产日期、有效期等。

国家药品标识码是用于唯一标识与药品上市许可持有人、生产企业、药品通用名、剂型、制剂规格和包装规格对应药品的代码，由药品上市许可持有人、生产企业向药品追溯协同服务平台备案药品包装规格相关信息后产生，将在药品追溯协同服务平台上公开，供业界使用。

基本数据集是在系统建设中定义的具有主题的、可标识的、能被计算机处理的最小数据集合，收纳最基础、最核心的数据项，用于规范药品追溯过程中各参与方需要采集、储存、提供的基本数据集分类和内容，标准使用方根据标准开展实际应用和交换时，可在基本数据集基础上根据实际需求补充或扩展相关数据项。

NMPAB

国家药品监督管理局信息化标准

NMPAB/T 1001—2019

药品信息化追溯体系建设导则

Guidelines for drug traceability information system
construction

2019-04-19发布   2019-04-19实施

国家药品监督管理局   发布

目　次

前 言

本标准按照GB/T 1.1—2009给出的规则起草。

本标准由国家药品监督管理局信息中心提出。

本标准由国家药品监督管理局综合和规划财务司归口。

本标准起草单位：国家药品监督管理局信息中心。

本标准主要起草人：陈锋、张原、李丹丹、吴振生、王迎利、张喆、冉薇、曹明、王俊宇、刘毅、钱侃。

药品信息化追溯体系建设导则

1 范围

本标准规定了药品信息化追溯体系建设基本要求和药品信息化追溯体系各参与方基本要求。

本标准适用于药品上市许可持有人、生产企业、经营企业（包括批发企业和零售企业）、使用单位、发码机构及监管部门等追溯参与方协同建设药品信息化追溯体系。

2 规范性引用文件

下列文件对于本文件的应用是必不可少的。凡是注日期的引用文件，仅注日期的版本适用于本文件。凡是不注日期的引用文件，其最新版本（包括所有的修改单）适用于本文件。

NMPAB/T 1002—2019 药品追溯码编码要求

3 术语和定义

3.1 药品信息化追溯体系 drug traceability information system

药品上市许可持有人、生产企业、经营企业、使用单位、监管部门、消费者等药品追溯参与方，通过信息化手段，对药品生产、流通、使用等各环节的信息进行追踪、溯源的有机整体。

3.2 药品追溯协同服务平台 drug traceability harmonization service platform

通过提供不同药品追溯系统的访问地址解析、药品追溯码编码规则的备案和管理，以及药品、企业基础数据分发等服务，辅助实现药品追溯相关信息系统互联互通的信息服务系统。

3.3 药品追溯码 drug traceability code

用于唯一标识药品各级销售包装单元的代码，由一列数字、字母和（或）符号组成。

3.4 药品标识码 drug identification code

用于标识特定于某种与药品上市许可持有人、生产企业、药品通用名、剂型、制剂规格和包装规格对应的药品的唯一性代码。

3.5 生产标识码 production identification code

用于识别药品在生产过程中相关数据的代码。

4 药品信息化追溯体系建设基本要求

4.1 基本构成及其功能要求

4.1.1 基本构成

药品信息化追溯体系应包含药品追溯系统、药品追溯协同服务平台（以下简称协同平台）和药品追溯监管系统。药品信息化追溯体系基本构成参见附录A。

4.1.2 药品追溯系统

应包含药品在生产、流通及使用等全过程追溯信息，并具有对追溯信息的采集、存储和共享功能，可分为企业自建追溯系统和第三方机构提供的追溯系统两大类。

4.1.3 协同平台

应包含追溯协同模块和监管协同模块，追溯协同模块服务企业和消费者，监管协同模块服务监管工作。应可提供准确的药品品种及企业基本信息、药品追溯码编码规则的备案和管理服务以及不同药品追溯系统的地址服务，辅助实现不同药品追溯系统互联互通。

4.1.4 药品追溯监管系统

包括国家和各省药品追溯监管系统，根据各自监管需求采集数据，监控药品流向，应包含追溯数据获取、数据统计、数据分析、智能预警、召回管理、信息发布等功能。

4.2 系统（平台）数据交换要求

药品追溯系统、协同平台、药品追溯监管系统之间的数据交换应符合国家药品监督管理局制定的数据交换相关技术标准。

4.3 系统（平台）建设安全性要求

4.3.1 用户安全访问

应提供用户的身份注册、验证和统一管理功能；应提供用户认证、权限管理与访问控制功能。

4.3.2 数据安全传输

应提供数据接入验证功能，以确保数据接收的有效性；应提供数据传输过程中的隐私保护和防篡改功能。

4.3.3 数据安全存储

应采用有效的数据安全存储技术，防止数据泄露；应能够验证存储数据的完整性和有效性，防止非授权用户非法获取及修改数据，记录授权用户对数据的修改行为及内容；应具备数据备份与容灾功能。

4.3.4 系统（平台）安全管理

应提供日志和安全事件的管理及分析功能，可统计安全事件的相关情况，可按不同条件快速查询系统、统计分析系统（平台）的日志和事件。

5 药品信息化追溯体系参与方构成及基本要求

5.1 参与方构成

药品信息化追溯体系参与方主要包括：药品上市许可持有人、生产企业、经营企业、使用单位、监管部门和社会参与方。

5.2 参与方基本要求

5.2.1 总体要求

5.2.1.1 药品信息化追溯体系参与方要按照有关法规和标准，积极参与药品信息化追溯体系的建设和维护。

5.2.1.2 药品上市许可持有人和生产企业承担药品追溯系统建设的主要责任，可以自建药品追溯系统，也可以采用第三方技术机构提供的药品追溯系统。药品经营企业和药品使用单位应配合药品上市许可持有人和生产企业建设追溯系统，并将相应追溯信息上传到追溯系统。

5.2.1.3 药品上市许可持有人、生产企业、经营企业和使用单位应当按照质量管理规范要求对相关活动进行记录，记录应当真实、准确、完整、防篡改和可追溯，并应按照监管要求，向监管部门提供相关数据，追溯数据字段应符合追溯基本数据集相关技术标准的规定。药品追溯数据记录和凭证保存期限应不少于五年。

5.2.2 药品上市许可持有人和生产企业

5.2.2.1 应根据《药品追溯码编码要求》对其生产药品的各级销售包装单元赋码，并做好各级销售包装单元药品追溯码之间的关联。在赋码前，应向协同平台进行备案，服从协同平台统筹，保证药品追溯码的唯一性。

> 注：备案内容主要包括：药品追溯码发码机构基本信息、编码规则、药品标识码及其相关信息（生产企业、药品通用名、剂型、制剂规格、包装规格及该药品对应的药品追溯系统服务地址等）。

5.2.2.2 在销售药品时，应向下游企业或医疗机构提供相关追溯信息，以便下游企业或医疗机构验证反馈。

5.2.2.3 应能及时、准确获得所生产药品的流通、使用等全过程信息，并应按照监管要求，向监管部门提供相关数据。

5.2.2.4 应通过药品追溯系统为消费者提供药品追溯信息查询，查询内容应符合药品追溯消费者查询信息基本数据集相关标准要求。

5.2.3 药品经营企业

5.2.3.1 药品批发企业在采购药品时，应向上游企业索取相关追溯信息，在药品验收时进行核对，并将核对信息反馈上游企业；在销售药品时，应向下游企业或使用单位提供相关追溯信息。

5.2.3.2 药品零售企业在采购药品时，应向上游企业索取相关追溯信息，在药品验收时进行核对，并将核对信息反馈上游企业；在销售药品时，应保存销售记录明细，并及时更新售出药品的状态。

5.2.4 药品使用单位

药品使用单位在采购药品时，应向上游企业索取相关追溯信息，在药品验收时进行核对，并将核对信息反馈上游企业；在销售药品时，应保存销售记录明细，并及时更新售出药品的状态。

5.2.5 药品监管部门

5.2.5.1 国家药品监管部门应建设协同平台，提供准确的药品品种及企业基本信息、药品追溯码编码规则的备案和管理服务以及不同药品追溯系统的地址服务，为药品追溯系统互联互通提供支持。

5.2.5.2 国家级和省级药品监管部门应建设药品追溯监管系统，根据各自监管需求采集其行政区域内药品追溯相关数据，充分发挥追溯数据在日常监管、风险防控、产品召回、应急处置等监管工作中的作用。

5.2.6 社会参与方

信息技术企业、行业组织等可作为第三方，按照有关法规和标准提供药品追溯专业服务。有关发码机构应有明确的编码规则，并协助药品上市许可持有人和生产企业将其基本信息、编码规则、药品标识码及相关信息向协同平台备案，确保药品追溯码的唯一性。

附录A

（资料性附录）

药品信息化追溯体系基本构成

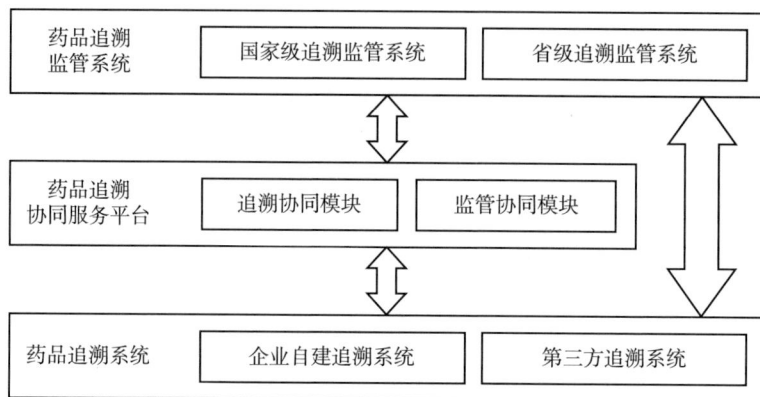

药品追溯监管系统	国家级追溯监管系统	省级追溯监管系统
药品追溯协同服务平台	追溯协同模块　监管协同模块	
药品追溯系统	企业自建追溯系统	第三方追溯系统

图A.1　药品信息化追溯体系基本构成

参考文献

［1］国务院办公厅关于加快推进重要产品追溯体系建设的意见（国办发〔2015〕95号）

［2］食品药品监管总局关于推动食品药品生产经营者完善追溯体系的意见（食药监科〔2016〕122号）

［3］商务部等七部门关于推进重要产品信息化追溯体系建设的指导意见（商秩发〔2017〕53号）

［4］国家药监局关于药品信息化追溯体系建设的指导意见（国药监药管〔2018〕35号）

NMPAB

国家药品监督管理局信息化标准

NMPAB/T 1002—2019

药品追溯码编码要求

Encoding requirements for drug traceability code

2019-04-19发布   2019-04-19实施

国家药品监督管理局   发布

目　次

前　言

本标准按照GB/T 1.1—2009给出的规则起草。

本标准由国家药品监督管理局信息中心提出。

本标准由国家药品监督管理局综合和规划财务司归口。

本标准起草单位：国家药品监督管理局信息中心。

本标准主要起草人：张原、李丹丹、吴振生、王迎利、张喆、冉薇、曹明、王俊宇、刘毅、钱侃。

药品追溯码编码要求

1 范围

本标准规定了药品追溯码的术语和定义、编码原则、编码对象、基本要求、构成要求、载体基本要求、发码机构基本要求以及药品上市许可持有人、生产企业基本要求。

本标准适用于药品上市许可持有人、生产企业、经营企业、使用单位和发码机构等追溯参与方，针对在中国境内销售和使用的药品选择或使用符合本标准的药品追溯码。

2 规范性引用文件

下列文件对于本文件的应用是必不可少的。凡是注日期的引用文件，仅注日期的版本适用于本文件。凡是不注日期的引用文件，其最新版本（包括所有的修改单）适用于本文件。

GB/T 1988-1998 信息技术 信息交换用七位编码字符集

NMPAB/T 1001-2019 药品信息化追溯体系建设导则

3 术语和定义

NMPAB/T 1001-2019界定的以及下列术语和定义适用于本文件。为了便于使用，以下重复列出NMPAB/T 1001-2019中的一些术语和定义。

3.1 药品追溯码 drug traceability code

用于唯一标识药品各级销售包装单元的代码，由一列数字、字母和（或）符号组成。

3.2 药品标识码 drug identification code

用于标识特定于某种与药品上市许可持有人、生产企业、药品通用名、剂型、制剂规格和包装规格对应的药品的唯一性代码。

3.3 生产标识码 production identification code

用于识别药品在生产过程中相关数据的代码。

4 编码原则

4.1 实用性

药品追溯码应保证其科学合理，满足药品追溯业务实际需求和监管要求。

4.2 唯一性

药品追溯码的唯一性应指向单个药品销售包装单元；药品标识码的唯一性应指向特定于某种与药品上市许可持有人、生产企业、药品通用名、剂型、制剂规格、包装规格和（或）包装级别对应的药品。

4.3 可扩展性

药品追溯码应可根据实际使用需求进行容量扩充。

4.4 通用性

药品追溯码应基于药品上市许可持有人、生产企业、经营企业、使用单位广泛使用的编码规则进行设计或选择，并充分考虑与之相关的上下游企业、第三方或监管部门信息系统对接的技术需求。

5 编码对象

编码对象应为药品各级销售包装单元。

6 药品追溯码基本要求

药品追溯码应关联药品上市许可持有人名称、药品生产企业名称、药品通用名、药品批准文号、药品本位码、剂型、制剂规格、包装规格、生产日期、药品生产批号、有效期和单品序列号等信息；应符合以下两项要求中的一项：

——代码长度为20个字符，前7位为药品标识码；

——符合ISO相关国际标准（如，ISO/IEC 15459系列标准）的编码规则。

7　药品追溯码构成要求

药品追溯码的构成应满足以下要求：

a）可由数字、字母和（或）符号组成，包括GB/T 1988–1998表2中的所有字符；

b）包含药品标识码，并确保药品标识码在各级别的药品销售包装上保持唯一；

c）包含生产标识码：生产标识码应包含单品序列号，并可根据实际需求，包含药品生产批号、生产日期、有效期或失效期等；

d）包含校验位，以验证药品追溯码的正确性。

8　药品追溯码载体基本要求

根据实际需要，药品追溯码的载体可以选择一维条码、二维条码或RFID标签等，药品追溯码应可被设备和人眼识读。

9　发码机构基本要求

应有明确的编码规则，并应配合药品上市许可持有人和生产企业将本发码机构的基本信息、编码规则和药品标识码相关信息向协同平台备案，确保药品追溯码的唯一性。

10　药品上市许可持有人、生产企业基本要求

应选择符合本标准要求的发码机构，根据其编码规则编制或获取药品追溯码，对所生产药品的各级销售包装单元赋码，并做好各级销售包装单元药品追溯码之间的关联。在赋码前，应向协同平台进行备案，服从协同平台统筹，保证药品追溯码的唯一性。

参考文献

［1］国务院办公厅关于加快推进重要产品追溯体系建设的意见（国办发〔2015〕95号）

［2］食品药品监管总局关于推动食品药品生产经营者完善追溯体系的意见（食药监科〔2016〕122号）

［3］商务部等七部门关于推进重要产品信息化追溯体系建设的指导意见（商秩发〔2017〕53号）

［4］国家药监局关于药品信息化追溯体系建设的指导意见（国药监药管〔2018〕35号）

NMPAB

国家药品监督管理局信息化标准

NMPAB/T 1003—2019

药品追溯系统基本技术要求

Basic technical requirements for drug traceability system

2019-08-26发布   2019-08-26实施

国家药品监督管理局   发布

目　次

前　言

　　本标准按照GB/T 1.1—2009给出的规则起草。

　　本标准由国家药品监督管理局信息中心提出。

　　本标准由国家药品监督管理局综合和规划财务司归口。

　　本标准起草单位：国家药品监督管理局信息中心、复旦大学。

　　本标准主要起草人：陈锋、张原、李丹丹、吴振生、曹明、王迎利、赵巍、徐哲、王俊宇、刘毅、高自立、钱侃。

药品追溯系统基本技术要求

1 范围

本标准规定了药品追溯系统的通用要求、功能要求、存储要求、安全要求和运维要求等内容。

本标准适用于规范药品上市许可持有人、生产企业、经营企业、疾病预防控制机构、使用单位及第三方技术机构等药品信息化追溯体系参与方建设和使用药品追溯系统。

2 规范性引用文件

下列文件对于本文件的应用是必不可少的。凡是注日期的引用文件，仅注日期的版本适用于本文件。凡是不注日期的引用文件，其最新版本（包括所有的修改单）适用于本文件。

GB/T 22239 信息安全技术 信息系统安全等级保护基本要求

GB/T 28452 信息安全技术 应用软件系统通用安全技术要求

NMPAB/T 1001 药品信息化追溯体系建设导则

NMPAB/T 1002 药品追溯码编码要求

3 术语和定义

NMPAB/T 1001界定的术语和定义适用于本标准。为了便于使用，以下重复列出NMPAB/T 1001中的一些术语和定义。

3.1 药品追溯协同服务平台 drug traceability harmonization service platform

通过提供不同药品追溯系统的访问地址解析、药品追溯码编码规则的备案和管理，以及药品、企业基础数据分发等服务，辅助实现药品追溯相关信息系统互联互通的信息服务系统。

3.2 药品追溯码 drug traceability code

用于唯一标识药品各级销售包装单元的代码，由一系列数字、字母和（或）符号组成。

3.3 药品追溯系统 drug traceability system

基于药品追溯码、相关软硬件设备和通讯网络，获取药品追溯过程中相关数据的集成，用于实现药品生产、流通和使用全程追溯信息的采集、存储和共享。

3.4 药品标识码 drug identification code

用于标识特定于某种与药品上市许可持有人、生产企业、药品通用名、剂型、制剂规格和包装规格对应的药品的唯一代码。

4 通用要求

4.1 药品追溯系统应包含药品在生产、流通及使用等全过程的追溯信息，并具有对追溯数据的采集、存储、管理和共享功能，满足药品信息化追溯体系各参与方的不同追溯业务需求。

4.2 药品追溯系统应对接药品追溯协同服务平台，实现药品相关信息备案、追溯数据上报、追溯信息查询等功能。

4.3 药品追溯系统应支持界面输入、系统对接、文件导入、物联网终端设备读取等多种追溯信息采集方式。

4.4 药品追溯系统应对接药品追溯监管系统，满足监管数据交换要求。

4.5 药品追溯系统应建立追溯数据存储和管理机制，确保数据完整、有效、不可篡改和可追溯。

4.6 药品追溯系统应建立数据授权使用和安全监测机制，有效地保护数据安全，防止追溯数据被非法使用。

5 功能要求

5.1 基本信息管理要求

5.1.1 参与方基本信息管理要求

药品追溯系统应根据药品上市许可持有人、生产企业、经营企业、疾病预防控制机构、使用单位等药品追溯参与方的业务需求，并按照药品追溯数据和交换相关标准的规定，提供药品追溯参与方基本信息数据管理的功能。药品追溯参与方可使用该功能对其自身基本信息进行登记、查询、修改等操作。

5.1.2 药品基本信息数据管理要求

药品追溯系统应根据药品上市许可持有人、生产企业等药品追溯参与方的业务需求，并按照药品追溯数据和交换相关标准的规定，提供国产和进口药品基本信息数据管理的功能。药品上市许可持有人和生产企业可使用该功能对其生产的药品基本信息进行登记、查询、修改等操作。

5.2 信息备案管理要求

药品追溯系统应根据国家药品信息化追溯体系建设相关要求，提供由药品上市许可持有人和生产企业批量向协同平台备案药品追溯有关信息的功能，备案内容包括：包装规格、药品标识码及其对应的药品名称和制剂规格、其生产每种产品所在的药品追溯系统的链接地址等相关信息。

5.3 药品追溯码管理要求

药品追溯系统应根据药品上市许可持有人、生产企业等药品追溯参与方的业务需求，并按照NMPAB/T 1002的规定，提供药品追溯码管理功能。药品上市许可持有人及生产企业可使用该功能导入来自发码机构的药品追溯码，并根据实际业务需要进行维护。

5.4 追溯应用信息管理要求

5.4.1 生产信息管理要求

药品追溯系统应根据药品上市许可持有人、生产企业等药品追溯参与方的业务需求，并按照药品追溯数据和交换相关标准的规定，提供药品基本生产信息、进口信息、生产企业自检信息、批签发信息等生产过程相关信息管理的功能。

5.4.2 流通信息管理要求

药品追溯系统应根据药品上市许可持有人、生产企业、经营企业、疾病预防控制机构、使用单位等药品追溯参与方的业务需求，并按照药品追溯数据和交换相关标准的规定，提供药品进口信息、发货信息、收货信息、配送信息等流通过程相关信息管理的功能。

5.4.3 使用信息管理要求

药品追溯系统应根据药品使用单位、药品上市许可持有人和生产企业的业务需求，并按照药品追溯数据和交换相关标准的规定，提供药品使用过程相关信息管理的功能。

5.4.4 召回信息管理要求

药品追溯系统应根据药品上市许可持有人、生产企业等药品追溯参与方的业务需求，并按照药品追溯数据和交换相关标准的规定，提供药品召回相关信息管理的功能。

5.5 追溯信息共享要求

5.5.1 追溯信息上传要求

药品追溯系统应根据药品流通监管的业务需求，以及药品追溯数据和交换相关标准的规定，提供向药品追溯协同服务平台上传数据的功能，并与药品追溯协同服务平台进行数据对接。

5.5.2 基础数据接收要求

药品追溯系统应根据药品上市许可持有人、生产企业、经营企业、疾病预防控制机构、使用单位等药品追溯参与方的业务需求，按照药品流通管理的相关规定要求，提供接收药品追溯协同服务平台分发的药品追溯相关数据的功能。

5.5.3 追溯信息传递要求

药品追溯系统应根据药品上市许可持有人、生产企业、经营企业、疾病预防控制机构、使用单位等药品追溯参与方的业务需求，按照药品追溯数据和交换相关标准的规定，提供向追溯相关参与方传递追溯信息的功能。

5.5.4 追溯信息验证

药品追溯系统应具有对接收的追溯信息进行核对，并将核对信息反馈上游企业/机构的功能。

5.6 追溯信息查询要求

5.6.1 消费者查询

药品追溯系统应具有向消费者提供药品追溯信息查询功能。消费者查询功能应满足以下要求：

a）能配合药品追溯协同服务平台提供和自行提供基于网页和移动终端的追溯结果展示；

b）药品追溯查询时，追溯展示内容应遵照药品追溯数据消费者查询相关标准的规定。

5.6.2 监管方查询

药品追溯系统应具备根据监管需求，为监管方提供追溯数据查询的功能。

6 存储要求

6.1 支持存储调度，根据药品追溯系统使用单位需求有计划地对存储节点的迁移、扩容、复制、更改、删除等操作进行规划和自动执行。

6.2 提供存储资源调度管理策略，并能够将存储资源合理、按需提供给药品追溯系统使用单位。

6.3 支持实例运行的容错机制，支持多实例并行运行；任一实例宕机不会影响应用可用性，系统自动完成运行实例与数据恢复。

6.4 支持集中控制和分布自主控制的数据备份，应对追溯数据制定具体的数据备份策略。

6.5 提供对结构化数据、半结构化数据和非结构化数据的存储功能。

6.6 按相关规定期限保存追溯数据。

6.7 提供数据导入/导出和数据迁移功能。

7 安全要求

7.1 权限管理

药品追溯系统的权限管理应满足以下要求：

a）药品追溯系统应具有用户身份注册、审核、管理的功能；

b）用户身份验证应支持CA证书和（或）用户密码两种验证方式；

c）应具有用户权限配置功能，可根据业务需要设定访问控制策略。

7.2 安全管理

药品追溯系统应参照GB/T 22239和GB/T 28452的相关规定，达到相应的信息系统安全等级保护要求，等级保护三级及以上级别的药品追溯系统应通过相关机构认证。

8 运维要求

8.1 应明确药品追溯系统运维人员，落实运维责任，确保药品追溯系统的稳定运行。

8.2 应制定系统运行应急处理预案，确保故障发生时及时响应。

参考文献

［1］国务院办公厅关于加快推进重要产品追溯体系建设的意见（国办发〔2015〕95号）

［2］食品药品监管总局关于推动食品药品生产经营者完善追溯体系的意见（食药监科〔2016〕122号）

［3］商务部等七部门关于推进重要产品信息化追溯体系建设的指导意见（商秩发〔2017〕53号）

［4］国家药监局关于药品信息化追溯体系建设的指导意见（国药监药管〔2018〕35号）

NMPAB

国家药品监督管理局信息化标准

NMPAB/T 1004—2019

疫苗追溯基本数据集

Basic dataset for vaccine traceability

2019-08-26发布　　　　　　　　　　2019-08-26实施

国家药品监督管理局　　　发布

目　次

前　言

本标准按照GB/T 1.1—2009给出的规则起草。

本标准由国家药品监督管理局信息中心提出。

本标准由国家药品监督管理局综合和规划财务司归口。

本标准起草单位：国家药品监督管理局信息中心、复旦大学、中国疾病预防控制中心。

本标准主要起草人：陈锋、张原、李丹丹、吴振生、曹明、王迎利、赵巍、徐哲、王俊宇、辛明辉、刘毅、高自立、钱侃、尹遵栋、曹玲生、苏雪梅、葛辉、严仕斌、李军保。

引　言

　　为贯彻《中华人民共和国疫苗管理法》和药品追溯相关政策要求，国务院药品监督管理部门会同国务院卫生健康主管部门制定统一的疫苗追溯标准和规范，指导疫苗追溯参与方在统一框架下共同开展疫苗信息化追溯体系建设。

　　由于疫苗属于特殊管理的药品，疫苗追溯各参与方在疫苗信息化追溯体系建设过程中，既需要遵照《疫苗追溯基本数据集》和《疫苗追溯数据交换基本技术要求》2个标准，还需要遵循《药品信息化追溯体系建设导则》《药品追溯码编码要求》和《药品追溯系统基本技术要求》等基础通用的药品追溯标准。

疫苗追溯基本数据集

1 范围

本标准规定了与疫苗信息化追溯体系建设相关的疫苗追溯基本数据集分类、数据集与疫苗追溯数据产生方关系及数据集内容。

本标准适用于规范追溯数据产生方采集和存储满足相关要求的追溯数据。

2 规范性引用文件

下列文件对于本文件的应用是必不可少的。凡是注日期的引用文件，仅所注日期的版本适用于本文件。凡是不注日期的引用文件，其最新版本（包括所有的修改单）适用于本文件。

GB/T 2260 中华人民共和国行政区划代码

GB/T 2659 世界各国和地区名称代码

GB/T 7408 数据元和交换格式 信息交换 日期和时间表示法

NMPAB/T 1001 药品信息化追溯体系建设导则

3 术语和定义

NMPAB/T 1001界定的术语和定义适用于本文件。

4 数据集分类

疫苗追溯基本数据集可分为基础信息数据子集和应用信息数据子集两类，见表1。基础信息数据子集包含了疫苗追溯协同服务平台分发的基础数据及补充内容；应用信息数据子集包含了疫苗在生产、流通及使用等全过程追溯信息。

111

表1　数据子集列表

分类	数据子集
基础信息数据子集	境内疫苗生产企业基本信息数据子集
	境外疫苗生产企业基本信息数据子集
	进口疫苗代理企业基本信息数据子集
	药品生产许可证基本信息数据子集
	药品经营许可证基本信息数据子集
	疾病预防控制机构基本信息数据子集
	疫苗配送单位基本信息数据子集
	接种单位基本信息数据子集
	国产疫苗基本信息数据子集
	进口疫苗基本信息数据子集
应用信息数据子集	生产信息数据子集
	进口信息数据子集
	生产企业自检信息数据子集
	批签发信息数据子集
	发货单信息数据子集
	收货单信息数据子集
	使用信息数据子集
	召回信息数据子集
	温度信息数据子集
	消费者查询基本信息数据子集

5　数据集与疫苗追溯数据产生方关系

疫苗追溯数据产生方包括：疫苗上市许可持有人及境内疫苗生产企业、进口疫苗代理企业、疾病预防控制机构和接种单位。各数据产生方应提供的数据子集见表2，表格中圆点表示该列所指的数据产生方应提供所在行的数据子集。消费者查询数据应由药品（疫苗）追溯系统提供。

表2　各数据产生方应提供的数据子集

数据子集	疫苗上市许可持有人及境内疫苗生产企业	进口疫苗代理企业	疾病预防控制机构	接种单位
境内疫苗生产企业基本信息数据子集	●			
境外疫苗生产企业基本信息数据子集		●		
进口疫苗代理企业基本信息数据子集		●		
药品生产许可证基本信息数据子集	●			
药品经营许可证基本信息数据子集		●		
疾病预防控制机构基本信息数据子集			●	
疫苗配送单位基本信息数据子集	●		●	●
接种单位基本信息数据子集				●
国产疫苗基本信息数据子集	●			
进口疫苗基本信息数据子集	●	●		
生产信息数据子集	●			
进口信息数据子集	●	●		
生产企业自检信息数据子集	●			
批签发信息数据子集	●	●		
发货单信息数据子集	●	●	●	●
收货单信息数据子集	●	●	●	●
使用信息数据子集				●
召回信息数据子集	●	●	●	●
温度信息数据子集	●	●	●	●

6　数据集内容

6.1　数据项描述

6.1.1　数据项短名

数据项中文名称（忽略符号）的汉语拼音首字母缩写，用于疫苗追溯数据交换时作为字段名使用。在一个数据子集中如果出现短名相同的数据项，处理原则为：从第一个重复的短名开始，在短名名称后加两位顺序号，序号从01开始递增。

6.1.2 数据项说明

描述数据项的定义或用途说明。

6.1.3 数据类型

表示数据项的符号、字符或其他类型，见表3。

表3 数据类型

数据类型	说明
字符型	通过字符形式表达的值的类型
整数型	通过"0"到"9"数字表达的整数类型的值
浮点型	通过"0"到"9"数字表达的实数
日期型	通过YYYYMMDD的形式表达的值的类型，符合GB/T 7408
日期时间型	通过YYYYMMDDThhmm的形式表达的值的类型，符合GB/T 7408
布尔型	两个且只有两个表明条件的值，True/False
二进制	上述类型无法表示的其他数据类型，比如图像、音频等

6.1.4 表示格式

从业务角度规定的数据项值的表示格式，包括所允许的最大和（或）最小字符长度、数据项值等。数据项的表示格式中使用的字符含义见表4。

表4 表示格式中字符的含义

表示格式	说明
YYYYMMDDThhmm	"YYYY"表示年份，"MM"表示月份，"DD"表示日期，"T"表示时间的标识符，"hh"表示小时，"mm"表示分钟，可以视实际情况组合使用
i	表示字符个数
a	表示字母字符
n	表示数字字符
an	表示数字、字母字符
ai	表示长度固定为i个字母字符
ni	表示长度固定为i个数字字符
ani	表示长度固定为i个字母、数字字符
a..i	表示长度最多为i个字母字符
n..i	表示长度最多为i个数字字符
an..i	表示长度最多为i个字母、数字字符

6.1.5 允许值

本部分数据项值域有两种类型:

a)可枚举值域:由允许值列表规定的值域,每个允许值和值含义应成对表示。其中:

1)可选值较少的(3个或以下),在"允许值"属性中直接列举。

2)可选值较多的(3个以上),在"允许值"属性中写出值域代码表名称,值域代码表在本文的规范性附录中。如代码表属于引用标准的,则须注明标准号。

b)不可枚举值域:由描述规定的值域,在"允许值"属性中须准确地描述该值域的允许值。

6.1.6 约束

说明一个数据项是否选取的描述符。该描述符分别为:

a)必选:表明该数据项必须选择;

b)可选:根据实际应用可以选择也可以不选;

c)条件必选:当满足约束条件中所定义的条件时应选择,约束条件在备注中说明。

6.2 基础信息数据子集

6.2.1 境内疫苗生产企业基本信息数据子集

境内疫苗生产企业基本信息数据子集见表5。

表5 境内疫苗生产企业基本信息数据子集

序号	数据项名称	数据项短名	数据项英文名称	数据项说明	数据类型	表示格式	允许值	约束	备注
1	统一社会信用代码	TYSHXYDM	USCID	境内疫苗生产企业的统一社会信用代码	字符型	an..18		必选	没有统一社会信用代码时使用组织机构代码
2	企业名称	QYMC	enterpriseName	境内疫苗生产企业营业执照上的"名称"	字符型	an..200		必选	

序号	数据项名称	数据项短名	数据项英文名称	数据项说明	数据类型	表示格式	允许值	约束	备注
3	企业类型	QYLX	enterprise Type	境内疫苗生产企业营业执照上的"类型"	字符型	an..200		必选	
4	住所地址	ZSDZ	domicile	境内疫苗生产企业营业执照上的"住所"	字符型	an..200		必选	
5	住所地址-国家（或地区）	ZSDZGJHDQ	countryOrRegionCode	住所地址中的国家或地区的名称代码	字符型	an3	参见附录A.4	必选	
6	住所地址-省（直辖市/自治区）	ZSDZSZXSZZQ	provinceCode	住所地址中的省、直辖市、自治区或特别行政区的名称代码	字符型	an6	参见附录A.4	必选	
7	住所地址-市（区/自治州/盟）	ZSDZSQZZZM	cityCode	住所地址中的市、地区、自治州或盟的名称代码	字符型	an6	参见附录A.4	必选	
8	住所地址-县（自治县/县级市）	ZSDZXZZXXJS	countyCode	住所地址中的县、自治县或县级市的名称代码	字符型	an6	参见附录A.4	必选	
9	住所地址-乡（镇/街道办事处）	ZSDZXZJDBSC	township	住所地址中的乡、镇或城市街道办事处的名称	字符型	an..70		必选	
10	住所地址-村（街/路/弄等）	ZSDZCJLLD	village	住所地址中的村或城市的街、路、弄等名称	字符型	an..70		必选	
11	住所地址-门牌号码	ZSDZMPHM	houseNumber	住所地址中的门牌号码	字符型	an..70		必选	
12	法定代表人	FDDBR	legalRepresentative	境内疫苗生产企业营业执照上的"法定代表人"	字符型	an..60		必选	
13	注册资本	ZCZB	registeredCapital	境内疫苗生产企业营业执照上的"注册资本"	字符型	an..60		可选	

序号	数据项名称	数据项短名	数据项英文名称	数据项说明	数据类型	表示格式	允许值	约束	备注
14	成立日期	CLRQ	dateOfEstablishment	境内疫苗生产企业营业执照上的"成立日期"	日期型	YYYYMMDD		必选	
15	营业期限	YYQX	businessTerm	境内疫苗生产企业营业执照上的"营业期限"	字符型	an..60		必选	
16	经营范围	JYFW	businessScope	境内疫苗生产企业营业执照上的"经营范围"	字符型	an..200		必选	
17	登记机关	DJJG	registrationAuthority	境内疫苗生产企业营业执照上的"登记机关"	字符型	an..60		可选	
18	固定电话号码	GDDHHM	tel	境内疫苗生产企业用于对外联系的固定电话号码	字符型	an..18		必选	
19	传真号码	CZHM	fax	境内疫苗生产企业用于对外联系的传真号码	字符型	an..18		可选	
20	电子信箱	DZXX	email	境内疫苗生产企业用于对外联系的电子信箱地址	字符型	an..50		可选	
21	企业网址	QYWZ	webURL	境内疫苗生产企业在互联网域名注册管理机构或域名根服务器运行机构申请注册的域名	字符型	an..200		可选	
22	联系人	LXR	contact	追溯工作负责人的姓名	字符型	an..60		必选	
23	联系电话	LXDH	contactTel	追溯工作负责人对外公布的联系电话	字符型	an..18		必选	

6.2.2 境外疫苗生产企业基本信息数据子集

境外疫苗生产企业基本信息数据子集见表6。

表6 境外疫苗生产企业基本信息数据子集

序号	数据项名称	数据项短名	数据项英文名称	数据项说明	数据类型	表示格式	允许值	约束	备注
1	公司名称（中文）	GSMCZW	enterpriseNameCN	进口疫苗进口药品批件上的中文"公司名称"	字符型	an..200		必选	
2	公司名称（英文）	GSMCYW	enterpriseNameEN	进口疫苗进口药品批件上的英文"公司名称"	字符型	an..200		必选	
3	公司地址（中文）	GSDZZW	enterprisetAddressCN	进口疫苗进口药品批件上的中文公司地址	字符型	an..200		可选	
4	公司地址（英文）	GSDZYW	enterpriseAddressEN	进口疫苗进口药品批件上的英文公司地址	字符型	an..200		可选	
5	公司地址-国家（或地区）	GSDZGJHDQ	enterpriseCountryOrRegionCode	公司所在国家或地区的名称代码	字符型	an3	参见附录A.4	必选	
6	公司所在国家或地区（中文）	GSSZGJHDQZW	enterpriseCountryOrRegionCN	进口疫苗进口药品批件上的公司所在国家或地区中文描述	字符型	an..200		必选	
7	公司所在国家或地区（英文）	GSSZGJHDQYW	enterpriseCountryOrRegionEN	进口疫苗进口药品批件上的公司所在国家或地区英文描述	字符型	an..200		必选	
8	生产厂名称（中文）	SCCMCZW	producerNameCN	进口疫苗进口药品批件上的中文"生产厂"名称	字符型	an..200		必选	
9	生产厂名称（英文）	SCCMCYW	producerNameEN	进口疫苗进口药品批件上的英文"生产厂"名称	字符型	an..200		必选	
10	生产厂地址（中文）	SCCDZZW	producerAddressCN	进口疫苗进口药品批件上的中文生产厂地址	字符型	an..200		必选	
11	生产厂地址（英文）	SCCDZYW	producerAddressEN	进口疫苗进口药品批件上的英文生产厂地址	字符型	an..200		必选	
12	生产厂国家（或地区）	SCCGJHDQ	producerCountryOrRegionCode	生产厂所在国家或地区的名称代码	字符型	an3	参见附录A.4	必选	
13	生产厂国家或地区（中文）	SCCGJHDQZW	producerCountryOrRegionCN	进口疫苗进口药品批件上的生产厂所在国家或地区中文描述	字符型	an..200		必选	
14	生产厂国家或地区（英文）	SCCGJHDQYW	producerCountryOrRegionEN	进口疫苗进口药品批件上的生产厂所在国家或地区英文描述	字符型	an..200		必选	
15	固定电话号码	GDDHHM	tel	境外疫苗生产企业用于对外联系的固定电话号码	字符型	an..18		必选	

序号	数据项名称	数据项短名	数据项英文名称	数据项说明	数据类型	表示格式	允许值	约束	备注
16	传真号码	CZHM	fax	境外疫苗生产企业用于对外联系的传真号码	字符型	an..18		可选	
17	电子信箱	DZXX	email	境外疫苗生产企业用于对外联系的电子信箱地址	字符型	an..50		可选	
18	企业网址	QYWZ	webURL	境外疫苗生产企业在互联网域名注册管理机构或域名根服务器运行机构申请注册的域名	字符型	an..200		可选	
19	联系人	LXR	contact	追溯工作负责人的姓名	字符型	an..60		必选	
20	联系电话	LXDH	contactTel	追溯工作负责人对外公布的电话号码	字符型	an..18		必选	

6.2.3　药品生产许可证基本信息数据子集

药品生产许可证基本信息数据子集见表7。

表7　药品生产许可证基本信息数据子集

序号	数据项名称	数据项短名	数据项英文名称	数据项说明	数据类型	表示格式	允许值	约束	备注
1	许可证编号	XKZBH	LicenseNo	药品生产许可证上的"许可证编号"	字符型	an..50		必选	
2	统一社会信用代码	TYSHXYDM	USCID	药品生产许可证上的"社会信用代码"	字符型	an..18		必选	
3	企业名称	QYMC	enterpriseName	药品生产许可证上的"企业名称"	字符型	an..200		必选	
4	注册地址	ZCDZ	regAddress	药品生产许可证上的"注册地址"	字符型	an..200		必选	
5	法定代表人	FDDBR	legalRepresentative	药品生产许可证上的"法定代表人"	字符型	an..60		必选	
6	企业负责人	QYFZR	responsiblePerson	药品生产许可证上的"企业负责人"	字符型	an..60		必选	
7	质量负责人	ZLFZR	qualityPersonInCharge	药品生产许可证上的"质量负责人"	字符型	an..60		可选	
8	分类码	FLM	typeCode	药品生产许可证上的"分类码"	字符型	an..60		条件必选	存在时必选
9	有效期	YXQ	validTerm	药品生产许可证的有效期截至日期	日期型	YYYYMMDD		必选	

续表

序号	数据项名称	数据项短名	数据项英文名称	数据项说明	数据类型	表示格式	允许值	约束	备注
10	生产地址	SCDZ	producerAddress	药品生产许可证上的"生产地址"	字符型	an..200		必选	
11	生产范围	SCFW	scopeOfproduce	药品生产许可证上的"生产范围"	字符型	an..200		必选	
12	发证机关	FZJG	issuingAuthority	药品生产许可证上的"发证机关"	字符型	an..200		必选	
13	签发人	QFR	issuer	药品生产许可证上的"签发人"	字符型	an..60		可选	
14	签发日期	QFRQ	issuingDate	药品生产许可证的"签发日期"	日期型	YYYYMMDD		必选	
15	日常监督管理机构	RCJDGLJG	superviseUnit	药品生产许可证上的"日常监督管理机构"	字符型	an..200		可选	
16	举报电话	JBDH	supervisionTel	药品生产许可证上的"监督举报电话"或"投诉举报电话"	字符型	an..18		可选	

6.2.4 进口疫苗代理企业基本信息数据子集

本数据子集适用于取得药品经营许可证的进口疫苗代理企业，进口疫苗代理企业基本信息数据子集见表8。

表8 进口疫苗代理企业基本信息数据子集

序号	数据项名称	数据项短名	数据项英文名称	数据项说明	数据类型	表示格式	允许值	约束	备注
1	统一社会信用代码	TYSHXYDM	USCID	进口疫苗代理企业的统一社会信用代码	字符型	an..18		必选	没有统一社会信用代码时使用组织机构代码
2	企业名称	QYMC	enterpriseName	进口疫苗代理企业营业执照上的"名称"	字符型	an..200		必选	
3	企业类型	QYLX	enterpriseType	进口疫苗代理企业营业执照上的"类型"	字符型	an..200		必选	

续表

序号	数据项名称	数据项短名	数据项英文名称	数据项说明	数据类型	表示格式	允许值	约束	备注
4	住所地址	ZSDZ	domicile	进口疫苗代理企业营业执照上的"住所"	字符型	an..200		必选	
5	住所地址-国家（或地区）	ZSDZGJHDQ	countryOrRegionCode	住所地址中的国家或地区的名称代码	字符型	an3	参见附录A.4	必选	
6	住所地址-省（直辖市/自治区）	ZSDZSZXSZZQ	provinceCode	住所地址中的省、直辖市、自治区或特别行政区的名称代码	字符型	an6	参见附录A.4	必选	
7	住所地址-市（区/自治州/盟）	ZSDZSQZZZM	cityCode	住所地址中的市、地区、自治州或盟的名称代码	字符型	an6	参见附录A.4	必选	
8	住所地址-县（自治县/县级市）	ZSDZXZZXXJS	countyCode	住所地址中的县、自治县或县级市的名称代码	字符型	an6	参见附录A.4	必选	
9	住所地址-乡（镇/街道办事处）	ZSDZXZJDBSC	township	住所地址中的乡、镇或城市街道办事处的名称	字符型	an..70		必选	
10	住所地址-村（街/路/弄等）	ZSDZCJLLD	village	住所地址中的村或城市的街、路、弄等名称	字符型	an..70		必选	
11	住所地址-门牌号码	ZSDZMPHM	houseNumber	住所地址中的门牌号码	字符型	an..70		必选	
12	法定代表人	FDDBR	legalRepresentative	进口疫苗代理企业营业执照上的"法定代表人"	字符型	an..60		必选	
13	注册资本	ZCZB	registeredCapital	进口疫苗代理企业营业执照上的"注册资本"	字符型	an..60		可选	
14	成立日期	CLRQ	dateOfEstablishment	进口疫苗代理企业营业执照上的"成立日期"	日期型	YYYYMMDD		必选	
15	营业期限	YYQX	validTerm	进口疫苗代理企业营业执照上的"营业期限"	字符型	an..60		必选	

续表

序号	数据项名称	数据项短名	数据项英文名称	数据项说明	数据类型	表示格式	允许值	约束	备注
16	经营范围	JYFW	businessScope	进口疫苗代理企业营业执照上的"经营范围"	字符型	an..200		必选	
17	登记机关	DJJG	registrationAuthority	进口疫苗代理企业营业执照上的"登记机关"	字符型	an..60		可选	
18	固定电话号码	GDDHHM	tel	进口疫苗代理企业用于对外联系的固定电话号码	字符型	an..18		必选	
19	传真号码	CZHM	fax	进口疫苗代理企业用于对外联系的传真号码	字符型	an..18		可选	
20	电子信箱	DZXX	email	进口疫苗代理企业用于对外联系的电子信箱地址	字符型	an..50		可选	
21	企业网址	QYWZ	webURL	进口疫苗代理企业在互联网域名注册管理机构或域名根服务器运行机构申请注册的域名	字符型	an..200		可选	
22	联系人	LXR	contact	追溯工作负责人的姓名	字符型	an..60		必选	
23	联系电话	LXDH	contactTel	追溯工作负责人对外公布的电话号码	字符型	an..18		必选	

6.2.5 药品经营许可证基本信息数据子集

药品经营许可证基本信息数据子集见表9。

表9 药品经营许可证基本信息数据子集

序号	数据项名称	数据项短名	数据项英文名称	数据项说明	数据类型	表示格式	允许值	约束	备注
1	许可证编号	XKZBH	licenseNo	药品经营许可证上的"许可证编号"	字符型	an..50		必选	
2	企业名称	QYMC	enterpriseName	药品经营许可证上的"企业名称（名称）"	字符型	an..200		必选	

序号	数据项名称	数据项短名	数据项英文名称	数据项说明	数据类型	表示格式	允许值	约束	备注
3	统一社会信用代码	TYSHXYDM	USCID	药品经营许可证上的"社会信用代码（身份证号码）"	字符型	an..18		条件必选	新版药品许可证必选
4	注册地址	ZCDZ	regAddress	药品经营许可证上的"注册地址"	字符型	an..200		必选	
5	法定代表人	FDDBR	legalRepresentative	药品经营许可证上的"法定代表人"	字符型	an..60		必选	
6	企业负责人	QYFZR	responsiblePerson	药品经营许可证上的"企业负责人"	字符型	an..60		必选	
7	质量负责人	ZLFZR	qualifiedPerson	药品经营许可证上的"质量负责人"	字符型	an..60		必选	
8	仓库地址	CKDZ	warehouseAddress	药品经营许可证上的"仓库地址"	字符型	an..200		必选	
9	经营方式	JYFS	typeOfOperation	药品经营许可证上的"经营方式"	字符型	an..20	批发/零售/零售（连锁）	必选	
10	经营范围	JYFW	scopeOfBusiness	药品经营许可证上的"经营范围"	字符型	an..200		必选	
11	有效期	YXQ	validTerm	药品经营许可证的有效期截至日期	日期型	YYYYMMDD		必选	
12	发证机关	FZJG	issuingAuthority	药品经营许可证上的"发证机关"	字符型	an..200		必选	
13	签发人	QFR	issuer	药品经营许可证的"签发人"	字符型	an..60		可选	
14	签发日期	QFRQ	issuingDate	药品经营许可证的"签发日期"	日期型	YYYYMMDD		必选	
15	日常监督管理机构	RCJDGLJG	superviseUnit	药品经营许可证上的"日常监督管理机构"	字符型	an..200		可选	
16	投诉举报电话	TSJBDH	supervisionTel	药品经营许可证上的"投诉举报电话"	字符型	an..18		可选	

6.2.6 疾病预防控制机构基本信息数据子集

疾病预防控制机构基本信息数据子集见表10。

表10 疾病预防控制机构基本信息数据子集

序号	数据项名称	数据项短名	数据项英文名称	数据项说明	数据类型	表示格式	允许值	约束	备注
1	统一社会信用代码	TYSHXYDM	USCID	疾病预防控制机构的统一社会信用代码	字符型	an..18		必选	没有统一社会信用代码时使用组织机构代码
2	疾病预防控制机构名称	JBYFKZJGMC	DPCOrganizationName	疾病预防控制机构的名称	字符型	an..200		必选	
3	疾病预防控制机构地址	JBYFKZJGDZ	address	疾病预防控制机构的办公地址	字符型	an..200		必选	
4	疾病预防控制机构地址-国家（或地区）	JBYFKZJGDZGJHDQ	countryOrRegionCode	疾病预防控制机构地址中的国家或地区的名称代码	字符型	an3	参见附录A.4	必选	
5	疾病预防控制机构地址-省（直辖市/自治区）	JBYFKZJGDZSZXSZZQ	provinceCode	疾病预防控制机构地址中的省、直辖市、自治区或特别行政区的名称代码	字符型	an6	参见附录A.4	必选	
6	疾病预防控制机构地址-市（区/自治州/盟）	JBYFKZJGDZSQZZZM	cityCode	疾病预防控制机构地址中的市、地区、自治州或盟的名称代码	字符型	an6	参见附录A.4	必选	
7	疾病预防控制机构地址-县（自治县/县级市）	JBYFKZJGDZXZZXXJS	countyCode	疾病预防控制机构地址中的县、自治县或县级市的名称代码	字符型	an6	参见附录A.4	必选	
8	疾病预防控制机构地址-乡（镇/街道办事处）	JBYFKZJGDZXZJDBSC	township	疾病预防控制机构地址中的乡、镇或城市街道办事处的名称	字符型	an..70		必选	
9	疾病预防控制机构地址-村（街/路/弄等）	JBYFKZJGDZCJLLD	village	疾病预防控制机构地址中的村或城市的街、路、弄等名称	字符型	an..70		必选	
10	疾病预防控制机构地址-门牌号码	JBYFKZJGDZMPHM	houseNumber	疾病预防控制机构地址中的门牌号码	字符型	an..70		必选	

序号	数据项名称	数据项短名	数据项英文名称	数据项说明	数据类型	表示格式	允许值	约束	备注
11	疾病预防控制机构负责人	JBYFKZJGFZR	responsiblePerson	疾病预防控制机构的负责人姓名	字符型	an..60		必选	
12	固定电话号码	GDDHHM	tel	疾病预防控制机构用于对外联系的固定电话号码	字符型	an..18		必选	
13	传真号码	CZHM	fax	疾病预防控制机构用于对外联系的传真号码	字符型	an..18		可选	
14	电子信箱	DZXX	email	疾病预防控制机构用于对外联系的电子信箱地址	字符型	an..50		可选	
15	疾病预防控制机构网址	JBYFKZJGWZ	webURL	疾病预防控制机构在互联网域名注册管理机构或域名根服务器运行机构申请注册的域名	字符型	an..200		可选	
16	联系人	LXR	contact	负责追溯负责人的姓名	字符型	an..60		必选	
17	联系电话	LXDH	contactTel	追溯工作负责人对外公布的联系电话	字符型	an..18		必选	

6.2.7　疫苗配送单位基本信息数据子集

疫苗配送单位基本信息数据子集见表11。

表11　疫苗配送单位基本信息数据子集

序号	数据项名称	数据项短名	数据项英文名称	数据项说明	数据类型	表示格式	允许值	约束	备注
1	统一社会信用代码	TYSHXYDM	USCID	疫苗配送单位的统一社会信用代码	字符型	an..18		必选	没有统一社会信用代码时使用组织机构代码
2	疫苗配送单位名称	YMPSDWMC	distributionName	疫苗配送单位的名称	字符型	an..200		必选	

序号	数据项名称	数据项短名	数据项英文名称	数据项说明	数据类型	表示格式	允许值	约束	备注
3	疫苗配送单位地址	YMPSDWDZ	address	疫苗配送单位的办公地址	字符型	an..200		必选	
4	疫苗配送单位地址-国家（或地区）	YMPSDWDZGJHDQ	countryOrRegionCode	疫苗配送单位地址中的国家或地区的名称代码	字符型	an3	参见附录A.4	必选	
5	疫苗配送单位地址-省（直辖市/自治区）	YMPSDWDZSZXSZZQ	provinceCode	疫苗配送单位地址中的省、直辖市、自治区或特别行政区的名称代码	字符型	an6	参见附录A.4	必选	
6	疫苗配送单位地址-市（区/自治州/盟）	YMPSDWDZSQZZZM	cityCode	疫苗配送单位地址中的市、地区、自治州或盟的名称代码	字符型	an6	参见附录A.4	必选	
7	疫苗配送单位地址-县（自治县/县级市）	YMPSDWDZXZZXXJS	countyCode	疫苗配送单位地址中的县、自治县或县级市的名称代码	字符型	an6	参见附录A.4	必选	
8	疫苗配送单位地址-乡（镇/街道办事处）	YMPSDWDZXZJDBSC	township	疫苗配送单位地址中的乡、镇或城市街道办事处的名称	字符型	an..70		必选	
9	疫苗配送单位地址-村（街/路/弄等）	YMPSDWDZCJLLD	village	疫苗配送单位地址中的村或城市的街、路、弄等名称	字符型	an..70		必选	
10	疫苗配送单位地址-门牌号码	YMPSDWDZMPHM	houseNumber	疫苗配送单位地址中的门牌号码	字符型	an..70		必选	
11	仓库地址	CKDZ	warehouseAddress	疫苗配送单位中转仓库的地址	字符型	an..200		条件必选	有仓库时必选
12	单位负责人	DWFZR	responsiblePerson	疫苗配送单位负责人的姓名	字符型	an..60		必选	
13	固定电话号码	GDDHHM	tel	疫苗配送单位用于对外联系的固定电话号码	字符型	an..18		必选	
14	传真号码	CZHM	fax	疫苗配送单位用于对外联系的传真号码	字符型	an..18		可选	
15	电子信箱	DZXX	email	疫苗配送单位用于对外联系的电子信箱地址	字符型	an..50		可选	

序号	数据项名称	数据项短名	数据项英文名称	数据项说明	数据类型	表示格式	允许值	约束	备注
16	疫苗配送单位网址	YMPSDWWZ	webURL	疫苗配送单位在互联网域名注册管理机构或域名根服务器运行机构申请注册的域名	字符型	an..200		可选	
17	联系人	LXR	contact	追溯工作负责人的姓名	字符型	an..60		必选	
18	联系电话	LXDH	contactTel	追溯工作负责人对外公布的联系电话	字符型	an..18		必选	

6.2.8 接种单位基本信息数据子集

接种单位基本信息数据子集见表12。

表12 接种单位基本信息数据子集

序号	数据项名称	数据项短名	数据项英文名称	数据项说明	数据类型	表示格式	允许值	约束	备注
1	接种单位编码	JZDWBM	immunizationSiteCode	由中国疾病预防控制中心编制和分配的用于唯一标识接种单位的代码	字符型	an..18		必选	
2	统一社会信用代码	TYSHXYDM	USCID	接种单位的统一社会信用代码	字符型	an..18		可选	
3	接种单位名称	JZDWMC	immunizationSiteName	接种单位的中文名称	字符型	an..200		必选	
4	接种单位地址	JZDWDZ	address	接种单位的办公地址	字符型	an..200		必选	
5	接种单位地址–国家（或地区）	JZDWDZGJHDQ	countryOrRegionCode	接种单位地址中的国家或地区的名称代码	字符型	an3	参见附录A.4	必选	
6	接种单位地址–省（直辖市/自治区）	JZDWDZSZXSZZQ	provinceCode	接种单位地址中的省、直辖市、自治区或特别行政区的名称代码	字符型	an6	参见附录A.4	必选	
7	接种单位地址–市(区/自治州/盟)	JZDWDZSQZZZM	cityCode	接种单位地址中的市、地区、自治州或盟的名称代码	字符型	an6	参见附录A.4	必选	
8	接种单位地址–县（自治县/县级市）	JZDWDZXZZXXJS	countyCode	接种单位地址中的县、自治县或县级市的名称代码	字符型	an6	参见附录A.4	必选	

序号	数据项名称	数据项短名	数据项英文名称	数据项说明	数据类型	表示格式	允许值	约束	备注
9	接种单位地址-乡（镇/街道办事处）	JZDWDZXZJDBSC	township	接种单位地址中的乡、镇或城市街道办事处的名称	字符型	an..70		必选	
10	接种单位地址-村（街/路/弄等）	JZDWDZCJLLD	village	接种单位地址中的村或城市的街、路、弄等名称	字符型	an..70		必选	
11	接种单位地址-门牌号码	JZDWDZMPHM	houseNumber	接种单位地址中的门牌号码	字符型	an..70		必选	
12	法定代表人	FDDBR	legalRepresentative	接种单位医疗机构执业许可证上的法定代表人	字符型	an..60		必选	
13	固定电话号码	GDDHHM	tel	接种单位用于对外联系的固定电话号码	字符型	an..18		必选	
14	传真号码	CZHM	fax	接种单位用于对外联系的传真号码	字符型	an..18		可选	
15	电子信箱	DZXX	email	接种单位用于对外联系的电子信箱地址	字符型	an..50		可选	
16	接种单位网址	JZDWWZ	webURL	接种单位在互联网域名注册管理机构或域名根服务器运行机构申请注册的域名	字符型	an..200		可选	
17	联系人	LXR	contact	追溯工作负责人的姓名	字符型	an..60		必选	
18	联系电话	LXDH	contactTel	追溯工作负责人对外公布的联系电话	字符型	an..18		必选	

6.2.9　国产疫苗基本信息数据子集

国产疫苗基本信息数据子集见表13。

表13 国产疫苗基本信息数据子集

序号	数据项名称	数据项短名	数据项英文名称	数据项说明	数据类型	表示格式	允许值	约束	备注
1	国家药品标识码	GJYPBSM	CNDC	用于唯一标识特定于某种与药品（疫苗）上市许可持有人、生产企业、通用名、剂型、制剂规格和包装规格对应药品（疫苗）的唯一性代码。由疫苗上市许可持有人、生产企业等向疫苗追溯协同服务平台备案包装规格相关信息后产生	字符型	an..20		必选	
2	药品通用名称	YPTYMC	CADN	国家药品标准或者国家药典委员会《中国药品通用名称》或其增补本收载的药品通用名称，或根据《中国药品通用名称命名原则》命名的新的药品/疫苗的名称	字符型	an..100		必选	
3	药品英文名称	YPYWMC	INNdrugName	用英文形式表示的药品通用名称，通常采用世界卫生组织编订的国际非专有名称	字符型	an..100		可选	
4	药品商品名称	YPSPMC	drugProductName	由疫苗生产企业自己确定，经药品监管部门核准使用的产品名称	字符型	an..100		可选	
5	药品本位码	YPBWM	drugStandardCode	国家批准注册药品唯一的身份标识	字符型	an..20		必选	
6	剂型	JX	dosageForm	根据药物的性质、用药目的及给药途径，将原料药加工制成适宜的形式	字符型	an..20		必选	
7	制剂规格	ZJGG	strength	每支、每片或其他每一单位制剂中含有主药（或效价）的重量或含量或装量。生物制品应标明每支（瓶）有效成分的效价（或含量及效价）及装量（或冻干制剂的复溶后体积）	字符型	an..100		必选	

序号	数据项名称	数据项短名	数据项英文名称	数据项说明	数据类型	表示格式	允许值	约束	备注
8	包装规格	BZGG	pkgSpec	药品说明书上标识的单位包装内药品的重量、数量或装量	字符型	an..100		必选	
9	包装转换比	BZZHB	pkgCRatio	最小销售包装单元所含制剂单位的数量	浮点型	n..9		可选	
10	包装转换比单位	BZZHBDW	unitOfPCR	包装转换比的单位	字符型	an..20		可选	
11	疫苗有效期	YMYXQ	periodOfValidity	疫苗在规定的贮存条件下，能够保持质量的期限	整数型	n..10		必选	单位：月
12	药品批准文号	YPPZWH	approvalNo	药品监管部门审核批准药品生产企业生产某一药品的专有编号	字符型	an..50		必选	
13	药品批准文号有效期	YPPZWHYXQ	approvalValidityPeriod	药品批准文号的有效期截止日期	日期型	YYYYMMDD		必选	
14	批准日期	PZRQ	approvalDate	药品注册批件的批准日期	日期型	YYYYMMDD		必选	
15	是否国家免疫规划疫苗	SFGJMYGHYM	isNPI	是否是国家免疫规划疫苗	布尔型			必选	
16	药物使用次剂量	YWSYCJL	dosis	单次使用药物的剂量	浮点型	n..5，2		可选	
17	药物使用剂量单位	YWSYJLDW	unitOfDosis	药物使用的剂量单位	字符型	an..6		条件必选	存在药物使用次剂量时必选
18	最小销售包装单元可用人份数	ZXXSBZDYKYRFS	quantityOfMinBoxUnit	一个最小销售包装单元的疫苗可使用的人数	整数型	n..4		必选	
19	生产企业名称	SCQYMC	producerName	境内疫苗生产企业营业执照上的名称	字符型	an..200		必选	
20	统一社会信用代码（生产企业）	TYSHXYDMSCQY	producerUSCID	境内疫苗生产企业的统一社会信用代码	字符型	an..18		必选	没有统一社会信用代码时使用组织机构代码

序号	数据项名称	数据项短名	数据项英文名称	数据项说明	数据类型	表示格式	允许值	约束	备注
21	疫苗上市许可持有人名称	YMSSXKCYRMC	VMAHName	疫苗上市许可持有人的名称	字符型	an..60		必选	当持有人是企业时，应使用营业执照上的名称；是自然人时应使用证件上的姓名
22	统一社会信用代码（疫苗上市许可持有人）	TYSHXYDMYMSSXKCYR	VMAHUSCID	疫苗上市许可持有人的统一社会信用代码	字符型	an..18		条件必选	持有人为企业时，提供统一社会信用代码，为个人时提供证件号和证件类型
23	证件号（疫苗上市许可持有人）	ZJHYMSSXKCYR	VMAHID	疫苗上市许可持有人个人证件上记载的、可唯一标识个人身份的号码	字符型	an..50		条件必选	
24	证件类型	ZJLX	IDType	由特定机构颁发的可以证明个人身份的证件的名称	字符型	n1	参见附录A.3	条件必选	

6.2.10 进口疫苗基本信息数据子集

进口疫苗基本信息数据子集见表14。

表14 进口疫苗基本信息数据子集

序号	数据项名称	数据项短名	数据项英文名称	数据项说明	数据类型	表示格式	允许值	约束	备注
1	国家药品标识码	GJYPBSM	CNDC	用于唯一标识特定于某种与药品（疫苗）上市许可持有人、生产企业、通用名、剂型、制剂规格和包装规格对应药品（疫苗）的唯一性代码。由疫苗上市许可持有人、生产企业等向疫苗追溯协同服务平台备案包装规格相关信息后产生	字符型	an..20		必选	

续表

序号	数据项名称	数据项短名	数据项英文名称	数据项说明	数据类型	表示格式	允许值	约束	备注
2	药品通用名称	YPTYMC	CADN	国家药品标准或者国家药典委员会《中国药品通用名称》或其增补本收载的药品通用名称，或根据《中国药品通用名称命名原则》命名的新的药品/疫苗的名称	字符型	an..100		必选	
3	药品英文名称	YPYWMC	INNdrugName	用英文形式表示的药品通用名称，通常采用世界卫生组织编订的国际非专有名称	字符型	an..100		可选	
4	药品商品名称	YPSPMC	drugProductName	由疫苗生产企业自己确定，经药品监管部门核准使用的产品名称	字符型	an..100		可选	
5	药品本位码	YPBWM	drugStandardCode	国家批准注册药品唯一的身份标识	字符型	an..20		必选	
6	剂型	JX	dosageForm	根据药物的性质、用药目的及给药途径，将原料药加工制成适宜的形式	字符型	n4	参见附录A.1	必选	
7	制剂规格	ZJGG	strength	每支、每片或其他每一单位制剂中含有主药（或效价）的重量或含量或装量。生物制品应标明每支（瓶）有效成分的效价（或含量及效价）及装量（或冻干制剂的复溶后体积）	字符型	an..100		必选	
8	包装规格	BZGG	pkgSpec	药品说明书上标识的单位包装内药品的重量、数量或装量	字符型	an..100		必选	
9	包装转换比	BZZHB	pkgCRatio	最小销售包装单元所含制剂单位的数量	浮点型	n..9		可选	
10	包装转换比单位	BZZHBDW	unitOfPCR	包装转换比的单位	字符型	an..20		可选	

续表

序号	数据项名称	数据项短名	数据项英文名称	数据项说明	数据类型	表示格式	允许值	约束	备注
11	疫苗有效期	YMYXQ	periodOfValidity	疫苗在规定的贮存条件下，能够保持质量的期限	整数型	n..10		必选	单位：月
12	进口药品注册证号	JKYPZCZH	registerationNo	进口药品注册证上的注册证号	字符型	an..50		必选	
13	进口药品注册证有效期	JKYPZCZYXQ	approvalValidityPeriod	进口药品注册证的有效期截止日期	日期型	YYYYMMDD		必选	
14	批准日期	PZRQ	approvalDate	进口药品注册证的批准日期	日期型	YYYYMMDD		必选	
15	进口药品批件号	JKYPPJH	impApprovalNo	进口药品批件上标示的编号	字符型	an..50		条件必选	存在时必选
16	进口药品批件有效期	JKYPPJYXQ	impApprovalValidityPeriod	进口药品批件上的有效期	日期型	YYYYMMDD		条件必选	存在时必选
17	药品批准文号	YPPZWH	approvalNo	进口疫苗国内分包装时取得的药品批准文号	字符型	an..50		条件必选	国内分包装必选
18	药品批准文号有效期	YPPZWHYXQ	approvalValidityPeriod	药品批准文号的有效期截止日期	日期型	YYYYMMDD		条件必选	国内分包装必选
19	药物使用次剂量	YWSYCJL	dosis	单次使用药物的剂量	浮点型	n..5，2		可选	
20	药物使用剂量单位	YWSYJLDW	unitOfDosis	药物使用的剂量单位	字符型	an..6		条件必选	存在药物使用次剂量时必选
21	最小销售包装单元可用人份数	ZXXSBZDYKYRFS	quantityOfMinBoxUnit	一个最小销售包装单元的疫苗可使用的人数	整数型	n..4		必选	
22	公司名称（中文）	GSMCZW	enterpriseNameCN	进口药品批件上的中文公司名称	字符型	an..200		必选	
23	公司名称（英文）	GSMCYW	enterpriseNameEN	进口药品批件上的英文公司名称	字符型	an..200		必选	
24	公司地址（中文）	GSDZZW	enterpriseAddressCN	进口药品批件上的中文公司地址	字符型	an..200		可选	
25	公司地址（英文）	GSDZYW	enterpriseAddressEN	进口药品批件上的英文公司地址	字符型	an..200		可选	

序号	数据项名称	数据项短名	数据项英文名称	数据项说明	数据类型	表示格式	允许值	约束	备注
26	公司所在国家或地区（中文）	GSGJHDQZW	enterpriseCountryOrRegionCN	进口药品批件上的公司所在国家或地区中文描述	字符型	an..200		必选	
27	公司所在国家或地区（英文）	GSGJHDQYW	enterpriseCountryOrRegionEN	进口药品批件上的公司所在国家或地区英文描述	字符型	an..200		必选	
28	生产厂名称（中文）	SCCMCZW	producerNameCN	进口药品批件上的中文生产厂名称	字符型	an..200		必选	
29	生产厂名称（英文）	SCCMCYW	producerNameEN	进口药品批件上的英文生产厂名称	字符型	an..200		必选	
30	生产厂地址（中文）	SCCDZZW	producerAddressCN	进口药品批件上的中文生产厂地址	字符型	an..200		必选	
31	生产厂地址（英文）	SCCDZYW	producerAddressEN	进口药品批件上的英文生产厂地址	字符型	an..200		必选	
32	生产厂国家或地区（中文）	SCCGJHDQZW	producerCountryOrRegionCN	进口药品批件上的生产厂所在国家或地区中文描述	字符型	an..200		必选	
33	生产厂国家或地区（英文）	SCCGJHDQYW	producerCountryOrRegionEN	进口药品批件上的生产厂所在国家或地区英文描述	字符型	an..200		必选	
34	分包装厂名称	FBZCMC	pkgName	进口药品批件上的包装厂名称	字符型	an..200		条件必选	国内分包装必选
35	统一社会信用代码（分包装厂）	TYSHXYDMFBZC	pkgUSCID	进口疫苗国内分包装厂的统一社会信用代码	字符型	an..18		条件必选	国内分包装必选；没有统一社会信用代码时使用组织机构代码
36	分包装厂地址	FBZCDZ	pkgAddress	进口药品批件上的包装厂地址	字符型	an..200		条件必选	国内分包装必选
37	是否国家免疫规划疫苗	SFGJMYGHYM	isNPI	是否是国家免疫规划疫苗	布尔型			必选	

6.3 应用信息数据子集

6.3.1 生产信息数据子集

生产信息数据子集见表15。

表15 生产信息数据子集

序号	数据项名称	数据项短名	数据项英文名称	数据项说明	数据类型	表示格式	允许值	约束	备注
1	统一社会信用代码（生产企业）	TYSHXYDMSCQY	producerUSCID	境内疫苗生产企业的统一社会信用代码	字符型	an..18		必选	没有统一社会信用代码时使用组织机构代码
2	生产企业名称	SCQYMC	producerName	境内疫苗生产企业营业执照上的名称	字符型	an..200		必选	
3	生产地址	SCDZ	producerAddress	境内疫苗生产企业药品生产许可证上的生产地址	字符型	an..200		必选	
4	疫苗生产批号	YMSCPH	batch	一批产品的号码，用以检查产品生产的时间、质量及有效期等。一般在疫苗生产单位，将同一次投料、同一生产工艺所得的产品作为同一批号，在疫苗的包装盒、瓶或说明书上注明	字符型	an..20		必选	
5	生产数量	SCSL	quantity	同一生产批号的疫苗最小销售包装总数量	整数型	n..10		必选	最小销售包装是指最小赋码单元
6	疫苗生产日期	YMSCRQ	productionDate	生物制品半成品配置日期即为生产日期	日期型	YYYYMMDD		必选	
7	疫苗状态	YMZT	vaccineStatus	指在疫苗生产流通使用过程中，药品追溯码对应疫苗所处的状况	字符型	n2	参见附录A.2	必选	

序号	数据项名称	数据项短名	数据项英文名称	数据项说明	数据类型	表示格式	允许值	约束	备注
8	国家药品标识码	GJYPBSM	CNDC	用于唯一标识特定于某种与药品（疫苗）上市许可持有人、生产企业、通用名、剂型、制剂规格和包装规格对应药品（疫苗）的唯一性代码。由疫苗上市许可持有人、生产企业等向疫苗追溯协同服务平台备案包装规格相关信息后产生	字符型	an..20		必选	
9	药品通用名称	YPTYMC	CADN	国家药品标准或者国家药典委员会《中国药品通用名称》或其增补本收载的药品通用名称，或根据《中国药品通用名称命名原则》命名的新的药品/疫苗的名称	字符型	an..100		必选	
10	剂型	JX	dosageForm	根据药物的性质、用药目的及给药途径，将原料药加工制成适宜的形式	字符型	an..20		必选	
11	制剂规格	ZJGG	strength	每支、每片或其他每一单位制剂中含有主药（或效价）的重量或含量或装量。生物制品应标明每支（瓶）有效成分的效价（或含量及效价）及装量（或冻干制剂的复溶后体积）	字符型	an..100		必选	
12	包装规格	BZGG	pkgSpec	药品说明书上标识的单位包装内药品的重量、数量或装量	字符型	an..100		必选	
13	包装转换比	BZZHB	pkgCRatio	最小销售包装单元所含制剂单位的数量	浮点型	n..9		可选	
14	包装转换比单位	BZZHBDW	unitOfPCR	包装转换比的单位	字符型	an..20		可选	
15	药品批准文号	YPPZWH	approvalNo	药品监管部门审核批准药品生产企业生产某一药品的专有编号。	字符型	an..50		必选	

序号	数据项名称	数据项短名	数据项英文名称	数据项说明	数据类型	表示格式	允许值	约束	备注
16	疫苗有效期截止日期	YMYXQJZRQ	expirationDate	疫苗有效期的截止日期	日期型	YYYYMMDD		必选	
17	药品追溯码	YPZSM	DTC	用于唯一标识药品各级销售包装单元的代码，见NMPAB/T 1001第3.3	字符型	an..200		必选	
18	上一级包装药品追溯码	SYJBZYPZSM	parentDTC	大一级包装上的药品追溯码	字符型	an..200		条件必选	当存在上一级包装时必选
19	包装层级	BZCJ	pkgLevel	药品追溯码所处包装层级描述	字符型	an..200		必选	
20	包含最小销售包装单元数量	BHZXXSBZDYSL	inboxQuantity	当前药品追溯码中包含的最小销售包装单元药品追溯码的数量	整数型	n..8		必选	

6.3.2 进口信息数据子集进口信息数据子集见表16。

表16 进口信息数据子集

序号	数据项名称	数据项短名	数据项英文名称	数据项说明	数据类型	表示格式	允许值	约束	备注
1	统一社会信用代码（进口疫苗代理企业）	TYSHXYDMJKYMDLQY	importerUSCID	进口疫苗代理企业的统一社会信用代码	字符型	an..18		必选	没有统一社会信用代码时使用组织机构代码
2	进口疫苗代理企业名称	JKYMDLQYMC	importerName	进口疫苗代理企业营业执照上的"名称"	字符型	an..200		必选	
3	公司名称（中文）	GSMCZW	enterpriseNameCN	进口药品批件上的中文"公司名称"	字符型	an..200		必选	
4	公司名称（英文）	GSMCYW	enterpriseNameEN	进口药品批件上的英文"公司名称"	字符型	an..200		必选	
5	生产厂名称（中文）	SCCMCZW	producerNameCN	进口药品批件上的中文生产厂名称	字符型	an..200		必选	
6	生产厂名称（英文）	SCCMCYW	producerNameEN	进口药品批件上的英文生产厂名称	字符型	an..200		必选	

序号	数据项名称	数据项短名	数据项英文名称	数据项说明	数据类型	表示格式	允许值	约束	备注
7	统一社会信用代码（分包装厂）	TYSHXYDMFBZC	pkgUSCID	进口疫苗国内分包装厂的统一社会信用代码	字符型	an..18		条件必选	国内分包装必选；没有统一社会信用代码时使用组织机构代码
8	分包装厂名称	FBZCMC	pkgName	进口药品批件上的包装厂名称	字符型	an..200		条件必选	国内分包装必选
9	进口数量	JKSL	quantity	同批号进口的疫苗最小销售包装总数量	整数型	n..10		必选	
10	疫苗状态	YMZT	vaccineStatus	指在疫苗生产流通使用过程中，药品追溯码对应疫苗所处的状况	字符型	n2	参见附录A.2	必选	
11	国家药品标识码	GJYPBSM	CNDC	用于唯一标识特定于某种与药品（疫苗）上市许可持有人、生产企业、通用名、剂型、制剂规格和包装规格对应药品（疫苗）的唯一性代码。由疫苗上市许可持有人、生产企业等向疫苗追溯协同服务平台备案包装规格相关信息后产生	字符型	an..20		必选	
12	药品通用名称	YPTYMC	CADN	国家药品标准或者国家药典委员会《中国药品通用名称》或其增补本收载的药品通用名称，或根据《中国药品通用名称命名原则》命名的新的药品/疫苗的名称	字符型	an..100		必选	
13	剂型	JX	dosageForm	根据药物的性质、用药目的及给药途径，将原料药加工制成适宜的形式	字符型	an..20		必选	

序号	数据项名称	数据项短名	数据项英文名称	数据项说明	数据类型	表示格式	允许值	约束	备注
14	制剂规格	ZJGG	strength	每支、每片或其他每一单位制剂中含有主药（或效价）的重量或含量或装量。生物制品应标明每支（瓶）有效成分的效价（或含量及效价）及装量（或冻干制剂的复溶后体积）	字符型	an..100		必选	
15	包装规格	BZGG	pkgSpec	药品说明书上标识的单位包装内药品的重量、数量或装量	字符型	an..100		必选	
16	包装转换比	BZZHB	pkgCRatio	最小销售包装单元所含制剂单位的数量	浮点型	n..9		可选	
17	包装转换比单位	BZZHBDW	unitOfPCR	包装转换比的单位	字符型	an..20		可选	
18	疫苗生产批号	YMSCPH	batch	一批产品的号码，用以检查产品生产的时间、质量及有效期等。一般在疫苗生产单位，将同一次投料、同一生产工艺所制得的产品作为同一批号，在疫苗的包装盒、瓶或说明书上注明	字符型	an..20		必选	
19	疫苗生产日期	YMSCRQ	productionDate	生物制品半成品配置日期即为生产日期	日期型	YYYYMMDD		必选	
20	疫苗有效期截止日期	YMYXQJZRQ	expirationDate	疫苗有效期的截止日期	日期型	YYYYMMDD		必选	
21	进口药品注册证号	JKYPZCZH	registerationNo	进口药品注册证上的注册证号	字符型	an..50		必选	
22	进口药品注册证有效期	JKYPZCZYXQ	approvalValidityPeriod	进口药品注册证的有效期截止日期	日期型	YYYYMMDD		必选	
23	进口药品批件号	JKYPPJH	impApprovalNo	进口药品批件上标示的编号	字符型	an..50		条件必选	存在时必选

续表

序号	数据项名称	数据项短名	数据项英文名称	数据项说明	数据类型	表示格式	允许值	约束	备注
24	进口药品批件有效期	JKYPPJYXQ	impApprovalValidityPeriod	进口药品批件上的有效期	日期型	YYYYMMDD		条件必选	存在时必选
25	药品批准文号	YPPZWH	approvalNo	进口疫苗国内分包装时取得的药品批准文号	字符型	an..50		条件必选	国内分包装必选
26	药品批准文号有效期	YPPZWHYXQ	approvalValidityPeriod	药品批准文号的有效期截止日期	日期型	YYYYMMDD		条件必选	国内分包装必选
27	药品追溯码	YPZSM	DTC	用于唯一标识药品各级销售包装单元的代码，见NMPAB/T1001第3.3	字符型	an..200		必选	
28	上一级包装药品追溯码	SYJBZYPZSM	parentDTC	大一级包装上的药品追溯码	字符型	an..200		条件必选	当存在上一级包装时必选
29	包装层级	BZCJ	pkgLevel	药品追溯码所处包装层级描述	字符型	an..200		必选	
30	包含最小销售包装单元数量	BHZXXSBZDYSL	inboxQuantity	当前药品追溯码中包含的最小销售包装单元药品追溯码的数量	整数型	n..8		必选	

6.3.3　生产企业自检信息数据子集

生产企业自检信息数据子集见表17。

表17　生产企业自检信息数据子集

序号	数据项名称	数据项短名	数据项英文名称	数据项说明	数据类型	表示格式	允许值	约束	备注
1	疫苗检验报告书编号	YMJYBGSBH	reportID	疫苗检验报告书上标示的编号	字符型	an..50		可选	
2	疫苗检验日期	YMJYRQ	inspectDate	疫苗检验发生的日期	日期型	YYYYMMDD		可选	
3	疫苗检验报告扫描件	YMJYBGSMJ	inspectResult	疫苗检验报告的扫描件	二进制			必选	宜采用PDF格式

序号	数据项名称	数据项短名	数据项英文名称	数据项说明	数据类型	表示格式	允许值	约束	备注
4	疫苗状态	YMZT	vaccineStatus	指在疫苗生产流通使用过程中，药品追溯码对应疫苗所处的状况	字符型	n2	参见附录A.2	必选	
5	国家药品标识码	GJYPBSM	CNDC	用于唯一标识特定于某种与药品（疫苗）上市许可持有人、生产企业、通用名、剂型、制剂规格和包装规格对应药品（疫苗）的唯一性代码。由疫苗上市许可持有人、生产企业等向疫苗追溯协同服务平台备案包装规格相关信息后产生	字符型	an..20		必选	
6	疫苗生产批号	YMSCPH	Batch	一批产品的号码，用以检查产品生产的时间、质量及有效期等。一般在疫苗生产单位，将同一次投料、同一生产工艺所制得的产品作为同一批号，在疫苗的包装盒、瓶或说明书上注明	字符型	an..20		必选	
7	药品通用名称	YPTYMC	CADN	国家药品标准或者国家药典委员会《中国药品通用名称》或其增补本收载的药品通用名称，或根据《中国药品通用名称命名原则》命名的新的药品/疫苗的名称	字符型	an..100		必选	
8	剂型	JX	dosageForm	根据药物的性质、用药目的及给药途径，将原料药加工制成适宜的形式	字符型	an..20		必选	
9	制剂规格	ZJGG	strength	每支、每片或其他每一单位制剂中含有主药（或效价）的重量或含量或装量。生物制品应标明每支（瓶）有效成分的效价（或含量及效价）及装量（或冻干制剂的复溶后体积）	字符型	an..100		必选	

续表

序号	数据项名称	数据项短名	数据项英文名称	数据项说明	数据类型	表示格式	允许值	约束	备注
10	包装规格	BZGG	pkgSpec	药品说明书上标识的单位包装内药品的重量、数量或装量	字符型	an..100		必选	
11	包装转换比	BZZHB	pkgCRatio	最小销售包装单元所含制剂单位的数量	浮点型	n..9		可选	
12	包装转换比单位	BZZHBDW	unitOfPCR	包装转换比的单位	字符型	an..20		可选	
13	疫苗生产日期	YMSCRQ	productionDate	生物制品半成品配置日期即为生产日期	日期型	YYYYMMDD		必选	
14	疫苗有效期截止日期	YMYXQJZRQ	expirationDate	疫苗有效期的截止日期	日期型	YYYYMMDD		必选	
15	统一社会信用代码（生产企业）	TYSHXYDMSCQY	producerUSCID	国产和国内分包装疫苗的境内疫苗生产企业的统一社会信用代码	字符型	an..18		必选	没有统一社会信用代码时使用组织机构代码
16	生产企业名称	SCQYMC	producerName	境内疫苗生产企业营业执照上的名称	字符型	an..200		必选	
17	药品批准文号	YPPZWH	approvalNo	药品监管部门审核批准药品生产企业生产某一药品的专有编号	字符型	an..50		必选	

6.3.4 批签发信息数据子集

批签发信息数据子集见表18。

表18 批签发信息数据子集

序号	数据项名称	数据项短名	数据项英文名称	数据项说明	数据类型	表示格式	允许值	约束	备注
1	批签发证号（中）	PQFZHZ	BRQCN	生物制品批签发合格证上的中文证书编号	字符型	an..50		必选	
2	批签发证号（英）	PQFZHY	BRQEN	生物制品批签发合格证上的英文证书编号	字符型	an..50		必选	
3	签发量	QFL	BRQuantity	获得批签发的数量	整数型	n..8		必选	
4	签发日期	QFRQ	BRDate	批签审核日期	日期型	YYYYMMDD		必选	

序号	数据项名称	数据项短名	数据项英文名称	数据项说明	数据类型	表示格式	允许值	约束	备注
5	生物制品批签发合格证扫描件	SWZPPQFHGZSMJ	scanOfCertificate	生物制品批签发合格证的扫描件	二进制			可选	宜采用PDF格式
6	疫苗状态	YMZT	vaccineStatus	指在疫苗生产流通使用过程中，药品追溯码对应疫苗所处的状况	字符型	n2	参见附录A.2	必选	
7	国家药品标识码	GJYPBSM	CNDC	用于唯一标识特定于某种与药品（疫苗）上市许可持有人、生产企业、通用名、剂型、制剂规格和包装规格对应药品（疫苗）的唯一性代码。由疫苗上市许可持有人、生产企业等向疫苗追溯协同服务平台备案包装规格相关信息后产生	字符型	an..20		必选	
8	疫苗生产批号	YMSCPH	Batch	一批产品的号码，用以检查产品生产的时间、质量及有效期等。一般在疫苗生产单位，将同一次投料、同一生产工艺所制得的产品作为同一批号，在疫苗的包装盒、瓶或说明书上注明	字符型	an..20		必选	
9	药品通用名称	YPTYMC	CADN	国家药品标准或者国家药典委员会《中国药品通用名称》或其增补本收载的药品通用名称，或根据《中国药品通用名称命名原则》命名的新的药品/疫苗的名称	字符型	an..100		必选	
10	剂型	JX	dosageForm	根据药物的性质、用药目的及给药途径，将原料药加工制成适宜的形式	字符型	an..20		必选	

续表

序号	数据项名称	数据项短名	数据项英文名称	数据项说明	数据类型	表示格式	允许值	约束	备注
11	制剂规格	ZJGG	strength	每支、每片或其他每一单位制剂中含有主药（或效价）的重量或含量或装量。生物制品应标明每支（瓶）有效成分的效价（或含量及效价）及装量（或冻干制剂的复溶后体积）	字符型	an..100		必选	
12	包装规格	BZGG	pkgSpec	药品说明书上标识的单位包装内药品的重量、数量或装量	字符型	an..100		必选	
13	包装转换比	BZZHB	pkgCRatio	最小销售包装单元所含制剂单位的数量	浮点型	n..9		可选	
14	包装转换比单位	BZZHBDW	unitOfPCR	包装转换比的单位	字符型	an..20		可选	
15	疫苗生产日期	YMSCRQ	production Date	生物制品半成品配置日期即为生产日期	日期型	YYYY MMDD		必选	
16	疫苗有效期截止日期	YMYXQJZRQ	expiration Date	疫苗有效期的截止日期	日期型	YYYY MMDD		必选	
17	生产企业名称	SCQYMC	producer Name	境内疫苗生产企业营业执照上的名称	字符型	an..200		条件必选	国产和国内分包装疫苗必选；
18	统一社会信用代码（生产企业）	TYSHXYDMSCQY	producer USCID	国产和国内分包装疫苗的境内疫苗生产企业的统一社会信用代码	字符型	an..18		条件必选	国产和国内分包装疫苗必选；没有统一社会信用代码时使用组织机构代码
19	进口疫苗代理企业名称	JKYMDLQYMC	importer Name	进口疫苗代理企业营业执照上的名称	字符型	an..200		条件必选	进口疫苗必选

144

续表

序号	数据项名称	数据项短名	数据项英文名称	数据项说明	数据类型	表示格式	允许值	约束	备注
20	统一社会信用代码（进口疫苗代理企业）	TYSHXYDMJKYMDLQY	importerUSCID	进口疫苗代理企业的统一社会信用代码	字符型	an..18		条件必选	进口疫苗必选；没有统一社会信用代码时使用组织机构代码
21	公司名称（中文）	GSMCZW	enterpriseNameCN	进口药品批件上的中文"公司名称"	字符型	an..200		条件必选	进口疫苗必选
22	公司名称（英文）	GSMCYW	enterpriseNameEN	进口药品批件上的英文公司名称	字符型	an..200		条件必选	进口疫苗必选
23	生产厂名称（中文）	SCCMCZW	producerNameCN	进口药品批件上的中文生产厂名称	字符型	an..200		条件必选	进口疫苗必选
24	生产厂名称（英文）	SCCMCYW	producerNameEN	进口药品批件上的英文生产厂名称	字符型	an..200		条件必选	进口疫苗必选
25	药品批准文号	YPPZWH	approvalNo	药品监管部门审核批准药品生产企业生产某一药品的专有编号	字符型	an..50		条件必选	国产及国内分包装疫苗必选
26	进口药品注册证号	JKYPZCZH	registerationNo	进口药品注册证书上标示的编号	字符型	an..50		条件必选	进口疫苗必选
27	进口药品批件号	JKYPPJH	impApprovalNo	进口药品批件上标示的编号	字符型	an..50		条件必选	进口疫苗存在时必选

6.3.5 发货单信息数据子集

发货单样例参见附录B.1，发货单信息数据子集见表19。

表19 发货单信息数据子集

序号	数据项名称	数据项短名	数据项英文名称	数据项说明	数据类型	表示格式	允许值	约束	备注
1	发货单编号	FHDBH	deliveryOrderNo	发货单上的唯一编号	字符型	an..50		必选	
2	订货单编号	DHDBH	purchaseOrderNo	订货单上的唯一编号	字符型	an..50		可选	

序号	数据项名称	数据项短名	数据项英文名称	数据项说明	数据类型	表示格式	允许值	约束	备注
3	发货机构名称	FHJGMC	stockOutOrganizationName	发货机构的中文名称	字符型	an..200		必选	
4	统一社会信用代码（发货机构）	TYSHXYDMFHJG	stockOutUSCID	发货机构的统一社会信用代码	字符型	an..18		条件必选	发货机构是企业和疾控机构时使用统一社会信用代码，没有统一社会信用代码使用组织机构代码；发货机构是接种单位时使用接种单位编码
5	接种单位编码(发货机构)	JZDWBMFHJG	stockOutImmunizationSiteCode	发货机构的接种单位编码	字符型	an..18		条件必选	
6	发货地址	FHDZ	stockOutAddress	发货单上的发货地址	字符型	an..200		必选	
7	发货类型	FHLX	stockOutType	发货类型对应的代码	字符型	n2	参见附录A.5	必选	
8	发货时间	FHSJ	stockOutDate	疫苗离开发货单位的时间	日期时间型	YYYYMMDDThhmm		必选	
9	收货机构名称	SHJGMC	stockInOrganizationName	收货机构名称	字符型	an..200		必选	
10	统一社会信用代码（收货机构）	TYSHXYDMSHJG	stockInUSCID	收货单位的统一社会代码	字符型	an..18		条件必选	收货机构是企业和疾控机构时使用统一社会信用代码，没有统一社会信用代码使用组织机构代码；收货机构是接种单位时使用接种单位编码
11	接种单位编码(收货机构)	JZDWBMSHJG	stockInImmunizationSiteCode	收货单位的接种单位编码	字符型	an..18		条件必选	
12	收货地址	SHDZ	stockInAddress	发货单上的收货地址	字符型	an..200		必选	
13	疫苗配送单位名称	YMPSDWMC	distributionName	疫苗配送单位的名称	字符型	an..200		必选	

序号	数据项名称	数据项短名	数据项英文名称	数据项说明	数据类型	表示格式	允许值	约束	备注
14	统一社会信用代码（疫苗配送单位）	TYSHXYDMYMPSDW	distributionUSCID	疫苗配送单位的统一社会信用代码	字符型	an..18		条件必选	没有统一社会信用代码使用组织机构代码
15	单据验证状态	DJYZZT	billStatus	单据验证状态代码	字符型	n.1	0：未验证；1：验证通过；2：验证未通过	必选	收货方反馈的货物与单据是否一致的状态
16	单据验证日期	DJYZRQ	billStatusCheckDate	单据验证状态验证日期	日期型	YYYYMMDD		必选	
17	单据验证未通过原因	DJYZWTGYY	reasonsForFailure	单据验证失败的原因	字符型	an..200		条件必选	单据验证状态为2时必选
18	疫苗状态	YMZT	vaccineStatus	指在疫苗生产流通使用过程中，药品追溯码对应疫苗所处的状况	字符型	n2	参见附录A.2	必选	
19	国家药品标识码	GJYPBSM	CNDC	用于唯一标识特定于某种与药品（疫苗）上市许可持有人、生产企业、通用名、剂型、制剂规格和包装规格对应药品（疫苗）的唯一性代码。由疫苗上市许可持有人、生产企业等向疫苗追溯协同服务平台备案包装规格相关信息后产生	字符型	an..20		必选	

序号	数据项名称	数据项短名	数据项英文名称	数据项说明	数据类型	表示格式	允许值	约束	备注
20	疫苗生产批号	YMSCPH	batch	一批产品的号码，用以检查产品生产的时间、质量及有效期等。一般在疫苗生产单位，将同一次投料、同一生产工艺所制得的产品作为同一批号，在疫苗的包装盒、瓶或说明书上注明	字符型	an..20		必选	
21	发货数量	FHSL	stockOutQuantity	发货的最小销售包装单元数量	整数型	n..10		必选	
22	药品通用名称	YPTYMC	CADN	国家药品标准或者国家药典委员会《中国药品通用名称》或其增补本收载的药品通用名称，或根据《中国药品通用名称命名原则》命名的新的药品/疫苗的名称	字符型	an..100		必选	
23	剂型	JX	dosageForm	根据药物的性质、用药目的及给药途径，将原料药加工制成适宜的形式	字符型	n4	参见附录A.1	必选	
24	制剂规格	ZJGG	strength	每支、每片或其他每一单位制剂中含有主药（或效价）的重量或含量或装量。生物制品应标明每支（瓶）有效成分的效价（或含量及效价）及装量（或冻干制剂的复溶后体积）	字符型	an..100		必选	

续表

序号	数据项名称	数据项短名	数据项英文名称	数据项说明	数据类型	表示格式	允许值	约束	备注
25	包装规格	BZGG	pkgSpec	药品说明书上标识的单位包装内药品的重量、数量或装量	字符型	an..100		必选	
26	包装转换比	BZZHB	pkgCRatio	最小销售包装单元所含制剂单位的数量	浮点型	n..9		可选	
27	包装转换比单位	BZZHBDW	unitOfPCR	包装转换比的单位	字符型	an..20		可选	
28	疫苗生产日期	YMSCRQ	productionDate	生物制品半成品配置日期即为生产日期	日期型	YYYYMMDD		必选	
29	疫苗有效期截止日期	YMYXQJZRQ	expirationDate	疫苗有效期的截止日期	日期型	YYYYMMDD		必选	
30	生产企业名称	SCQYMC	producerName	境内疫苗生产企业营业执照上的名称	字符型	an..200		条件必选	国产和国内分包装疫苗必选
31	统一社会信用代码（生产企业）	TYSHXYDMSCQY	producerUSCID	国产和国内分包装疫苗的境内疫苗生产企业的统一社会信用代码	字符型	an..18		条件必选	国产和国内分包装疫苗必选；没有统一社会信用代码时使用组织机构代码
32	进口疫苗代理企业名称	JKYMDLQYMC	importerName	进口疫苗代理企业营业执照上的名称	字符型	an..200		条件必选	进口疫苗必选
33	统一社会信用代码（进口疫苗代理企业）	TYSHXYDMJKYMDLQY	importerUSCID	进口疫苗代理企业的统一社会信用代码	字符型	an..18		条件必选	进口疫苗必选；没有统一社会信用代码时使用组织机构代码
34	公司名称（中文）	GSMCZW	enterpriseNameCN	进口药品批件上的中文公司名称	字符型	an..200		条件必选	进口疫苗必选
35	公司名称（英文）	GSMCYW	enterpriseNameEN	进口药品批件上的英文公司名称	字符型	an..200		条件必选	进口疫苗必选

序号	数据项名称	数据项短名	数据项英文名称	数据项说明	数据类型	表示格式	允许值	约束	备注
36	生产厂名称（中文）	SCCMCZW	producerNameCN	进口药品批件上的中文生产厂名称	字符型	an..200		条件必选	进口疫苗必选
37	生产厂名称（英文）	SCCMCYW	producerNameEN	进口药品批件上的英文生产厂名称	字符型	an..200		条件必选	进口疫苗必选
38	药品批准文号	YPPZWH	approvalNo	药品监管部门审核批准药品生产企业生产某一药品的专有编号。	字符型	an..50		条件必选	国产及国内分包装疫苗必选
39	进口药品注册证号	JKYPZCZH	registerationNo	进口药品注册证书上标示的编号	字符型	an..50		条件必选	进口疫苗必选
40	进口药品批件号	JKYPPJH	impApprovalNo	进口药品批件上标示的编号	字符型	an..50		条件必选	进口疫苗存在时必选
41	药品追溯码	YPZSM	DTC	用于唯一标识药品各级销售包装单元的代码，见NMPAB/T 1001第3.3	字符型	an..200		必选	
42	上一级包装药品追溯码	SYJBZYPZSM	parentDTC	大一级包装上的药品追溯码	字符型	an..200		条件必选	当存在上一级包装时必选
43	包装层级	BZCJ	pkgLevel	药品追溯码所处包装层级描述	字符型	an..200		必选	

6.3.6 收货单信息数据子集

收货单样例参见附录B.2，收货单信息数据子集见表20。

表20 收货单信息数据子集

序号	数据项名称	数据项短名	数据项英文名称	数据项说明	数据类型	表示格式	允许值	约束	备注
1	收货单编号	SHDBH	receiptNo	收货单上的唯一编号	字符型	an..50		必选	
2	发货单编号	FHDBH	DeliveryOrderNo	发货单上的唯一编号	字符型	an..50		可选	
3	订货单编号	CGDBH	PurchaseOrderNo	订货单上的唯一编号	字符型	an..50		可选	

序号	数据项名称	数据项短名	数据项英文名称	数据项说明	数据类型	表示格式	允许值	约束	备注
4	发货机构名称	FHJGMC	stockOutOrganizationName	发货机构的中文名称	字符型	an..200		必选	
5	统一社会信用代码(发货机构)	TYSHXYDMFHJG	stockOutUSCID	发货机构的统一社会信用代码	字符型	an..18		条件必选	发货机构是企业和疾控机构时使用统一社会信用代码,没有统一社会信用代码使用组织机构代码;发货机构是接种单位时使用接种单位编码
6	接种单位编码(发货机构)	JZDWBMFHJG	stockOutImmunizationSiteCode	发货机构的接种单位编码	字符型	an..18		条件必选	
7	发货地址	FHDZ	stockOutAddress	收货单上的发货地址	字符型	an..200		必选	
8	收货机构名称	SHJGMC	stockInOrganizationName	收货机构名称	字符型	an..200		必选	
9	统一社会信用代码(收货机构)	TYSHXYDMSHJG	stockInUSCID	收货单位的统一社会代码	字符型	an..18		条件必选	收货机构是企业和疾控机构时使用统一社会信用代码,没有统一社会信用代码使用组织机构代码;收货机构是接种单位时使用接种单位编码
10	接种单位编码(收货机构)	JZDWBMSHJG	stockInImmunizationSiteCode	收货单位的接种单位编码	字符型	an..18		条件必选	
11	收货地址	SHDZ	stockInAddress	实际收货位置的地址	字符型	an..200		必选	
12	收货类型	SHLX	stockOutType	收货类型对应的代码	字符型	n2	参见附录A.6	必选	

续表

序号	数据项名称	数据项短名	数据项英文名称	数据项说明	数据类型	表示格式	允许值	约束	备注
13	收货时间	SHSJ	stockOutDate	疫苗到达收货单位的时间	日期时间型	YYYYMMDDThhmm		必选	
14	单据验证状态	DJYZZT	billStatus	单据验证状态代码	字符型	n.1	0：未验证；1：通过验证；2：未通过验证	必选	货物与单据是否一致的状态
15	单据验证日期	DJYZRQ	billStatuCheckDate	单据验证状态验证日期	日期型	YYYYMMDD		必选	
16	单据验证未通过原因	DJYZWTGYY	reasonsForFailure	单据验证失败的原因	字符型	an..200		条件必选	单据验证状态为2时必选
17	疫苗状态	YMZT	vaccineStatus	指在疫苗生产流通使用过程中，药品追溯码对应疫苗所处的状况	字符型	n2	参见附录A.2	必选	
18	国家药品标识码	GJYPBSM	CNDC	用于唯一标识特定于某种与药品（疫苗）上市许可持有人、生产企业、通用名、剂型、制剂规格和包装规格对应药品（疫苗）的唯一性代码。由疫苗上市许可持有人、生产企业等向疫苗追溯协同服务平台备案包装规格相关信息后产生	字符型	an..20		必选	

序号	数据项名称	数据项短名	数据项英文名称	数据项说明	数据类型	表示格式	允许值	约束	备注
19	疫苗生产批号	YMSCPH	batch	一批产品的号码，用以检查产品生产的时间、质量及有效期等。一般在疫苗生产单位，将同一次投料、同一生产工艺所制得的产品作为同一批号，在疫苗的包装盒、瓶或说明书上注明	字符型	an..20		必选	
20	应收货数量	YSHSL	receivableQuantity	应收货的最小销售包装单元数量	整数型	n..10		必选	
21	收货数量	SHSL	stockInQuantity	实际收货的最小销售包装单元数量	整数型	n..10		必选	
22	药品通用名称	YPTYMC	CADN	国家药品标准或者国家药典委员会《中国药品通用名称》或其增补本收载的药品通用名称，或根据《中国药品通用名称命名原则》命名的新的药品/疫苗的名称	字符型	an..100		必选	
23	剂型	JX	dosageForm	根据药物的性质、用药目的及给药途径，将原料药加工制成适宜的形式	字符型	n4	参见附录A.1	必选	

续表

序号	数据项名称	数据项短名	数据项英文名称	数据项说明	数据类型	表示格式	允许值	约束	备注
24	制剂规格	ZJGG	strength	每支、每片或其他每一单位制剂中含有主药（或效价）的重量或含量或装量。生物制品应标明每支（瓶）有效成分的效价（或含量及效价）及装量（或冻干制剂的复溶后体积）	字符型	an..100		必选	
25	包装规格	BZGG	pkgSpec	药品说明书上标识的单位包装内药品的重量、数量或装量	字符型	an..100		必选	
26	包装转换比	BZZHB	pkgCRatio	最小销售包装单元所含制剂单位的数量	浮点型	n..9		可选	
27	包装转换比单位	BZZHBDW	unitOfPCR	包装转换比的单位	字符型	an..20		可选	
28	疫苗生产日期	YMSCRQ	productionDate	生物制品半成品配置日期即为生产日期	日期型	YYYYMMDD		必选	
29	疫苗有效期截止日期	YMYXQJZRQ	expirationDate	疫苗有效期的截止日期	日期型	YYYYMMDD		必选	
30	生产企业名称	SCQYMC	producerName	境内疫苗生产企业营业执照上的名称	字符型	an..200		条件必选	国产和国内分包装疫苗必选；
31	统一社会信用代码（生产企业）	TYSHXYDMSCQY	producerUSCID	国产和国内分包装疫苗的境内疫苗生产企业的统一社会信用代码	字符型	an..18		条件必选	国产和国内分包装疫苗必选；没有统一社会信用代码使用组织机构代码
32	进口疫苗代理企业名称	JKYMDLQYMC	importerName	进口疫苗代理企业营业执照上的名称	字符型	an..200		条件必选	进口疫苗必选
33	统一社会信用代码（进口疫苗代理企业）	TYSHXYDMJKYMDLQY	importerUSCID	进口疫苗代理企业的统一社会信用代码	字符型	an..18		条件必选	进口疫苗必选；没有统一社会信用代码使用组织机构代码

序号	数据项名称	数据项短名	数据项英文名称	数据项说明	数据类型	表示格式	允许值	约束	备注
34	公司名称（中文）	GSMCZW	enterpriseNameCN	进口药品批件上的中文公司名称	字符型	an..200		条件必选	进口疫苗必选
35	公司名称（英文）	GSMCYW	enterpriseNameEN	进口药品批件上的英文公司名称	字符型	an..200		条件必选	进口疫苗必选
36	生产厂名称（中文）	SCCMCZW	producerNameCN	进口药品批件上的中文生产厂名称	字符型	an..200		条件必选	进口疫苗必选
37	生产厂名称（英文）	SCCMCYW	producerNameEN	进口药品批件上的英文生产厂名称	字符型	an..200		条件必选	进口疫苗必选
38	药品批准文号	YPPZWH	approvalNo	药品监管部门审核批准药品生产企业生产某一药品的专有编号。	字符型	an..50		条件必选	国产及国内分包装疫苗必选
39	进口药品注册证号	JKYPZCZH	registerationNo	进口药品注册证书上标示的编号	字符型	an..50		条件必选	进口疫苗必选
40	进口药品批件号	JKYPPJH	impApprovalNo	进口药品批件上标示的编号	字符型	an..50		条件必选	进口疫苗存在时必选
41	药品追溯码	YPZSM	DTC	用于唯一标识药品各级销售包装单元的代码，见NMPAB/T 1001第3.3	字符型	an..200		必选	
42	上一级包装药品追溯码	SYJBZYPZSM	parentDTC	大一级包装上的药品追溯码	字符型	an..200		条件必选	当存在上一级包装时必选
43	包装层级	BZCJ	pkgLevel	药品追溯码所处包装层级描述	字符型	an..200		必选	
44	追溯码验证状态	ZSMYZZT	codeStatus	当前追溯码的验证状态	字符型	n.1	0：未通过验证；1：已通过验证	必选	判断收到药品追溯码与发货单上是否一致

6.3.7 使用信息数据子集

使用信息数据子集见表21。

表21 使用信息数据子集

序号	数据项名称	数据项短名	数据项英文名称	数据项说明	数据类型	表示格式	允许值	约束	备注
1	接种单位名称	JZDWMC	immunizationSiteName	接种单位的中文名称	字符型	an..200		必选	
2	接种单位编码	JZDWBM	immunizationSiteCode	由中国疾病预防控制中心编制和分配的用于唯一标识接种单位的代码	字符型	an..18		必选	
3	统一社会信用代码（接种单位）	TYSHXYDMJZDW	immunizationSiteUSCID	接种单位的统一社会信用代码	字符型	an..18		可选	
4	使用时间	SYSJ	useTime	疫苗实际使用时间	日期时间型	YYYYMMDDThhmm		必选	
5	预防接种档案编号	YFJZDABH	immunizationCardNo	接种者的预防接种档案编号，该编号是由中国疾病预防控制中心编制和赋予受种者预防接种卡的顺序号	字符型	an..18		条件必选	存在时必选
6	疫苗状态	YMZT	vaccineStatus	指在疫苗生产流通使用过程中，药品追溯码对应疫苗所处的状况	字符型	n2	参见附录A.2	必选	
7	国家药品标识码	GJYPBSM	CNDC	用于唯一标识特定于某种与药品（疫苗）上市许可持有人、生产企业、通用名、剂型、制剂规格和包装规格对应药品（疫苗）的唯一性代码。由疫苗上市许可持有人、生产企业等向疫苗追溯协同服务平台备案包装规格相关信息后产生	字符型	an..20		必选	

序号	数据项名称	数据项短名	数据项英文名称	数据项说明	数据类型	表示格式	允许值	约束	备注
8	疫苗生产批号	YMSCPH	batch	一批产品的号码，用以检查产品生产的时间、质量及有效期等。一般在疫苗生产单位，将同一次投料、同一生产工艺所制得的产品作为同一批号，在疫苗的包装盒、瓶或说明书上注明	字符型	an..20		必选	
9	药品通用名称	YPTYMC	CADN	国家药品标准或者国家药典委员会《中国药品通用名称》或其增补本收载的药品通用名称，或根据《中国药品通用名称命名原则》命名的新的药品/疫苗的名称	字符型	an..100		必选	
10	剂型	JX	dosageForm	根据药物的性质、用药目的及给药途径，将原料药加工制成适宜的形式	字符型	n4	参见附录A.1	必选	
11	制剂规格	ZJGG	strength	每支、每片或其他每一单位制剂中含有主药（或效价）的重量或含量或装量。生物制品应标明每支（瓶）有效成分的效价（或含量及效价）及装量（或冻干制剂的复溶后体积）	字符型	an..100		必选	
12	包装规格	BZGG	pkgSpec	药品说明书上标识的单位包装内药品的重量、数量或装量	字符型	an..100		必选	
13	包装转换比	BZZHB	pkgCRatio	最小销售包装单元所含制剂单位的数量	浮点型	n..9		可选	
14	包装转换比单位	BZZHBDW	unitOfPCR	包装转换比的单位	字符型	an..20		可选	
15	疫苗生产日期	YMSCRQ	productionDate	生物制品半成品配置日期即为生产日期	日期型	YYYYMMDD		必选	

序号	数据项名称	数据项短名	数据项英文名称	数据项说明	数据类型	表示格式	允许值	约束	备注
16	疫苗有效期截止日期	YMYXQJZRQ	expirationDate	疫苗有效期的截止日期	日期型	YYYYMMDD		必选	
17	生产企业名称	SCQYMC	producerName	境内疫苗生产企业营业执照上的名称	字符型	an..200		条件必选	国产和国内分包装疫苗必选
18	统一社会信用代码（生产企业）	TYSHXYDMSCQY	producerUSCID	国产和国内分包装疫苗的境内疫苗生产企业的统一社会信用代码	字符型	an..18		条件必选	国产和国内分包装疫苗必选；没有统一社会信用代码时使用组织机构代码
19	进口疫苗代理企业名称	JKYMDLQYMC	importerName	进口疫苗代理企业营业执照上的名称	字符型	an..200		条件必选	进口疫苗必选
20	统一社会信用代码（进口疫苗代理企业）	TYSHXYDMJKYMDLQY	importerUSCID	进口疫苗代理企业的统一社会信用代码	字符型	an..18		条件必选	进口疫苗必选；没有统一社会信用代码时使用组织机构代码
21	公司名称（中文）	GSMCZW	enterpriseNameCN	进口药品批件上的中文公司名称	字符型	an..200		条件必选	进口疫苗必选
22	公司名称（英文）	GSMCYW	enterpriseNameEN	进口药品批件上的英文公司名称	字符型	an..200		条件必选	进口疫苗必选
23	生产厂名称（中文）	SCCMCZW	producerNameCN	进口药品批件上的中文生产厂名称	字符型	an..200		条件必选	进口疫苗必选
24	生产厂名称（英文）	SCCMCYW	producerNameEN	进口药品批件上的英文生产厂名称	字符型	an..200		条件必选	进口疫苗必选
25	药品批准文号	YPPZWH	approvalNo	药品监管部门审核批准药品生产企业生产某一药品的专有编号。	字符型	an..50		条件必选	国产及国内分包装疫苗必选
26	进口药品注册证号	JKYPZCZH	registerationNo	进口药品注册证书上标示的编号	字符型	an..50		条件必选	进口疫苗必选
27	进口药品批件号	JKYPPJH	impApprovalNo	进口药品批件上标示的编号	字符型	an..50		条件必选	进口疫苗存在时必选

序号	数据项名称	数据项短名	数据项英文名称	数据项说明	数据类型	表示格式	允许值	约束	备注
28	药品追溯码	YPZSM	DTC	用于唯一标识药品各级销售包装单元的代码，见NMPAB/T 1001第3.3	字符型	an..200		必选	

6.3.8 召回信息数据子集

召回信息数据子集见表22。

表22 召回信息数据子集

序号	数据项名称	数据项短名	数据项英文名称	数据项说明	数据类型	表示格式	允许值	约束	备注
1	召回机构名称	ZHJGMC	recallOrganization	召回机构的名称	字符型	200		必选	
2	统一社会信用代码（召回机构）	TYSHXYDMZHJG	recallOrganizationUSCID	疫苗召回机构的统一社会信用代码	字符型	an..18		必选	没有统一社会信用代码使用组织机构代码
3	开始统计时间	KSTJSJ	startTime	召回数量统计的开始时间点	日期时间型	YYYYMMDDThhmm		必选	
4	结束统计时间	JSTJSJ	endTime	召回数量统计的结束时间点	日期时间型	YYYYMMDDThhmm		必选	
5	召回数量	ZHSL	recalledQuantity	在统计时间段内召回的最小销售包装单元数量	整数型	n..10		必选	
6	疫苗状态	YMZT	vaccineStatus	指在疫苗生产流通使用过程中，药品追溯码对应疫苗所处的状况	字符型	n2	参见附录A.2	必选	

序号	数据项名称	数据项短名	数据项英文名称	数据项说明	数据类型	表示格式	允许值	约束	备注
7	国家药品标识码	GJYPBSM	CNDC	用于唯一标识特定于某种与药品（疫苗）上市许可持有人、生产企业、通用名、剂型、制剂规格和包装规格对应药品（疫苗）的唯一性代码。由疫苗上市许可持有人、生产企业等向疫苗追溯协同服务平台备案包装规格相关信息后产生	字符型	an..20		必选	
8	疫苗生产批号	YMSCPH	batch	一批产品的号码，用以检查产品生产的时间、质量及有效期等。一般在疫苗生产单位，将同一次投料、同一生产工艺所制得的产品作为同一批号，在疫苗的包装盒、瓶或说明书上注明	字符型	an..20		必选	
9	药品通用名称	YPTYMC	CADN	国家药品标准或者国家药典委员会《中国药品通用名称》或其增补本收载的药品通用名称，或根据《中国药品通用名称命名原则》命名的新的药品/疫苗的名称	字符型	an..100		必选	
10	剂型	JX	dosageForm	根据药物的性质、用药目的及给药途径，将原料药加工制成适宜的形式	字符型	n4	参见附录A.1	必选	

序号	数据项名称	数据项短名	数据项英文名称	数据项说明	数据类型	表示格式	允许值	约束	备注
11	制剂规格	ZJGG	strength	每支、每片或其他每一单位制剂中含有主药（或效价）的重量或含量或装量。生物制品应标明每支（瓶）有效成分的效价（或含量及效价）及装量（或冻干制剂的复溶后体积）	字符型	an..100		必选	
12	包装规格	BZGG	pkgSpec	药品说明书上标识的单位包装内药品的重量、数量或装量	字符型	an..100		必选	
13	包装转换比	BZZHB	pkgCRatio	最小销售包装单元所含制剂单位的数量	浮点型	n..9		可选	
14	包装转换比单位	BZZHBDW	unitOfPCR	包装转换比的单位	字符型	an..20		可选	
15	疫苗生产日期	YMSCRQ	production Date	生物制品半成品配置日期即为生产日期	日期型	YYYY MMDD		必选	
16	疫苗有效期截止日期	YMYXQ JZRQ	expiration Date	疫苗有效期的截止日期	日期型	YYYY MMDD		必选	
17	生产企业名称	SCQYMC	producer Name	境内疫苗生产企业营业执照上的名称	字符型	an..200		条件必选	国产和国内分包装疫苗必选
18	统一社会信用代码（生产企业）	TYSHXYD MSCQY	producer USCID	国产和国内分包装疫苗的境内疫苗生产企业的统一社会信用代码	字符型	an..18		条件必选	国产和国内分包装疫苗必选；没有统一社会信用代码时使用组织机构代码
19	进口疫苗代理企业名称	JKYMD LQYMC	importer Name	进口疫苗代理企业营业执照上的名称	字符型	an..200		条件必选	进口疫苗必选

续表

序号	数据项名称	数据项短名	数据项英文名称	数据项说明	数据类型	表示格式	允许值	约束	备注
20	统一社会信用代码（进口疫苗代理企业）	TYSHXYDMJKYMDLQY	importerUSCID	进口疫苗代理企业的统一社会信用代码	字符型	an..18		条件必选	进口疫苗必选；没有统一社会信用代码时使用组织机构代码
21	公司名称（中文）	GSMCZW	enterpriseNameCN	进口药品批件上的中文公司名称	字符型	an..200		条件必选	进口疫苗必选
22	公司名称（英文）	GSMCYW	enterpriseNameEN	进口药品批件上的英文公司名称	字符型	an..200		条件必选	进口疫苗必选
23	生产厂名称（中文）	SCCMCZW	producerNameCN	进口药品批件上的中文生产厂名称	字符型	an..200		条件必选	进口疫苗必选
24	生产厂名称（英文）	SCCMCYW	producerNameEN	进口药品批件上的英文生产厂名称	字符型	an..200		条件必选	进口疫苗必选
25	药品批准文号	YPPZWH	approvalNo	药品监管部门审核批准药品生产企业生产某一药品的专有编号。	字符型	an..50		条件必选	国产及国内分包装疫苗必选
26	进口药品注册证号	JKYPZCZH	registerationNo	进口药品注册证书上标示的编号	字符型	an..50		条件必选	进口疫苗必选
27	进口药品批件号	JKYPPJH	impApprovalNo	进口药品批件上标示的编号	字符型	an..50		条件必选	进口疫苗存在时必选
28	药品追溯码	YPZSM	DTC	用于唯一标识药品各级销售包装单元的代码，见NMPAB/T 1001第3.3	字符型	an..200		必选	

6.3.9 温度信息数据子集

温度信息数据子集规范了疫苗全生命周期中温度信息的采集，疫苗上市许可持有人及境内疫苗生产企业、疾病预防控制机构和接种单位应根据疫苗监管的业务需求，记录疫苗储存、运输等过程中的温度信息。温度信息数据子集见表23。

表23　温度信息数据子集

序号	数据项名称	数据项短名	数据项英文名称	数据项说明	数据类型	表示格式	允许值	约束	备注
1	药品追溯码	YPZSM	DTC	用于唯一标识药品各级销售包装单元的代码，见NMPAB/T 1001第3.3	字符型	an..200		必选	
2	温度采集位置描述	WDCJWZMS	location	描述采集温度的位置，包括储存位置、运输区段等	字符型	an..200		必选	
3	温度	WD	tempValue	在流通过程中，存放药品的冷链设备在温度记录时间的温度，温度单位：摄氏度	浮点型	n.6		必选	
4	温度记录时间	WDJLSJ	recTime	温度数值记录的时间	日期时间型	YYYYMMDDThhmm		必选	

6.3.10　消费者查询基本信息数据子集

消费者查询基本信息数据子集见表24。

表24　消费者查询基本信息数据子集

序号	数据项名称	数据项短名	数据项英文名称	数据项说明	数据类型	表示格式	允许值	约束	备注
1	药品追溯码	YPZSM	DTC	用于唯一标识药品各级销售包装单元的代码，见NMPAB/T 1001第3.3	字符型	an..200		必选	
2	疫苗上市许可持有人	YMSSXKCYR	MAHName	疫苗上市许可持有人的中文全称	字符型	an..200		必选	
3	疫苗生产日期	YMSCRQ	productionDate	生物制品半成品配置日期即为生产日期	日期型	YYYYMMDD		必选	
4	疫苗生产批号	YMSCPH	batch	一批产品的号码，用以检查产品生产的时间、质量及有效期等	字符型	an..20		必选	
5	疫苗有效期截止日期	YMYXQJZRQ	expirationDate	疫苗有效期的截止日期	日期型	YYYYMMDD		必选	
6	药品通用名称	YPTYMC	CADN	国家药品标准或者国家药典委员会《中国药品通用名称》或其增补本收载的药品通用名称，或根据《中国药品通用名称命名原则》命名的新的药品/疫苗的名称	字符型	an..100		必选	

序号	数据项名称	数据项短名	数据项英文名称	数据项说明	数据类型	表示格式	允许值	约束	备注
7	药品英文名称	YPYWMC	INNdrugName	用英文形式表示的药品通用名称，通常采用世界卫生组织编订的国际非专有名称	字符型	an..100		可选	
8	药品商品名称	YPSPMC	drugProductName	由疫苗生产企业自己确定，经药品监管部门核准使用的产品名称	字符型	an..100		可选	
9	剂型	JX	dosageForm	根据药物的性质、用药目的及给药途径，将原料药加工制成适宜的形式	字符型	n4	参见附录A.1	必选	
10	制剂规格	ZJGG	strength	每支、每片或其他每一单位制剂中含有主药（或效价）的重量或含量或装量。生物制品应标明每支（瓶）有效成分的效价（或含量及效价）及装量（或冻干制剂的复溶后体积）	字符型	an..100		必选	
11	包装规格	BZGG	pkgSpec	疫苗说明书上标识的单位包装内疫苗的重量、数量或装量	字符型	an..100		必选	
12	药品批准文号	YPPZWH	approvalNo	药品监管部门审核批准药品生产企业生产某一药品的专有编号	字符型	an..50		条件必选	国产及国内分包装药品必选
13	进口药品注册证号	JKYPZCZH	registrationNo	进口药品注册证书上标示的证号	字符型	an..50		条件必选	存在时必选
14	进口药品批件号	JKYPPJH	impApprovalNo	进口药品批件上标示的编号	字符型	an..50		条件必选	存在时必选
15	批签发签发日期	PQFQFRQ	BRDate	药品追溯码对应生产批号的药品通过批签发的日期	日期型	YYYYMMDD		条件必选	存在时必选
16	生物制品批签发合格证扫描件	SWZPPQFHGZSMJ	scanOfCertificate	生物制品批签发合格证的扫描件	二进制			条件必选	存在时必选；宜采用PDF格式

序号	数据项名称	数据项短名	数据项英文名称	数据项说明	数据类型	表示格式	允许值	约束	备注
17	生产企业名称	SCQYMC	producerName	境内疫苗生产企业营业执照上的名称	字符型	an..200		条件必选	国产和国内分包装疫苗必选
18	统一社会信用代码（生产企业）	TYSHXYDMSCQY	producerUSCID	国产和国内分包装疫苗的境内疫苗生产企业的统一社会信用代码	字符型	an..18		条件必选	国产和国内分包装疫苗必选；没有统一社会信用代码时使用组织机构代码
19	进口疫苗代理企业名称	JKYMDLQYMC	importerName	进口疫苗代理企业营业执照上的名称	字符型	an..200		条件必选	进口疫苗必选
20	统一社会信用代码（进口疫苗代理企业）	TYSHXYDMJKYMDLQY	importerUSCID	进口疫苗代理企业的统一社会信用代码	字符型	an..18		条件必选	进口疫苗必选；没有统一社会信用代码时使用组织机构代码
21	公司名称（中文）	GSMCZW	enterpriseNameCN	进口药品批件上的中文公司名称	字符型	an..200		条件必选	进口疫苗必选
22	公司名称（英文）	GSMCYW	enterpriseNameEN	进口药品批件上的英文公司名称	字符型	an..200		条件必选	进口疫苗必选
23	生产厂名称（中文）	SCCMCZW	producerNameCN	进口药品批件上的中文生产厂名称	字符型	an..200		条件必选	进口疫苗必选
24	生产厂名称（英文）	SCCMCYW	producerNameEN	进口药品批件上的英文生产厂名称	字符型	an..200		条件必选	进口疫苗必选
25	疾病预防控制机构名称	JBYFKZJGMC	DPCOrganizationName	向生产企业采购该疫苗的疾病预防控制机构的名称	字符型	an..200		必选	
26	统一社会信用代码（疾病预防控制机构）	TYSHXYDMJBYFKZJG	USCID	向生产企业采购该疫苗的疾病预防控制机构的统一社会信用代码	字符型	an..18		条件必选	没有统一社会信用代码时使用组织机构代码

165

续表

序号	数据项名称	数据项短名	数据项英文名称	数据项说明	数据类型	表示格式	允许值	约束	备注
27	预防接种档案编号	YFJZDABH	immunizationCardNo	接种者的预防接种档案编号，该编号是由中国疾病预防控制中心编制和赋予受种者预防接种卡的顺序号	字符型	an..18		可选	

附录A

（规范性附录）

值域代码表

A.1 剂型代码表

剂型代码表见表A.1。

表A.1 剂型代码表

值	值含义
01	片剂
0101	含片
0102	咀嚼片
0103	泡腾片
0104	阴道片
0105	肠溶片
0106	舌下片
0107	口腔贴片
0108	分散片
0109	可溶片
0110	缓释片
0111	控释片
0112	普通片
0113	阴道泡腾片
0114	口崩片
02	注射剂
0201	注射液
0202	注射用无菌粉末
0203	注射用浓溶液
03	胶囊剂
0301	硬胶囊
0302	软胶囊
0303	肠溶胶囊

值	值含义
0304	缓释胶囊
0305	控释胶囊
04	颗粒剂
0401	混悬颗粒
0402	泡腾颗粒
0403	肠溶颗粒
0405	缓释颗粒
0406	控释颗粒
0407	可溶颗粒
05	眼用制剂
0501	滴眼剂
0502	洗眼剂
0503	眼内注射溶液
0504	眼膏剂
0505	眼用乳膏剂
0506	眼用胶囊剂
0507	眼膜剂
0508	眼丸剂
0509	眼内插入剂
06	鼻用制剂
0601	滴鼻剂
0602	洗鼻剂
0603	鼻用喷雾剂
0604	鼻用软膏剂
0605	鼻用乳膏剂
0606	鼻用凝胶剂
0607	鼻用散剂
0608	鼻用粉雾剂
0609	鼻用棒剂
0610	鼻用气雾剂
07	栓剂
0701	直肠栓
0702	阴道栓
0703	尿道栓

值	值含义
08	丸剂
0801	蜜丸
0802	水蜜丸
0803	水丸
0804	糊丸
0805	蜡丸
0806	浓缩丸
0807	滴丸
0808	糖丸
0809	小丸
0810	滴丸剂
09	软膏剂　乳膏剂
0901	软膏剂
0902	乳膏剂
10	糊剂
11	吸入制剂
1101	气雾剂
1102	粉雾剂
1103	喷雾剂
1104	供雾化器用的液体制剂
1105	可转变成蒸汽的制剂
12	喷雾剂
1201	吸入喷雾剂
1202	鼻用喷雾剂
1203	非吸入喷雾剂
13	气雾剂
1301	吸入气雾剂
1302	非吸入气雾剂
14	凝胶剂
15	散剂
16	糖浆剂
17	搽剂
18	涂剂
19	涂膜剂

续表

值	值含义
20	酊剂
21	贴剂
22	贴膏剂
2201	凝胶贴膏
2202	橡胶贴膏
23	口服溶液剂　口服混悬剂　口服乳剂
24	植入剂
25	膜剂
26	耳用制剂
2601	滴耳剂
2602	洗耳剂
2603	耳用喷雾剂
2604	耳用软膏剂
2605	耳用乳膏剂
2606	耳用凝胶剂
2607	耳塞
2608	耳用散剂
2609	耳用丸剂
27	洗剂
28	冲洗剂
29	灌肠剂
30	合剂
31	锭剂
32	煎膏剂（膏滋）
33	胶剂
34	酒剂
35	膏药
36	露剂
37	茶剂
3701	块状茶剂
3702	袋装茶剂
3703	煎煮茶剂
38	流浸膏剂与浸膏剂

A.2 疫苗状态代码表

疫苗状态代码表见表A.2

表A.2 疫苗状态代码表

值	值含义	疫苗追溯码状态
01	已自检	经过生产企业自检合格
02	已批签	通过指定药品检验机构的批签发
03	已过期	已超过有效期截止日期
04	已损坏	发生包装破损、保存温度超标等情况，不能继续使用
05	已销毁	已按照规定流程集中销毁
06	召回中	按照国家或企业召回要求，疫苗处于召回过程中
07	已召回	按照国家或企业召回要求，疫苗已经返回到生产企业
08	已使用	已被正常使用
09	已停用	出于安全等因素考虑，疫苗被停止使用
99	其他	当疫苗的状态不属于以上任何一项时

A.3 证件类型代码表

证件类型代码表见表A.3。

表A.3 证件类型代码表

值	值含义
1	居民身份证
2	军官证
3	机动车驾驶证
4	护照
5	港澳通行证
6	台胞证
9	其他

A.4　地理位置值域说明

A.4.1　地址-国家（或地区）

应使用GB/T 2659中国国家和地区名称代码表的3位拉丁字母代码。

A.4.2　地址-省（直辖市/自治区）

应使用GB/T 2260中省、直辖市、自治区、特别行政区代码表的数字码。

A.4.3　地址-市（区/自治州/盟）

GB/T 2260中表2～表35的市级数字码，如果相关市（区/自治州/盟）未能在GB/T 2260中找到，属于新设的市（区/自治州/盟），则其取值按照如下规则编制：

a）查找该市（区/自治州/盟）所在省的GB/T 2260的6位代码。

b）对该市（区/自治州/盟）赋码为将该市（区/自治州/盟）所在省的GB/T 2260的6位代码中第4位的0改为A（以此类推B-Z）。

A.4.4　地址-县（自治县/县级市）

GB/T 2260中表2～表35的县级数字码，如果相关县（自治县/县级市）未能在GB/T 2260中找到，属于新设的县（自治县/县级市），则其取值按照如下规则编制：

a）查找该县（自治县/县级市）所在省的GB/T 2260的6位代码。

b）对该县（自治县/县级市）赋码为将该县（自治县/县级市）所在省的GB/T 2260的6位代码中第6位的0改为A（以此类推B-Z）。

A.5　发货类型代码表

发货类型代码表见表A.4。

表A.4　发货类型代码表

值	值含义
01	销售出库
02	供应出库
03	盘亏出库
04	退货出库

值	值含义
05	抽检出库
06	调拨出库
07	销毁出库
08	赠品出库
09	使用出库
10	召回出库
11	损坏出库
12	报废出库
99	其他

A.6 收货类型代码表

收货类型代码表见表A.5。

表A.5 收货类型代码表

值	值含义
01	采购入库
02	退货入库
03	生产入库
04	调拨入库
05	赠品入库
06	盘盈入库
07	召回入库
08	报废入库
99	其他

附录B

（资料性附录）

单据示例

B.1 发货单相关数据项关系示例

本示例仅用于说明发货单信息数据子集中各数据项之间的关系，见图B.1。

发货单

发货单编号：　　　　　发货时间：　　　　　　收货单据验证状态：

订货单编号：　　　　　发货类型：

发货机构名称：　　　　收货机构名称：　　　　疫苗配送单位：

发货机构统一
社会信用代码：　　　　收货机构统一
社会信用代码：　　　　疫苗配送单位统一
社会信用代码：

发货机构接种
单位编码：　　　　　　收货机构接种
单位编码：

发货地址：　　　　　　收货地址：

国家药品标识码	疫苗名称	剂型	制剂规格	包装规格	生产批号	有效期	生产企业	发货数量

药品追溯码清单

药品追溯码	包装层级	上一级包装药品追溯码	国家药品标识码

图B.1 发货单相关数据项关系示例

B.2 收货单相关数据项关系示例

本示例仅用于说明收货单信息数据子集中各数据项之间的关系，见图B.2。

收货单

发货单编号：　　　　　发货单编号：　　　　　收货时间：

订货单编号：　　　　　发货类型：　　　　　单据验证状态：

发货机构名称：　　　　收货机构名称：

发货机构统一　　　　　收货机构统一
社会信用代码：　　　　社会信用代码：

发货机构接种　　　　　收货机构接种
单位编码：　　　　　　单位编码：

发货地址：　　　　　　收货地址：

国家药品标识码	疫苗名称	剂型	制剂规格	包装规格	批号	有效日期	生产企业	应收数量	实收数量

药品追溯码	包装层级	上一级包装药品追溯码	国家药品标识码

图B.2 收货单相关数据项关系示例

参考文献

［1］国家药监局关于药品信息化追溯体系建设的指导意见（国药监药管〔2018〕35号）

NMPAB

国家药品监督管理局信息化标准

NMPAB/T 1005—2019

疫苗追溯数据交换基本技术要求

Basic technical requirements for vaccine traceability
data exchange

2019-08-26发布　　　　　　　　　　2019-08-26实施

国家药品监督管理局　　　发布

目　次

前　言

本标准按照GB/T 1.1—2009给出的规则起草。

本标准由国家药品监督管理局信息中心提出。

本标准由国家药品监督管理局综合和规划财务司归口。

本标准起草单位：国家药品监督管理局信息中心、复旦大学、中国疾病预防控制中心。

本标准主要起草人：陈锋、张原、李丹丹、吴振生、曹明、王迎利、赵巍、徐哲、王俊宇、辛明辉、刘毅、高自立、钱侃、尹遵栋、曹玲生、苏雪梅、葛辉、严仕斌、李军保。

引　言

为贯彻《中华人民共和国疫苗管理法》和药品追溯相关政策要求，国务院药品监督管理部门会同国务院卫生健康主管部门制定统一的疫苗追溯标准和规范，指导疫苗追溯参与方在统一框架下共同开展疫苗信息化追溯体系建设。

由于疫苗属于特殊管理的药品，疫苗追溯各参与方在疫苗信息化追溯体系建设过程中，既需要遵照《疫苗追溯基本数据集》和《疫苗追溯数据交换基本技术要求》2个标准，还需要遵循《药品信息化追溯体系建设导则》《药品追溯码编码要求》和《药品追溯系统基本技术要求》等基础通用的药品追溯标准。

疫苗追溯数据交换基本技术要求

1 范围

本标准规定了疫苗信息化追溯体系中疫苗追溯数据交换的方式、数据格式、数据内容和安全要求。

本标准适用于规范疫苗追溯协同服务平台、药品（疫苗）追溯系统、省级疾控机构信息系统、疫苗追溯监管系统等数据交换方之间进行疫苗追溯数据的交换。

2 规范性引用文件

下列文件对于本文件的应用是必不可少的。凡是注日期的引用文件，仅所注日期的版本适用于本文件。凡是不注日期的引用文件，其最新版本（包括所有的修改单）适用于本文件。

GB/T 16263.4 信息技术 ASN.1编码规则 第4部分：XML编码规则（XER）

NMPAB/T 1001 药品信息化追溯体系建设导则

NMPAB/T 1004 疫苗追溯基本数据集

3 术语和定义

NMPAB/T 1001、NMPAB/T 1004界定的术语和定义适用于本文件。

3.1 XML元素 XML element

XML文档中在W3C XML 1.0中规定的部分。

注：XML元素或者是空元素标签，或者以起始标签开始以结束标签结束。开始标签和空元素标签都能包含属性编码。[见GB/T 16263.4–2015第3.2.26]

4 缩略语

XML：可扩展标记语言（Extensible Markup Language）

JSON：JavaScript对象表示法（JavaScript Object Notation）

5 交换方式要求

疫苗信息化追溯体系中的数据交换方主要包括疫苗追溯协同服务平台（以下简称协同平台）、药品（疫苗）追溯系统（以下简称追溯系统）、省级疾控机构信息系统（以下简称疾控系统，是由省级疾病预防控制机构用于记录疫苗流通、预防接种追溯数据的信息系统）、疫苗追溯监管系统（以下简称监管系统）等。原则上由追溯系统与协同平台、疾控系统与协同平台、监管系统与协同平台、追溯系统与监管系统相互进行疫苗追溯数据交换，数据交换关系如图1中所示。疫苗追溯数据交换宜采用HTTP、消息队列方式。

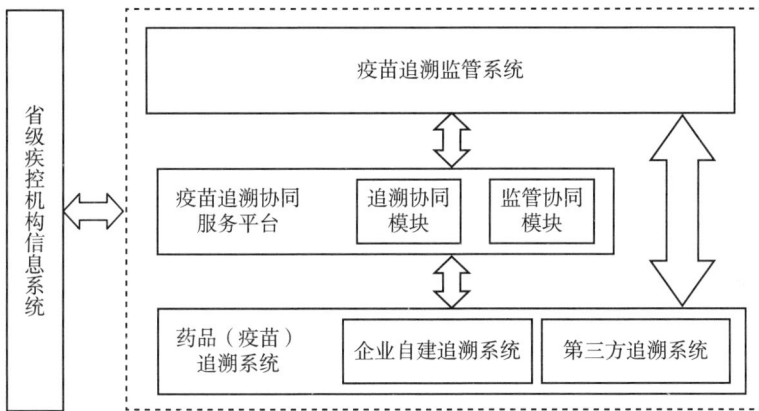

图1 疫苗信息化追溯体系中的数据交换关系示意图

6 交换数据格式要求

6.1 基础信息交换数据格式

6.1.1 XML文件格式

使用XML文件传输基础信息时，应将数据记录描述为VTTSBasic元素，图2是VTTSBasic元素的数据格式。

```
<VTTSBasic>
  <datasetName>[基础信息名称]</ / datasetName>
  <dataset>
    <data>
      <[数据项短名1.1]>[数据项值1.1]</[数据项短名1.1]>
      …
      <[数据项短名1.n]>[数据项值1.n]</[数据项短名1.n]>
    </data>
    …
    <data>
      <[数据项短名m.1]>[数据项值m.1]</[数据项短名m.1]>
      …
      <[数据项短名m.n]>[数据项值m.n]</[数据项短名m.n]>
    </data>
  </dataset>
</VTTSBasic>
```

数据记录1
（第1个数据项到第n个数据项）

数据记录m
（第1个数据项到第n个数据项）

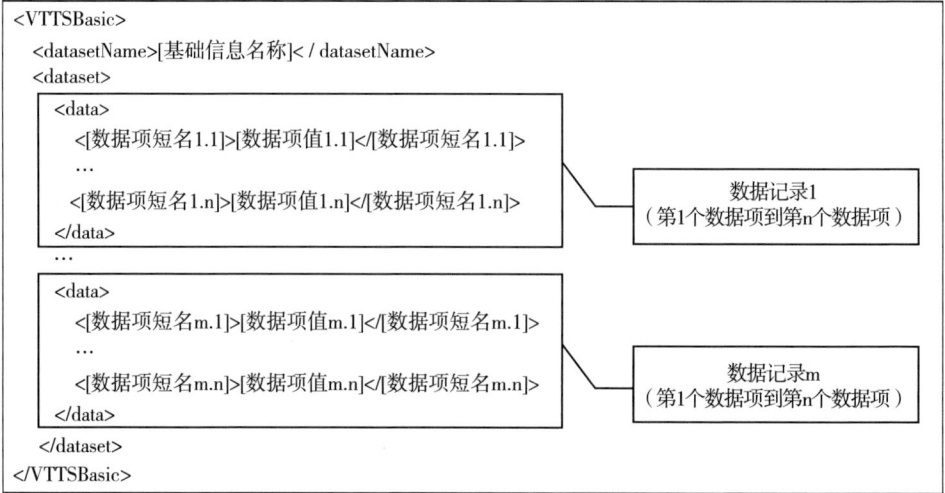

图2　VTTSBasic元素数据格式

其中：

——datasetName元素：用于标记基础信息名称，可使用数据集名称、实体对象名、数据库表名等；

——dataset元素：用于标记一个或多个数据集合，每一个集合包含多条数据记录（data元素）；

——data元素：包含一条数据记录中的所有内容，由多个数据项和数据项值构成。其中数据项应采用NMPAB/T 1004中的数据项短名表示。

注：VTTSBasic元素是本标准规定的用于进行基础信息交换的XML元素，其名称中VTTS是疫苗追溯传输结构（vaccine traceability transmission structure）的英文缩写。

示例：将NMPAB/T 1004中"国产疫苗基本信息数据子集"对应的交换内容描述为VTTSBasic元素数据格式的示例如图3，示例中仅列出部分数据项，实际传输数据项应参照相关标准。

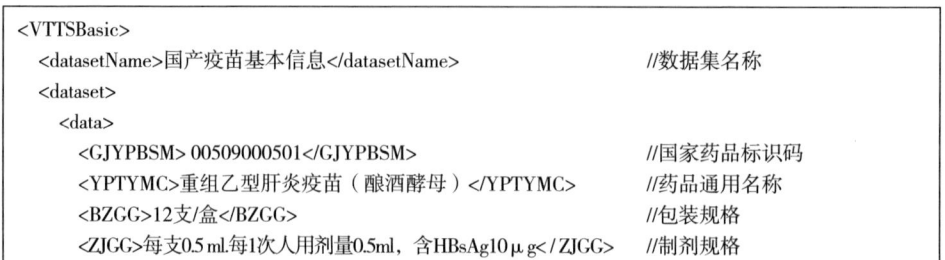

```
<VTTSBasic>
  <datasetName>国产疫苗基本信息</datasetName>              //数据集名称
  <dataset>
    <data>
      <GJYPBSM> 00509000501</GJYPBSM>                    //国家药品标识码
      <YPTYMC>重组乙型肝炎疫苗（酿酒酵母）</YPTYMC>        //药品通用名称
      <BZGG>12支/盒</BZGG>                                //包装规格
      <ZJGG>每支0.5ml.每1次人用剂量0.5ml，含HBsAg10μg</ZJGG> //制剂规格
```

```
        ....                                         //此处省略该药品其他基础信息
    </data>
  </dataset>
</VTTSBasic>
```

图3　国产疫苗基本信息数据子集对应的VTTSBasic元素数据格式示例

6.1.2　JSON格式

使用JSON格式传输基础信息时，应按图4格式描述数据记录，对象与XML格式元素一致，说明参见6.1.1。

```
{
"VTTSBasic"：［
     {"datasetName"："［基础信息名称］"},
     {"dataset"：［
         {"data"：［
             {"［数据项短名1.1］"："［数据项值1.1］"},
             ...
             {"［数据项短名1.n］"："［数据项值1.n］"}
         },
         ...
         {"data"：［
             {"［数据项短名m.1］"："［数据项值m.1］"},
             ...
             {"［数据项短名m.n］"："［数据项值m.n］"}
         ]
     ]
}
```

图4　基础信息的JSON格式

示例：将NMPAB/T 1004中"国产疫苗基本信息数据子集"对应的交换内容描述为JSON格式的示例如图5，示例中仅列出部分数据项，实际传输数据项应参照相关标准。

```
{
"VTTSBasic"：［
     {"datasetName"："国产疫苗基本信息"},              //数据集名称
     {"dataset"：［
         {"data"：［
             {"GJYPBSM"："00509000501"},              //国家药品标识码
             {"YPTYMC"："重组乙型肝炎疫苗（酿酒酵母）"},   //药品通用名称
             {"BZGG"："12支/盒"},                       //包装规格
             {"ZJGG"："每支0.5 ml.每1次人用剂量0.5ml，含   //制剂规格
              HBsAg10μg"},
             ...                                      //此处省略该药品其他基础信息
             ]
         }·]
     ]
}
```

图5　国产疫苗基本信息数据子集对应的JSON格式的示例

6.2 应用信息交换数据格式

6.2.1 XML文件格式

使用XML文件传输应用信息时，应将数据记录描述为VTTSEvent元素，图6是VTTSEvent元素的数据格式。

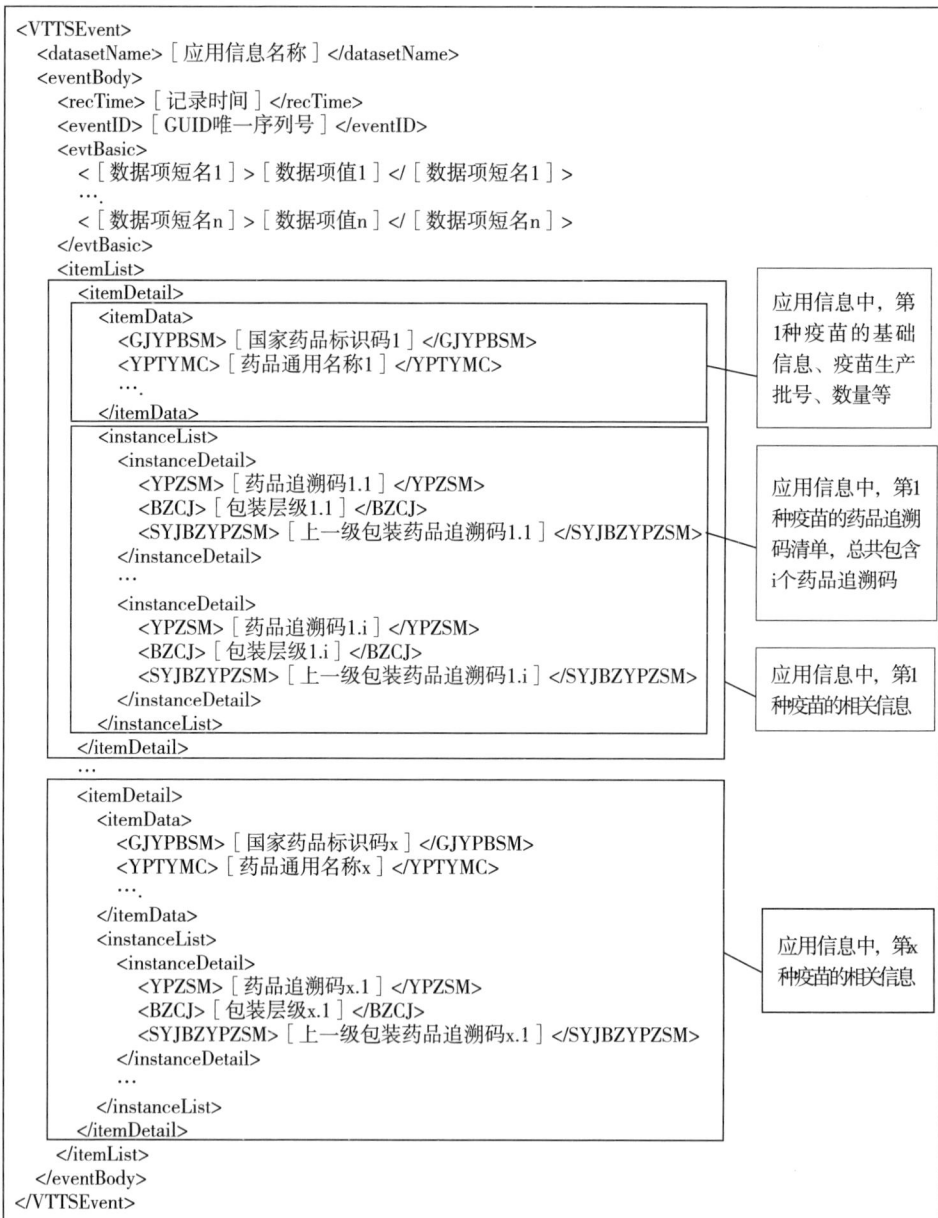

```
<VTTSEvent>
  <datasetName>［应用信息名称］</datasetName>
  <eventBody>
    <recTime>［记录时间］</recTime>
    <eventID>［GUID唯一序列号］</eventID>
    <evtBasic>
      <［数据项短名1］>［数据项值1］</［数据项短名1］>
      ….
      <［数据项短名n］>［数据项值n］</［数据项短名n］>
    </evtBasic>
    <itemList>
      <itemDetail>
        <itemData>
          <GJYPBSM>［国家药品标识码1］</GJYPBSM>
          <YPTYMC>［药品通用名称1］</YPTYMC>
          ….
        </itemData>
        <instanceList>
          <instanceDetail>
            <YPZSM>［药品追溯码1.1］</YPZSM>
            <BZCJ>［包装层级1.1］</BZCJ>
            <SYJBZYPZSM>［上一级包装药品追溯码1.1］</SYJBZYPZSM>
          </instanceDetail>
          …
          <instanceDetail>
            <YPZSM>［药品追溯码1.i］</YPZSM>
            <BZCJ>［包装层级1.i］</BZCJ>
            <SYJBZYPZSM>［上一级包装药品追溯码1.i］</SYJBZYPZSM>
          </instanceDetail>
        </instanceList>
      </itemDetail>
      …
      <itemDetail>
        <itemData>
          <GJYPBSM>［国家药品标识码x］</GJYPBSM>
          <YPTYMC>［药品通用名称x］</YPTYMC>
          ….
        </itemData>
        <instanceList>
          <instanceDetail>
            <YPZSM>［药品追溯码x.1］</YPZSM>
            <BZCJ>［包装层级x.1］</BZCJ>
            <SYJBZYPZSM>［上一级包装药品追溯码x.1］</SYJBZYPZSM>
          </instanceDetail>
          …
        </instanceList>
      </itemDetail>
    </itemList>
  </eventBody>
</VTTSEvent>
```

注释框：
- 应用信息中，第1种疫苗的基础信息、疫苗生产批号、数量等
- 应用信息中，第1种疫苗的药品追溯码清单，总共包含i个药品追溯码
- 应用信息中，第1种疫苗的相关信息
- 应用信息中，第x种疫苗的相关信息

图6 VTTSEvent元素数据格式

其中：

——datasetName元素：用于标记应用信息名称；

——eventBody元素：事件数据元素，用于包含一条应用事件记录所有信息；

——recTime元素：记录应用信息的时刻；

——eventID元素：由数据产生方生成的GUID唯一序列号；

——evtBasic元素：单据信息元素，包含多个子元素，每一个子元素用于描述一个应用信息数据子集中的单据信息，由数据项和数据项值构成，其中数据项应采用NMPAB/T 1004中的数据项短名表示；

——itemList元素：疫苗信息列表，包含一个或多个itemDetail元素；

——itemDetail元素：疫苗信息元素，每项包含与事件相关的某一疫苗的一个批号的信息；

——itemData元素：用于包含与事件相关的国家药品标识码及其属性数据项；

——instanceList元素：药品追溯码列表；

——instanceDetail元素：药品追溯码信息元素，包含YPZSM（药品追溯码）、BZCJ（包装层级）、SYJBZYPZSM（上一级包装药品追溯码）3个子元素。当没有上一级包装药品追溯码时，SYJBZYPZSM元素与YPZSM元素的值相同。

注：VTTSEvent元素是本标准规定的用于进行应用信息交换的XML元素，其名称中VTTS是vaccine traceability transmission structure的缩写。

示例：将NMPAB/T 1004中"发货单信息数据子集"对应的交换内容描述为VTTSEvent元素数据格式的示例如图7，示例中仅列出部分数据项，实际传输数据项应参照相关标准。

```
<VTTSEvent>
  <datasetName>发货单信息</datasetName>                              //数据集名称
  <eventBody>
    <recTime>2019-04-19 13：40.20.111</evtStartTime>                //追溯数据记录时间
    <eventID>6F9619FF-8B86-D011-B42D-00C04FC964FF</eventID>          //GUID唯一序列号
    <evtBasic>
      <FHDBH>20190419001</FHDBH>                                   //发货单编号
      <DHDBH>DHD20190418001</DHDBH>                                //订货单编号
      <FHLX>01</FHLX>                                              //发货类型
      <FHJGTYSHXYDM>113223334712392131P</FHJGTYSHXYDM>             //发货机构统一社会信用代码
      <FHJGMC>疫苗生产企业1</FHJGMC>                                 //发货机构名称
      <FHDZ>北京市XX区XX路XX号</FHDZ>                                //发货地址
```

```
      <SHJGTYSHXYDM>310110334712392131P</SHJGTYSHXYDM>      //收货机构统一社会信用代码
      <SHJGMC>上海市疾控中心</SHJGMC>                          //收货机构名称
      <SHDZ>上海市XX区XX路XX号</SHDZ>                          //收货地址
      <YMPSDWTYSHXYDM>310105334712392131P</YMPSDWT           //疫苗配送单位统一社会信用代码
YSHXYDM>
      <YMPSDWMC>国药运输</YMPSDWMC>                           //疫苗配送单位名称
      <YMZT>01</YMZT>                                        //疫苗状态
      <FHSJ>2019-04-18 23：11：11.000</FHSJ>                  //发货时间
      …                                                      //此处省略其他的单据信息
   </evtBasic>
   <itemList>
     <itemDetail>
       <itemData>
         <GJYPBSM>00509000501</GJYPBSM>                      //国家药品标识码
         <YPTYMC>重组乙型肝炎疫苗（酿酒酵母）                    //药品通用名称
         </YPTYMC>                                            //疫苗生产批号
         <YMSCPH>20190419A</YMSCPH>                          //制剂规格
         <ZJGG>每支0.5 ml.每1次人用剂量0.5ml，                 //包装规格
         含HBsAg10μg</ZJGG>                                   //发货数量
         <BZGG>12支/盒</BZGG>                                 //此处省略该疫苗的其他基础信息
         <FHSL>100</FHSL>
         …
       </itemData>
       <instanceList>
         <instanceDetail>
           <YPZSM>12345678901000000001</YPZSM>               //药品追溯码
           <BZCJ>1</BZCJ>                                    //包装层级
           <SYJBZYPZSM>12345678901000000010</SYJBZYPZSM>     //上一级包装药品追溯码
         </instanceDetail>
         <instanceDetail>
           <YPZSM>12345678901000000002</YPZSM>               //药品追溯码
           <BZCJ>1</BZCJ>                                    //包装层级
           <SYJBZYPZSM>12345678901000000010</SYJBZYPZSM>     //上一级包装药品追溯码
         </instanceDetail>
         <instanceDetail>
           <YPZSM>12345678901000000010</YPZSM>               //药品追溯码
           <BZCJ>2</BZCJ>                                    //包装层级
           <SYJBZYPZSM>12345678901000000010</SYJBZYPZSM>     //上一级包装药品追溯码
         </instanceDetail>
         …                                                   //此处省略其它药品追溯码的信息
       </instanceList>
     </itemDetail>
     …                                                       //此处省略发货单中其他疫苗的信息
   </itemList>
 </eventBody>
</VTTSEvent>
```

图7　发货单信息数据子集对应的VTTSEvent元素数据格式示例

6.2.2　JSON格式

使用JSON格式传输应用信息时，应按图8格式描述数据记录，对象与XML格式元素一致，说明参见6.2.1。

```
{
  "VTTSEvent"：〔
  {"datasetName"："〔应用信息名称〕"},
  {"eventBody"：〔
    {"recTime"："〔记录时间〕"},
    {"eventID"："〔GUID唯一序列号〕"},
    {"evtBasic"：〔
      {"〔数据项短名1〕"："〔数据项值1〕"},
      …
      {"〔数据项短名n〕"："〔数据项值n〕"}
    〕},
    {"itemList"：〔
      {"itemDetail"：〔
        {"itemData"：〔
          {"GJYPBSM"："〔国家药品标识码1〕"},
          {"YPTYMC"："〔药品通用名称1〕"},
          …
        〕},
        {"instanceList"：〔
          {"instanceDetail"：〔
          {"YPZSM"："〔药品追溯码1.1〕"},
          {"BZCJ"："〔包装层级1.1〕"},
          {"SYJBZYPZSM"："〔上一级包装药品追溯码1.1〕"}
          〕}
          …
          {"instanceDetail"：〔
          {"YPZSM"："〔药品追溯码1.i〕"},
          {"BZCJ"："〔包装层级1.i〕"},
          {"SYJBZYPZSM"："〔上一级包装药品追溯码1.i〕"}
          〕}
        〕}
      〕},
      …
      {"itemDetail"：〔
        {"itemData"：〔
          {"GJYPBSM"："〔国家药品标识码x〕"},
          {"YPTYMC"："〔药品通用名称x〕"},
          …
        〕},
        {"instanceList"：〔
          {"instanceDetail"：〔
            {"YPZSM"："〔药品追溯码x.1〕"},
```

```
        {"BZCJ": "[包装层级x.1]"},
        {"SYJBZYPZSM": "[上一级包装药品追溯码x.1]"}
      ]}
      …
    ]}
    ]}
    ]}
    ]}
  ]}
  ]}
]}
```

图8　应用信息的JSON格式

示例：将NMPAB/T 1004中"发货单信息数据子集"对应的交换内容描述为JSON格式的示例如图9，示例中仅列出部分数据项，实际传输数据项应参照相关标准。

```
{
"VTTSEvent" : [
  {"datasetName" : "发货单信息"},                              //数据集名称
  {"eventBody" : [
    {"recTime" : "2019-04-19 13：40.20.111"},                 //追溯数据记录时间
    {"eventID" : "6F9619FF-8B86-D011-B42D-00C04FC964FF"},     //GUID唯一序列号
    {"evtBasic" : [
      {"FHDBH" : "20190419001"},                              //发货单编号
      {"DHDBH" : "DHD20190418001"},                           //订货单编号
      {"FHLX" : "01"},                                        //发货类型
      {"FHJGTYSHXYDM" : "1132233347123921313P"},              //发货机构统一社会信用代码
      {"FHJGMC":"疫苗生产企业1"},                              //发货机构名称
      {"FHDZ":"北京市XX区XX路XX号"},                            //发货地址
      {"SHJGTYSHXYDM" : "3101103347123921313P"},              //收货机构统一社会信用代码
      {"SHJGMC":"上海市疾控中心"},                             //收货机构名称
      {"SHDZ":"上海市XX区XX路XX号"},                            //收货地址
      {"YMPSDWTYSHXYDM" : "3101053347123921313P"},            //疫苗配送单位统一社会信用代码
      {"YMPSDWMC": "国药运输"},                                //疫苗配送单位名称
      {"YMZT" : "01"},                                        //疫苗状态
      {"FHSJ" : "2019-04-18 23：11：11.000"},                  //发货时间
      …                                                       //此处省略其他的单据信息
    ]},
    {"itemList" : [
      {"itemDetail" : [
        {"itemData" : [
          {"GJYPBSM" : "00509000501"},
          {"YPTYMC":"重组乙型肝炎疫苗（酿酒酵母）"},             //国家药品标识码
          {"YMSCPH" : "20190419A"},                           //药品通用名称
          {"ZJGG": "每支0.5 ml.每1次人用剂量0.5ml，含HB         //疫苗生产批号
          sAg10μg"},                                          //制剂规格
          {"BZGG" : "12支/盒"},                                //包装规格
          {"FHSL" : "100"},                                   //发货数量
          …                                                   //此处省略该疫苗的其他基础信息
```

```
      ]},
   {"instanceList" : [
     {"instanceDetail" : [
      {"YPZSM" : "123456789010000000001"},        //药品追溯码
      {"BZCJ" : "1"},                              //包装层级
      {"SYJBZYPZSM" : "12345678901000000010"}      //上一级包装药品追溯码
     ]}
     {"instanceDetail" : [
      {"YPZSM" : "123456789010000000002"},        //药品追溯码
      {"BZCJ" : "1"},                              //包装层级
      {"SYJBZYPZSM" : "12345678901000000010"}      //上一级包装药品追溯码
     ]}
     {"instanceDetail" : [
      {"YPZSM" : "123456789010000000010"},        //药品追溯码
      {"BZCJ" : "2"},                              //包装层级
      {"SYJBZYPZSM": "12345678901000000010"}       //上一级包装药品追溯码
     ]}
     …                                             //此处省略其他药品追溯码的信息
   ]}
  ]},
  …                                                //此处省略发货单中其他疫苗的信息
 ]}
]}
]}
```

图9　发货单信息数据子集对应的JSON格式示例

7　交换数据内容要求

7.1　追溯系统应提供的数据内容

追溯系统应提供的数据内容可参照NMPAB/T 1004，具体相关数据子集如表1所示。

表1　追溯系统应提供的数据内容

接收方 发送方	协同平台
追溯系统	境内疫苗生产企业基本信息数据子集
	境外疫苗生产企业基本信息数据子集
	进口疫苗代理企业基本信息数据子集
	药品生产许可证基本信息数据子集
	药品经营许可证基本信息数据子集

续表

接收方 发送方	协同平台
追溯系统	疫苗配送单位基本信息数据子集
	国产疫苗基本信息数据子集
	进口疫苗基本信息数据子集
	生产信息数据子集
	进口信息数据子集
	生产企业自检信息数据子集
	批签发信息数据子集
	发货单信息数据子集
	收货单信息数据子集
	召回信息数据子集

7.2 追溯系统可获取的数据内容

追溯系统可获取的数据内容可参照NMPAB/T 1004，具体相关数据子集如表2所示。

表2 追溯系统可获取的数据内容

接收方 发送方	追溯系统
协同平台	疾病预防控制机构基本信息数据子集
	疫苗配送单位基本信息数据子集
	接种单位基本信息数据子集
	发货单信息数据子集
	收货单信息数据子集
	使用信息数据子集
	召回信息数据子集

7.3 疾控系统应提供的数据内容

疾控系统应提供的数据内容可参照NMPAB/T 1004，具体相关数据子集如表3所示，疾控系统应根据追溯数据所对应的不同追溯系统对数据进行分包处理。

表3 疾控系统应提供的数据内容

发送方＼接收方	协同平台
疾控系统	疾病预防控制机构基本信息数据子集
	疫苗配送单位基本信息数据子集
	接种单位基本信息数据子集
	发货单信息数据子集
	收货单信息数据子集
	使用信息数据子集
	召回信息数据子集

7.4 疾控系统可获取的数据内容

疾控系统可获取的数据内容可参照NMPAB/T 1004，具体相关数据子集如表4所示。

表4 疾控系统可获取的数据内容

发送方＼接收方	疾控系统
协同平台	境内疫苗生产企业基本信息数据子集
	境外疫苗生产企业基本信息数据子集
	进口疫苗代理企业基本信息数据子集
	药品生产许可证基本信息数据子集
	药品经营许可证基本信息数据子集
	疫苗配送单位基本信息数据子集
	国产疫苗基本信息数据子集
	进口疫苗基本信息数据子集
	生产信息数据子集
	进口信息数据子集
	生产企业自检信息数据子集
	批签发信息数据子集
	发货单信息数据子集
	收货单信息数据子集

8 交换安全要求

8.1 接入认证

在进行数据交换时，接收方应对发送方进行身份认证，并分配相应的权限。

8.2 数据加密

在进行数据交换时，应对敏感信息进行加密处理，防止敏感信息泄漏。

8.3 数字签名

在进行数据交换时，应对整个传输文件进行数字签名和验签，保证数据完整性。

8.4 传输安全

数据传输应使用安全的传输协议。

8.5 消息状态回执

在进行数据交换时，接收方应向发送方返回包含数字签名的消息状态回执，保证数据接收不可抵赖。

8.6 日志记录

接收方应对请求进行记录及异常告警，避免数据被异常使用。

参考文献

［1］国家药监局关于药品信息化追溯体系建设的指导意见（国药监药管〔2018〕35号）

NMPAB

国家药品监督管理局信息化标准

药品上市许可持有人和生产企业
追溯基本数据集

Basic dataset of drug traceability for marketing
authorization holders and manufacturers

2020-03-06发布   2019-03-06实施

国家药品监督管理局   发布

目　次

前　言

本标准按照GB/T 1.1—2009给出的规则起草。

本标准由国家药品监督管理局信息中心提出。

本标准由国家药品监督管理局综合和规划财务司归口。

本标准起草单位：国家药品监督管理局信息中心、复旦大学、中国人民解放军总医院。

本标准主要起草人：陈锋、张原、李丹丹、吴振生、曹明、王迎利、何昆仑、赵巍、徐哲、王俊宇、辛明辉、刘毅、高自立、钱侃、陈孟莉、李琨。

药品上市许可持有人和生产企业追溯基本数据集

1 范围

本标准规定了药品上市许可持有人和生产企业应采集、存储及向药品追溯系统提供的基本数据集分类和内容。

本标准适用于规范药品追溯系统中药品上市许可持有人和生产企业相关的药品（不含疫苗）追溯数据。

2 规范性引用文件

下列文件对于本文件的应用是必不可少的。凡是注日期的引用文件，仅注日期的版本适用于本文件。凡是不注日期的引用文件，其最新版本（包括所有的修改单）适用于本文件。

GB/T 2260 中华人民共和国行政区划代码

GB/T 2659 世界各国和地区名称代码

GB/T 7408 数据元和交换格式 信息交换 日期和时间表示法

NMPAB/T 1001 药品信息化追溯体系建设导则

WS 218–2002 卫生机构（组织）分类与代码

3 术语和定义

NMPAB/T 1001界定的以及下列术语和定义适用于本文件。

3.1 国家药品标识码 China national drug code

用于唯一标识特定于某种与药品上市许可持有人、生产企业、通用名、剂型、制剂规格和包装规格对应药品的唯一性代码。

注： 由药品上市许可持有人、生产企业等向药品追溯协同服务平台备案包装规格相关信息后产生。

3.2 基本数据集 basic dataset

在系统建设中定义的具有主题的、可标识的、能被计算机处理的，包含该主题相关最基础、最核心数据项的集合。

4 缩略语

下列缩略语适用于本文件。

DTC：药品追溯码（Drug Traceability Code）

HIC：卫生机构代码（Health Institution Code）

MAH：上市许可持有人（Marketing Authorization Holder）

OTC：非处方药（Over The Counter）

USCID：统一社会信用代码（Unified Social Credit Identifier）

5 数据集分类

药品追溯基本数据集分为基础信息数据子集和应用信息数据子集两类，基础信息数据子集规定了描述药品追溯参与方基本信息和药品基本信息时应包含的数据项及要求，应用信息数据子集规定了描述药品的生产、经营和使用等过程信息时应包含的数据项及要求。

药品上市许可持有人和生产企业追溯基本数据集应包含的数据子集列表见表1。

表1 药品上市许可持有人和生产企业追溯基本数据集分类列表

分类	数据子集
基础信息数据子集	境内药品生产企业基本信息数据子集
	境外药品生产企业基本信息数据子集
	药品生产许可证基本信息数据子集
	药品配送企业基本信息数据子集
	国产药品基本信息数据子集
	进口药品基本信息数据子集

分类	数据子集
应用信息数据子集	国产药品生产信息数据子集
	药品进口信息数据子集
	药品自检信息数据子集
	发货单信息数据子集
	收货单信息数据子集
	药品召回信息数据子集
	温度信息数据子集

6 数据集内容

6.1 数据项描述

6.1.1 数据项短名

数据项中文名称（忽略符号）的汉语拼音首字母缩写，用于药品追溯数据交换时作为字段名使用。在一个数据子集中如果出现短名相同的数据项，处理原则为：从第一个重复的短名开始，在短名名称后加两位顺序号，序号从01开始递增。

6.1.2 数据项说明

描述数据项的定义或用途说明。

6.1.3 数据类型

表示数据项的符号、字符或其他类型，见表2。

表2　数据类型

数据类型	说明
字符型	通过字符形式表达的值的类型
整数型	通过"0"到"9"数字表达的整数类型的值
浮点型	通过"0"到"9"数字表达的实数
日期型	通过YYYYMMDD的形式表达的值的类型，符合GB/T 7408
日期时间型	通过YYYYMMDDThhmmss的形式表达的值的类型，符合GB/T 7408
布尔型	两个且只有两个表明条件的值，True/False
二进制	上述类型无法表示的其他数据类型，比如图像、音频等

6.1.4　表示格式

从业务角度规定的数据项值的表示格式，包括所允许的最大和（或）最小字符长度、数据项值等。数据项的表示格式中使用的字符含义见表3。

表3　表示格式中字符的含义

表示格式	说明
YYYYMMDD Thhmmss	"YYYY"表示年份，"MM"表示月份，"DD"表示日期，"T"表示时间的标识符，"hh"表示小时，"mm"表示分钟，"ss"表示秒，可以视实际情况组合使用
i	表示字符个数
a	表示字母字符
n	表示数字字符
an	表示字母、数字字符
ai	表示长度固定为i个字母字符
ni	表示长度固定为i个数字字符
ani	表示长度固定为i个字母、数字字符
a..i	表示长度最多为i个字母字符
n..i	表示长度最多为i个数字字符
an..i	表示长度最多为i个字母、数字字符

6.1.5　允许值

本部分数据项值域有两种类型：

a）可枚举值域：由允许值列表规定的值域，每个允许值和值含义应成对表示。其中：

1）可选值较少的（3个或以下），在"允许值"属性中直接列举；

2）可选值较多的（3个以上），在"允许值"属性中写出值域代码表名称，值域代码表在本文的规范性附录中。如代码表属于引用标准的，则应注明标准号。

b）不可枚举值域：由描述规定的值域，在"允许值"属性中应准确地描述该值域的允许值。

6.1.6　约束

说明一个数据项是否选取的描述符。该描述符分别为：

a）必选：表明该数据项必须选择；

b）可选：根据实际应用可以选择也可以不选；

c）条件必选：当满足约束条件中所定义的条件时应选择，约束条件在备注中说明。

6.2 基础信息数据子集

6.2.1 境内药品生产企业基本信息数据子集

境内药品生产企业基本信息数据子集的内容包括境内药品生产企业营业执照上的登记信息、企业联系方式和追溯工作负责人基本信息，以及药品上市许可持有人等信息，具体见表4。

表4 境内药品生产企业基本信息数据子集

序号	数据项名称	数据项短名	数据项英文名称	数据项说明	数据类型	表示格式	允许值	约束	备注
1	统一社会信用代码	TYSHXYDM	USCID	境内药品生产企业的统一社会信用代码	字符型	an..18		必选	没有统一社会信用代码时使用组织机构代码
2	境内药品生产企业名称	JNYPSCQYMC	domestic DrugMan ufacturer Name	境内药品生产企业营业执照上的"名称"	字符型	an..200		必选	
3	境内药品生产企业类型	JNYPSCQYLX	domestic DrugMan ufacturer Type	境内药品生产企业营业执照上的"类型"	字符型	an..200		必选	
4	住所地址	ZSDZ	domicile	境内药品生产企业营业执照上的"住所"	字符型	an..200		必选	
5	住所地址–国家（或地区）	ZSDZGJHDQ	country OrRegi onCode	住所地址中的国家或地区的名称代码	字符型	an3	见A.4	必选	
6	住所地址–省（直辖市/自治区）	ZSDZSZXSZZQ	provin ceCode	住所地址中的省、直辖市、自治区或特别行政区的名称代码	字符型	an6	见A.4	必选	
7	住所地址–市（区/自治州/盟）	ZSDZSQZZZM	cityCode	住所地址中的市、地区、自治州或盟的名称代码	字符型	an6	见A.4	必选	

序号	数据项名称	数据项短名	数据项英文名称	数据项说明	数据类型	表示格式	允许值	约束	备注
8	住所地址–县（自治县/县级市）	ZSDZXZXXJS	countyCode	住所地址中的县、自治县或县级市的名称代码	字符型	an6	见A.4	必选	
9	住所地址–乡（镇/街道办事处）	ZSDZXZJDBSC	township	住所地址中的乡、镇或城市街道办事处的名称	字符型	an..70		可选	
10	住所地址–村（街/路/弄等）	ZSDZCJLLD	village	住所地址中的村或城市的街、路、弄等名称	字符型	an..70		可选	
11	住所地址–门牌号码	ZSDZMPHM	houseNumber	住所地址中的门牌号码	字符型	an..70		可选	
12	法定代表人	FDDBR	legalRepresentative	境内药品生产企业营业执照上的"法定代表人"	字符型	an..60		必选	
13	注册资本	ZCZB	registeredCapital	境内药品生产企业营业执照上的"注册资本"	字符型	an..60		可选	
14	成立日期	CLRQ	dateOfEstablishment	境内药品生产企业营业执照上的"成立日期"	日期型	YYYYMMDD		必选	
15	营业期限	YYQX	businessTerm	境内药品生产企业营业执照上的"营业期限"	字符型	an..60		必选	
16	经营范围	JYFW	businessScope	境内药品生产企业营业执照上的"经营范围"	字符型	an..500		必选	
17	登记机关	DJJG	registrationAuthority	境内药品生产企业营业执照上的"登记机关"	字符型	an..60		可选	

续表

序号	数据项名称	数据项短名	数据项英文名称	数据项说明	数据类型	表示格式	允许值	约束	备注
18	固定电话号码	GDDHHM	tel	境内药品生产企业用于对外联系的固定电话号码	字符型	an..18		必选	
19	传真号码	CZHM	fax	境内药品生产企业用于对外联系的传真号码	字符型	an..18		可选	
20	电子信箱	DZXX	email	境内药品生产企业用于对外联系的电子信箱地址	字符型	an..50		可选	
21	企业网址	QYWZ	webURL	境内药品生产企业在互联网域名注册管理机构或域名根服务器运行机构申请注册的域名	字符型	an..200		可选	
22	联系人	LXR	contact	追溯工作负责人的姓名	字符型	an..60		必选	
23	联系电话	LXDH	contactTel	追溯工作负责人的电话号码	字符型	an..18		必选	
24	境内药品上市许可持有人名称	JNYPSSXKCYRMC	domesticDrugMAHName	境内药品上市许可持有人的名称	字符型	an..200		条件必选	MAH为境内药品上市许可持有人时必选
25	统一社会信用代码（境内药品上市许可持有人）	TYSHXYDMJNYPSSXKCYR	domesticDrugMAHUSCID	药品上市许可持有人的统一社会信用代码	字符型	an..18		条件必选	MAH为境内药品上市许可持有人时必选；没有统一社会信用代码时使用组织机构代码
26	境外药品上市许可持有人名称（中文）	JWYPSSXKCYRMCZW	foreignDrugMAHNameCN	进口药品注册证上的"公司名称"的中文译文	字符型	an..200		可选	

续表

序号	数据项名称	数据项短名	数据项英文名称	数据项说明	数据类型	表示格式	允许值	约束	备注
27	境外药品上市许可持有人名称（英文）	JWYPS SXKCY RMCYW	foreignDrugMAHNameEN	进口药品注册证上的"公司名称"	字符型	an..200		条件必选	MAH为境外药品上市许可持有人时必选
28	境外药品上市许可持有人代码	JWYPS SXKCY RDM	foreignDrugMAHCode	由协同平台生成，用于在追溯数据交换中唯一标识境外药品上市许可人的代码	字符型	an..20		条件必选	MAH为境外药品上市许可持有人时必选

6.2.2　境外药品生产企业基本信息数据子集

境外药品生产企业基本信息数据子集的内容包括境外药品生产企业代码、进口药品注册证上的相关信息、企业联系方式、追溯工作负责人基本信息和境外药品生产企业委托的进口药品代理企业基本信息等，具体见表5。

表5　境外药品生产企业基本信息数据子集

序号	数据项名称	数据项短名	数据项英文名称	数据项说明	数据类型	表示格式	允许值	约束	备注
1	境外药品生产企业代码	JWYPS CQYDM	foreignDrugManufacturerCode	由协同平台生成，用于在追溯数据交换中唯一标识境外药品生产企业的代码	字符型	an..20		必选	
2	境外药品生产企业名称（中文）	JWYPS CQYM CZW	foreignDrugManufacturerNameCN	进口药品注册证上的"生产厂"的中文译文	字符型	an..200		可选	
3	境外药品生产企业名称（英文）	JWYPS CQYMC YW	foreignDrugManufacturerNameEN	进口药品注册证上的"生产厂"	字符型	an..200		必选	

序号	数据项名称	数据项短名	数据项英文名称	数据项说明	数据类型	表示格式	允许值	约束	备注
4	境外药品生产企业地址（中文）	JWYPSCQYDZZW	foreignDrugManufacturerAddressCN	进口药品注册证上的生产厂"地址"的中文译文	字符型	an..200		可选	
5	境外药品生产企业地址（英文）	JWYPSCQYDZYW	foreignDrugManufacturerAddressEN	进口药品注册证上的生产厂"地址"	字符型	an..200		必选	
6	境外药品生产企业国家（或地区）	JWYPSCQYGJHDQ	foreignDrugManufacturerCountryOrRegionCode	生产厂所在国家或地区的名称代码	字符型	an3	见A.4	必选	
7	境外药品生产企业国家或地区（中文）	JWYPSCQYGJHDQZW	foreignDrugManufacturerCountryOrRegionCN	进口药品注册证上的生产厂"国家"的中文译文	字符型	an..200		可选	
8	境外药品生产企业国家或地区（英文）	JWYPSCQYGJHDQYW	foreignDrugManufacturerCountryOrRegionEN	进口药品注册证上的生产厂"国家"	字符型	an..200		必选	
9	固定电话号码	GDDHHM	tel	境外药品生产企业用于对外联系的固定电话号码	字符型	an..18		必选	
10	传真号码	CZHM	fax	境外药品生产企业用于对外联系的传真号码	字符型	an..18		可选	
11	电子信箱	DZXX	email	境外药品生产企业用于对外联系的电子信箱地址	字符型	an..50		可选	

序号	数据项名称	数据项短名	数据项英文名称	数据项说明	数据类型	表示格式	允许值	约束	备注
12	企业网址	QYWZ	webURL	境外药品生产企业在互联网域名注册管理机构或域名根服务器运行机构申请注册的域名	字符型	an..200		可选	
13	联系人	LXR	contact	追溯工作负责人的姓名	字符型	an..60		必选	
14	联系电话	LXDH	contactTel	追溯工作负责人的电话号码	字符型	an..18		必选	
15	进口药品代理企业名称	JKYPDLQYMC	drugImporterName	获得境外药品生产企业授权的进口药品代理企业营业执照上的"名称"	字符型	an..200		必选	
16	统一社会信用代码（进口药品代理企业）	TYSHXYDMJKYPDLQY	drugImporterUSCID	进口药品代理企业的统一社会信用代码	字符型	an..18		必选	没有统一社会信用代码时使用组织机构代码
17	境外药品上市许可持有人代码	JWYPSSXKCYRDM	foreignDrugMAHCode	由协同平台生成，用于在追溯数据交换中唯一标识境外药品上市许可人的代码	字符型	an..20		必选	
18	境外药品上市许可持有人名称(中文)	JWYPSSXKCYRMCZW	foreignDrugMAHNameCN	进口药品注册证上的"公司名称"的中文译文	字符型	an..200		可选	
19	境外药品上市许可持有人名称(英文)	JWYPSSXKCYRMCYW	foreignDrugMAHNameEN	进口药品注册证上的"公司名称"	字符型	an..200		必选	
20	境外药品上市许可持有人地址(中文)	JWYPSSXKCYRDZZW	foreignDrugMAHAddressCN	进口药品注册证上的公司"地址"的中文译文	字符型	an..200		可选	

序号	数据项名称	数据项短名	数据项英文名称	数据项说明	数据类型	表示格式	允许值	约束	备注
21	境外药品上市许可持有人地址（英文）	JWYPS SXKCY RDZYW	foreignDrugMAHAddressEN	进口药品注册证上的公司"地址"	字符型	an..200		必选	
22	境外药品上市许可持有人地址-国家（或地区）	JWYPS SXKCY RDZGJ HDQ	foreignDrugMAHCountryOrRegionCode	进口药品注册证上的公司所在国家或地区的名称代码	字符型	an3	见A.4	必选	
23	境外药品上市许可持有人所在国家或地区（中文）	JWYPS SXKCY RSZGJ HDQZW	foreignDrugMAHCountryOrRegionCN	进口药品注册证上的公司"国家"对应的中文名称	字符型	an..200		必选	
24	境外药品上市许可持有人所在国家或地区（英文）	JWYPS SXKCY RSZGJ HDQYW	foreignDrugMAHCountryOrRegionEN	进口药品注册证上的公司"国家"	字符型	an..200		必选	

6.2.3　药品生产许可证基本信息数据子集

药品生产许可证基本信息数据子集的内容包括药品生产许可证编号、境内药品生产企业名称、统一社会信用代码、注册地址、法定代表人、企业负责人、发证机关等药品生产许可证上的登记信息，具体见表6。

表6　药品生产许可证基本信息数据子集

序号	数据项名称	数据项短名	数据项英文名称	数据项说明	数据类型	表示格式	允许值	约束	备注
1	生产许可证编号	SCXKZ BH	licenseNo	药品生产许可证上的"许可证编号"	字符型	an..50		必选	
2	境内药品生产企业名称	JNYPS CQYMC	domesticDrugManufacturerName	药品生产许可证上的"企业名称"	字符型	an..200		必选	

序号	数据项名称	数据项短名	数据项英文名称	数据项说明	数据类型	表示格式	允许值	约束	备注
3	统一社会信用代码	TYSHXYDM	USCID	药品生产许可证上的"社会信用代码"	字符型	an..18		必选	没有统一社会信用代码时使用组织机构代码
4	注册地址	ZCDZ	regAddress	药品生产许可证上的"注册地址"	字符型	an..200		必选	
5	法定代表人	FDDBR	legalRepresentative	药品生产许可证上的"法定代表人"	字符型	an..60		必选	
6	企业负责人	QYFZR	responsiblePerson	药品生产许可证上的"企业负责人"	字符型	an..60		必选	
7	质量负责人	ZLFZR	qualityPersonInCharge	药品生产许可证上的"质量负责人"	字符型	an..60		可选	
8	分类码	FLM	typeCode	药品生产许可证上的"分类码"	字符型	an..60		条件必选	存在时必选
9	有效期	YXQ	validTerm	药品生产许可证的有效期截止日期	日期型	YYYYMMDD		必选	
10	生产地址	SCDZ	producerAddress	药品生产许可证上的"生产地址"	字符型	an..200		必选	
11	生产范围	SCFW	scopeOfproduce	药品生产许可证上的"生产范围"	字符型	an..500		必选	
12	发证机关	FZJG	issuingAuthority	药品生产许可证上的"发证机关"	字符型	an..200		必选	
13	签发人	QFR	issuer	药品生产许可证上的"签发人"	字符型	an..60		可选	

序号	数据项名称	数据项短名	数据项英文名称	数据项说明	数据类型	表示格式	允许值	约束	备注
14	签发日期	QFRQ	issuingDate	药品生产许可证的"签发日期"	日期型	YYYYMMDD		必选	
15	日常监督管理机构	RCJDGLJG	superviseUnit	药品生产许可证上的"日常监督管理机构"	字符型	an..200		可选	
16	投诉举报电话	TSJBDH	supervisionTel	药品生产许可证上的"监督举报电话"或"投诉举报电话"	字符型	an..18		可选	

6.2.4 药品配送企业基本信息数据子集

药品配送企业基本信息数据子集的内容包括药品配送企业统一社会信用代码、名称、地址、仓库地址、单位负责人、企业联系方式和追溯工作负责人基本信息等，具体见表7。

表7 药品配送企业基本信息数据子集

序号	数据项名称	数据项短名	数据项英文名称	数据项说明	数据类型	表示格式	允许值	约束	备注
1	统一社会信用代码	TYSHXYDM	USCID	药品配送企业的统一社会信用代码	字符型	an..18		必选	没有统一社会信用代码时使用组织机构代码
2	药品配送企业名称	YPPSQYMC	distributionName	药品配送企业名称	字符型	an..200		必选	
3	药品配送企业地址	YPPSQYDZ	address	药品配送企业的办公地址	字符型	an..200		必选	
4	药品配送企业地址-国家（或地区）	YPPSQYDZGJHDQ	countryOrRegionCode	药品配送企业地址中的国家或地区的名称代码	字符型	an3	见A.4	必选	

序号	数据项名称	数据项短名	数据项英文名称	数据项说明	数据类型	表示格式	允许值	约束	备注
5	药品配送企业地址-省（直辖市/自治区）	YPPSQYDZSZXSZZQ	provinceCode	药品配送企业地址中的省、直辖市、自治区或特别行政区的名称代码	字符型	an6	见A.4	必选	
6	药品配送企业地址-市（区/自治州/盟）	YPPSQYDZSQZZZM	cityCode	药品配送企业地址中的市、地区、自治州或盟的名称代码	字符型	an6	见A.4	必选	
7	药品配送企业地址-县（自治县/县级市）	YPPSQYDZXZZXXJS	countyCode	药品配送企业地址中的县、自治县或县级市的名称代码	字符型	an6	见A.4	必选	
8	药品配送企业地址-乡（镇/街道办事处）	YPPSQYDZXZJDBSC	township	药品配送企业地址中的乡、镇或城市街道办事处的名称	字符型	an..70		可选	
9	药品配送企业地址-村（街/路/弄等）	YPPSQYDZCJLLD	village	药品配送企业地址中的村或城市的街、路、弄等名称	字符型	an..70		可选	
10	药品配送企业地址-门牌号码	YPPSQYDZMPHM	houseNumber	药品配送企业地址中的门牌号码	字符型	an..70		可选	
11	仓库地址	CKDZ	warehouseAddress	药品配送企业中转仓库的地址	字符型	an..200		条件必选	有仓库时必选
12	单位负责人	DWFZR	responsiblePerson	药品配送企业负责人的姓名	字符型	an..60		必选	
13	固定电话号码	GDDHHM	tel	药品配送企业用于对外联系的固定电话号码	字符型	an..18		必选	

序号	数据项名称	数据项短名	数据项英文名称	数据项说明	数据类型	表示格式	允许值	约束	备注
14	传真号码	CZHM	fax	药品配送企业用于对外联系的传真号码	字符型	an..18		可选	
15	电子信箱	DZXX	email	药品配送企业用于对外联系的电子信箱地址	字符型	an..50		可选	
16	药品配送企业网址	YPPSQYWZ	webURL	药品配送企业在互联网域名注册管理机构或域名根服务器运行机构申请注册的域名	字符型	an..200		可选	
17	联系人	LXR	contact	追溯工作负责人的姓名	字符型	an..60		必选	
18	联系电话	LXDH	contactTel	追溯工作负责人的电话号码	字符型	an..18		必选	

6.2.5　国产药品基本信息数据子集

国产药品基本信息数据子集的内容包括获得药品批准证明文件的药品对应的国家药品标识码、药品通用名称、药品本位码、剂型、制剂规格、包装规格、药品批准文号、药品注册分类、境内药品生产企业名称、境内药品上市许可持有人名称等，具体见表8。

表8　国产药品基本信息数据子集

序号	数据项名称	数据项短名	数据项英文名称	数据项说明	数据类型	表示格式	允许值	约束	备注
1	国家药品标识码	GJYPBSM	CNDC	由药品上市许可持有人、生产企业等向药品追溯协同服务平台备案包装规格相关信息后产生	字符型	an..20		必选	

序号	数据项名称	数据项短名	数据项英文名称	数据项说明	数据类型	表示格式	允许值	约束	备注
2	药品通用名称	YPTYMC	drugGenericName	国家药品标准或者国家药典委员会《中国药品通用名称》或其增补本收载的药品通用名称，或根据《中国药品通用名称命名原则》命名的新的药品的名称	字符型	an..100		必选	
3	药品英文名称	YPYWMC	drugName（EN）	用英文形式表示的药品通用名称，通常采用世界卫生组织编订的国际非专有名称	字符型	an..100		可选	
4	药品商品名称	YPSPMC	drugTradeName	由药品生产企业自己确定，经药品监管部门核准使用的产品名称	字符型	an..100		可选	
5	药品本位码	YPBWM	drugStandardCode	在药品注册审批通过时获得，对应药品批准文号的编码	字符型	an..20		必选	
6	剂型	JX	dosageForm	根据药物的性质、用药目的及给药途径，将原料药加工制成适宜的形式	字符型	n4	见A.1	必选	

序号	数据项名称	数据项短名	数据项英文名称	数据项说明	数据类型	表示格式	允许值	约束	备注
7	制剂规格	ZJGG	strength	每支、每片或其他每一单位制剂中含有主药（或效价）的重量或含量或装量。生物制品应标明每支（瓶）有效成分的效价（或含量及效价）及装量（或冻干制剂的复溶后体积）	字符型	an..200		必选	
8	包装规格	BZGG	packageSize	药品说明书上标识的单位包装内药品的重量、数量或装量	字符型	an..100		必选	
9	包装转换比	BZZHB	pkgConversionRatio	最小销售包装单元所含制剂单位的数量	浮点型	n..9，3		必选	
10	药品有效期	YPYXQ	shelfLife	药品说明书上标示的有效期	整数型	n..10		必选	
11	药品有效期单位	YPYXQDW	unitOfShelfLife	药品有效期的单位	字符型	a1	D：天；M：月；Y：年	必选	
12	药品批准文号	YPPZWH	approvalNo	药品监管部门审核批准境内药品生产企业生产某一药品的专有编号	字符型	an..50		必选	
13	药品批准文号有效期	YPPZWHYXQ	approvalValidDate	药品批准文号有效期的截止日期	日期型	YYYYMMDD		必选	
14	药品注册分类	YPZCFL	drugRegistrationClassfication	药品进行注册时的分类	字符型	n1	1：中药；2：化学药；3：生物制品	必选	

序号	数据项名称	数据项短名	数据项英文名称	数据项说明	数据类型	表示格式	允许值	约束	备注
15	国家基本药物标识	GJJBYWBS	national EssentialDrugs Flag	用于区分是否是国家基本药物的标识	布尔型		True：是；False：不是	必选	以最新版《国家基本药物目录》为参考
16	特殊药品管理分类	TSYPGLFL	controlledDrug ManagementType	按特殊药品管理要求进行分类的代码	字符型	an..2	见A.2	条件必选	特殊药品必选
17	处方药标识	CFYBS	OTCFlag	用于区分是否是处方药的标识	字符型	n1	1：处方药；2：非处方药；3：其他	必选	
18	境内药品生产企业名称	JNYPSCQYMC	domestic ManufacturerName	药品批准证明文件上的生产企业名称	字符型	an..200		必选	
19	统一社会信用代码（境内药品生产企业）	TYSHXYDMJNYPSCQY	domestic DrugManufacturerUSCID	境内药品生产企业的统一社会信用代码	字符型	an..18		条件必选	没有统一社会信用代码时使用组织机构代码
20	生产地址	SCDZ	manufacturerAddress	药品批准证明文件上的生产地址	字符型	an..200		必选	
21	境内药品上市许可持有人名称	JNYPSSXKCYRMC	domestic DrugMAHName	境内药品上市许可持有人的名称	字符型	an..200		条件必选	MAH为境内药品上市许可持有人时必选

序号	数据项名称	数据项短名	数据项英文名称	数据项说明	数据类型	表示格式	允许值	约束	备注
22	统一社会信用代码（境内药品上市许可持有人）	TYSHXYDMJNYPSSXKCYR	domesticDrugMAHUSCID	药品上市许可持有人的统一社会信用代码	字符型	an..18		条件必选	MAH为境内药品上市许可持有人时必选；没有统一社会信用代码时使用组织机构代码

6.2.6 进口药品基本信息数据子集

进口药品基本信息数据子集的内容包括获得药品批准证明文件的药品对应的国家药品标识码、进口药品中文译名、药品本位码、剂型、制剂规格、包装规格、药品注册分类、进口药品批准证明文件信息、进口药品代理企业名称等，具体见表9。

表9 进口药品基本信息数据子集

序号	数据项名称	数据项短名	数据项英文名称	数据项说明	数据类型	表示格式	允许值	约束	备注
1	国家药品标识码	GJYPBSM	CNDC	由药品上市许可持有人、生产企业等向药品追溯协同服务平台备案包装规格相关信息后产生	字符型	an..20		必选	
2	药品英文名称	YPYWMC	drugName（EN）	用英文形式表示的药品通用名称，通常采用世界卫生组织编订的国际非专有名称	字符型	an..100		条件必选	进口药品注册证或批件上存在时必选

序号	数据项名称	数据项短名	数据项英文名称	数据项说明	数据类型	表示格式	允许值	约束	备注
3	进口药品中文译名	JKYPZWYM	drugName(CN)	根据进口药品英文名称、药品性质和结构等，采用音译、意译或音意合译，并与药品英文名称相对应	字符型	an..100		必选	
4	药品商品名称	YPSPMC	drugTradeName	由药品生产企业自己确定，经药品监管部门核准使用的产品名称	字符型	an..100		可选	
5	药品本位码	YPBWM	drugStandardCode	在药品注册审批通过时获得，对应药品批准文号的编码	字符型	an..20		必选	
6	剂型	JX	dosageForm	根据药物的性质、用药目的及给药途径，将原料药加工制成适宜的形式	字符型	n4	见A.1	必选	
7	制剂规格	ZJGG	strength	每支、每片或其他每一单位制剂中含有主药（或效价）的重量或含量或装量。生物制品应标明每支（瓶）有效成分的效价（或含量及效价）及装量（或冻干制剂的复溶后体积）	字符型	an..200		必选	
8	包装规格	BZGG	packageSize	药品说明书上标识的单位包装内药品的重量、数量或装量	字符型	an..100		必选	

续表

序号	数据项名称	数据项短名	数据项英文名称	数据项说明	数据类型	表示格式	允许值	约束	备注
9	包装转换比	BZZHB	pkgConversionRatio	最小销售包装单元所含制剂单位的数量	浮点型	n..9,3		必选	
10	药品有效期	YPYXQ	shelfLife	药品说明书上标示的有效期	整数型	n..10		必选	
11	药品有效期单位	YPYXQDW	unitOfShelfLife	药品有效期的单位	字符型	a1	D：天；M：月；Y：年	必选	
12	药品批准文号	YPPZWH	approvalNo	药品监管部门审核批准境内药品生产企业生产某一药品的专有编号	字符型	an..50		条件必选	国内分包装进口药品必选
13	药品批准文号有效期	YPPZWHYXQ	approvalValidDate	药品批准文号有效期的截止日期	日期型	YYYYMMDD		条件必选	国内分包装进口药品必选
14	进口药品注册证号	JKYPZCZH	importedDrugLicenseNo	进口药品注册证上的注册证号	字符型	an..50		条件必选	非临时进口药品必选
15	进口药品注册证有效期	JKYPZCZYXQ	importedDrugLicenseValidDate	进口药品注册证的有效期截止日期	日期型	YYYYMMDD		条件必选	非临时进口药品必选
16	进口药品批件号	JKYPPJH	importedDrugsApprovalNoticeNo	进口药品批件上标示的编号	字符型	an..50		条件必选	临时进口药品必选
17	进口药品批件有效期	JKYPPJYXQ	importedDrugsApprovalNoticeValidDate	进口药品批件上的批件效期	日期型	YYYYMMDD		条件必选	临时进口药品必选
18	药品注册分类	YPZCFL	drugRegistrationClassfication	药品进行注册时的分类	字符型	n1	1：中药；2：化学药；3：生物制品	必选	

续表

序号	数据项名称	数据项短名	数据项英文名称	数据项说明	数据类型	表示格式	允许值	约束	备注
19	国家基本药物标识	GJJBYWBS	nationalEssentialDrugsFlag	用于区分是否是国家基本药物的标识	布尔型		True：是；False：不是	必选	以最新版《国家基本药物目录》为参考
20	特殊药品管理分类	TSYPGLFL	controlledDrugManagementType	按特殊药品管理要求进行分类的代码	字符型	an..2	见A.2	条件必选	特殊药品必选
21	处方药标识	CFYBS	OTCFlag	用于区分是否是处方药的标识	字符型	n1	1：处方药；2：非处方药；3：其他	必选	
22	境外药品上市许可持有人代码	JWYPSSXKCYRDM	foreignDrugMAHCode	由协同平台生成，用于在追溯数据交换中唯一标识境外药品上市许可人的代码	字符型	an..20		必选	
23	境外药品上市许可持有人名称（中文）	JWYPSSXKCYRMCZW	foreignDrugMAHNameCN	进口药品注册证上的"公司名称"的中文译文	字符型	an..200		可选	
24	境外药品上市许可持有人名称（英文）	JWYPSSXKCYRMCYW	foreignDrugMAHNameEN	进口药品注册证上的"公司名称"	字符型	an..200		必选	
25	境外药品上市许可持有人地址（中文）	JWYPSSXKCYRDZZW	foreignDrugMAHAddressCN	进口药品注册证上的公司"地址"的中文译文	字符型	an..200		可选	

续表

序号	数据项名称	数据项短名	数据项英文名称	数据项说明	数据类型	表示格式	允许值	约束	备注
26	境外药品生产企业代码	JWYPSCQYDM	foreignDrugManufacturerCode	由协同平台生成，用于在追溯数据交换中唯一标识境外药品生产企业的代码	字符型	an..20		必选	
27	境外药品生产企业名称(中文)	JWYPSCQYMCZW	foreignDrugManufacturerNameCN	进口药品注册证上的"生产厂"的中文译文	字符型	an..200		可选	
28	境外药品生产企业名称(英文)	JWYPSCQYMCYW	foreignDrugManufacturerNameEN	进口药品注册证上的"生产厂"	字符型	an..200		必选	
29	境外药品生产企业地址(中文)	JWYPSCQYDZZW	foreignDrugManufacturerAddressCN	进口药品注册证上的生产厂"地址"的中文译文	字符型	an..200		可选	
30	境外药品生产企业地址(英文)	JWYPSCQYDZYW	foreignDrugManufacturerAddressEN	进口药品注册证上的生产厂"地址"	字符型	an..200		必选	
31	分包装厂名称	FBZCMC	pkgManufacturerName	进口药品的分包装厂名称	字符型	an..200		条件必选	国内分包装必选
32	统一社会信用代码(分包装厂)	TYSHXYDMFBZC	pkgManufacturerUSCID	进口药品国内分包装厂的统一社会信用代码	字符型	an..18		条件必选	国内分包装必选；没有统一社会信用代码时使用组织机构代码
33	分包装厂地址	FBZCDZ	pkgManufacturerAddress	进口药品分包装厂的地址	字符型	an..200		条件必选	国内分包装必选

续表

序号	数据项名称	数据项短名	数据项英文名称	数据项说明	数据类型	表示格式	允许值	约束	备注
34	进口药品代理企业名称	JKYPDLQYMC	drugImporterName	获得境外药品生产企业授权的进口药品代理企业营业执照上的"名称"	字符型	an..200		必选	
35	统一社会信用代码（进口药品代理企业）	TYSHXYDMJKYPDLQY	drugImporterUSCID	进口药品代理企业的统一社会信用代码	字符型	an..18		必选	没有统一社会信用代码时使用组织机构代码

6.3　应用信息数据子集

6.3.1　国产药品生产信息数据子集

国产药品生产信息数据子集的内容包括：药品生产事件基本信息、所生产药品基本信息和批次相关信息、药品追溯码及其包装层级关联关系信息，具体见表10，其中：

a）数据项1至3为药品生产事件基本信息；

b）数据项4至29为所生产药品基本信息和批次相关信息；

c）数据项30至33为与"b）"对应的药品追溯码及其包装层级关联关系信息。

表10　国产药品生产信息数据子集

序号	数据项名称	数据项短名	数据项英文名称	数据项说明	数据类型	表示格式	允许值	约束	备注
1	境内药品生产企业名称	JNYPSCQYMC	domesticDrugManufacturerName	药品生产企业营业执照上的"名称"	字符型	an..200		必选	
2	统一社会信用代码（境内药品生产企业）	TYSHXYDMJNYPSCQY	domesticDrugManufacturerUSCID	境内药品生产企业的统一社会信用代码	字符型	an..18		必选	没有统一社会信用代码时使用组织机构代码

续表

序号	数据项名称	数据项短名	数据项英文名称	数据项说明	数据类型	表示格式	允许值	约束	备注
3	生产地址	SCDZ	manufacturerAddress	境内药品生产许可证上的生产地址	字符型	an..200		必选	
4	国家药品标识码	GJYPBSM	CNDC	由药品上市许可持有人、生产企业等向药品追溯协同服务平台备案包装规格相关信息后产生	字符型	an..20		必选	
5	药品通用名称	YPTYMC	drugGenericName	国家药品标准或者国家药典委员会《中国药品通用名称》或其增补本收载的药品通用名称，或根据《中国药品通用名称命名原则》命名的新的药品的名称	字符型	an..100		必选	
6	药品英文名称	YPYWMC	drugName（EN）	用英文形式表示的药品通用名称，通常采用世界卫生组织编订的国际非专有名称	字符型	an..100		可选	
7	药品商品名称	YPSPMC	drugTradeName	由药品生产企业自己确定，经药品监管部门核准使用的产品名称	字符型	an..100		可选	
8	药品本位码	YPBWM	drugStandardCode	在药品注册审批通过时获得，对应药品批准文号的编码	字符型	an..20		必选	

序号	数据项名称	数据项短名	数据项英文名称	数据项说明	数据类型	表示格式	允许值	约束	备注
9	剂型	JX	dosageForm	根据药物的性质、用药目的及给药途径，将原料药加工制成适宜的形式	字符型	n4	见A.1	必选	
10	制剂规格	ZJGG	strength	每支、每片或其他每一单位制剂中含有主药（或效价）的重量或含量或装量。生物制品应标明每支（瓶）有效成分的效价（或含量及效价）及装量（或冻干制剂的复溶后体积）	字符型	an..200		必选	
11	包装规格	BZGG	packageSize	药品说明书上标识的单位包装内药品的重量、数量或装量	字符型	an..100		必选	
12	包装转换比	BZZHB	pkgConversionRatio	最小销售包装单元所含制剂单位的数量	浮点型	n..9，3		必选	
13	药品有效期	YPYXQ	shelfLife	药品说明书上标示的有效期	整数型	n..10		必选	
14	药品有效期单位	YPYXQDW	unitOfShelfLife	药品有效期的单位	字符型	a1	D：天；M：月；Y：年	必选	
15	药品批准文号	YPPZWH	approvalNo	药品监管部门审核批准境内药品生产企业生产某一药品的专有编号	字符型	an..50		必选	
16	药品批准文号有效期	YPPZWHYXQ	approvalValidDate	药品批准文号有效期的截止日期	日期型	YYYYMMDD		必选	

续表

序号	数据项名称	数据项短名	数据项英文名称	数据项说明	数据类型	表示格式	允许值	约束	备注
17	药品注册分类	YPZCFL	drugRegistrationClassfication	药品进行注册时的分类	字符型	n1	1：中药；2：化学药；3：生物制品	必选	
18	国家基本药物标识	GJJBYWBS	nationalEssentialDrugsFlag	用于区分是否是国家基本药物的标识	布尔型		True：是；False：不是	必选	以最新版《国家基本药物目录》为参考
19	特殊药品管理分类	TSYPGLFL	controlledDrugManagementType	按特殊药品管理要求进行分类的代码	字符型	an..2	见A.2	条件必选	特殊药品必选
20	处方药标识	CFYBS	OTCFlag	用于区分是否是处方药的标识	字符型	n1	1：处方药；2：非处方药；3：其他	必选	
21	境内药品上市许可持有人名称	JNYPSSXKCYRMC	domesticDrugMAHName	药品上市许可持有人的名称	字符型	an..200		必选	
22	统一社会信用代码（境内药品上市许可持有人）	TYSHXYDMJNYPSSXKCYR	domesticDrugMAHUSCID	药品上市许可持有人的统一社会信用代码	字符型	an..18		条件必选	MAH为境内上市许可持有人时必选；没有统一社会信用代码时使用组织机构代码
23	境外药品上市许可持有人名称（中文）	JWYPSSXKCYRMCZW	foreignDrugMAHNameCN	进口药品注册证上的"公司名称"的中文译文	字符型	an..200		可选	

续表

序号	数据项名称	数据项短名	数据项英文名称	数据项说明	数据类型	表示格式	允许值	约束	备注
24	境外药品上市许可持有人名称（英文）	JWYPSSXKCYRMCYW	foreignDrugMAHNameEN	进口药品注册证上的"公司名称"	字符型	an..200		条件必选	MAH为境外药品上市许可持有人时必选
25	境外药品上市许可持有人代码	JWYPSSXKCYRDM	foreignDrugMAHCode	由协同平台生成，用于在追溯数据交换中唯一标识境外药品上市许可人的代码	字符型	an..20		条件必选	MAH为境外药品上市许可持有人时必选
26	药品生产日期	YPSCRQ	productionDate	药品包装上标示的生产日期	日期型	YYYYMMDD		必选	
27	药品有效期截止日期	YPYXQJZRQ	expirationDate	药品有效期的截止日期	日期型	YYYYMMDD		必选	
28	药品生产批号	YPSCPH	batch	药品包装上标示的生产批号	字符型	an..20		必选	
29	生产数量	SCSL	quantity	同一生产批号的药品最小销售包装（最小赋码单元）总数量	整数型	n..10		必选	
30	药品追溯码	YPZSM	DTC	用于唯一标识药品各级销售包装单元的代码	字符型	an..200		必选	
31	上一级包装药品追溯码	SYJBZYPZSM	parentDTC	当前药品追溯码大一级包装上的药品追溯码	字符型	an..200		条件必选	当存在上一级包装时必选
32	包装层级	BZCJ	packageLevel	当前药品追溯码所处包装层级描述	字符型	an..200		必选	
33	包含最小销售包装单元数量	BHZXXSBZDYSL	inboxQuantity	当前药品追溯码中包含的最小销售包装单元药品追溯码的数量	整数型	n..8		必选	

6.3.2　药品进口信息数据子集

药品进口信息数据子集的内容包括：药品进口事件的基本信息、所进口药品基本信息和批次相关信息、药品追溯码及其包装层级关联关系信息，具体见表11，其中：

a）数据项1至9为药品进口事件的基本信息；

b）数据项10至37为所进口药品基本信息和批次相关信息；

c）数据项38至41为与"b）"对应的药品追溯码及其包装层级关联关系信息。

表11　药品进口信息数据子集

序号	数据项名称	数据项短名	数据项英文名称	数据项说明	数据类型	表示格式	允许值	约束	备注
1	进口药品代理企业名称	JKYPDLQYMC	drugImporterName	获得境外药品生产企业授权的进口药品代理企业营业执照上的"名称"	字符型	an..200		必选	
2	统一社会信用代码（进口药品代理企业）	TYSHXYDMJKYPDLQY	drugImporterUSCID	进口药品代理企业的统一社会信用代码	字符型	an..18		必选	没有统一社会信用代码时使用组织机构代码
3	境外药品上市许可持有人代码	JWYPSSXKCYRDM	foreignDrugMAHCode	由协同平台生成，用于在追溯数据交换中唯一标识境外药品上市许可人的代码	字符型	an..20		必选	
4	境外药品上市许可持有人名称（中文）	JWYPSSXKCYRMCZW	foreignDrugMAHNameCN	进口药品注册证上的"公司名称"的中文译文	字符型	an..200		可选	
5	境外药品上市许可持有人名称（英文）	JWYPSSXKCYRMCYW	foreignDrugMAHEN	进口药品注册证上的"公司名称"	字符型	an..200		条件必选	MAH为境外药品上市许可持有人时必选

序号	数据项名称	数据项短名	数据项英文名称	数据项说明	数据类型	表示格式	允许值	约束	备注
6	境外药品生产企业代码	JWYPSCQYDM	foreignDrugManufacturerCode	由协同平台生成，用于在追溯数据交换中唯一标识境外药品生产企业的代码	字符型	an..20		必选	
7	境外药品生产企业名称(中文)	JWYPSCQYMCZW	foreignDrugmanufacturerNameCN	进口药品注册证上的"生产厂"的中文译文	字符型	an..200		可选	
8	境外药品生产企业名称(英文)	JWYPSCQYMCYW	foreignDrugmanufacturerNameEN	进口药品注册证上的"生产厂"	字符型	an..200		必选	
9	统一社会信用代码(分包装厂)	TYSHXYDMFBZC	pkgManufacturerUSCID	进口药品国内分包装厂的统一社会信用代码	字符型	an..18		条件必选	国内分包装必选；没有统一社会信用代码时使用组织机构代码
10	分包装厂名称	FBZCMC	pkgManufacturerName	进口药品的分包装厂名称	字符型	an..200		条件必选	国内分包装必选
11	国家药品标识码	GJYPBSM	CNDC	由药品上市许可持有人、生产企业等向药品追溯协同服务平台备案包装规格相关信息后产生	字符型	an..20		必选	
12	药品英文名称	YPYWMC	drugName（EN）	用英文形式表示的药品通用名称，通常采用世界卫生组织编订的国际非专有名称	字符型	an..100		条件必选	进口药品注册证或批件上存在时必选

续表

序号	数据项名称	数据项短名	数据项英文名称	数据项说明	数据类型	表示格式	允许值	约束	备注
13	进口药品中文译名	JKYPZWYM	drugName（CN）	根据进口药品英文名称、药品性质和结构等，采用音译、意译或音意合译，并与药品英文名称相对应	字符型	an..100		必选	
14	药品商品名称	YPSPMC	drugTradeName	由药品生产企业自己确定，经药品监管部门核准使用的产品名称	字符型	an..100		可选	
15	药品本位码	YPBWM	drugStandardCode	在药品注册审批通过时获得，对应药品批准文号的编码	字符型	an..20		必选	
16	剂型	JX	dosageForm	根据药物的性质、用药目的及给药途径，将原料药加工制成适宜的形式	字符型	n4	见A.1	必选	
17	制剂规格	ZJGG	strength	每支、每片或其他每一单位制剂中含有主药（或效价）的重量或含量或装量。生物制品应标明每支（瓶）有效成分的效价（或含量及效价）及装量（或冻干制剂的复溶后体积）	字符型	an..200		必选	
18	包装规格	BZGG	packageSize	药品说明书上标识的单位包装内药品的重量、数量或装量	字符型	an..100		必选	
19	包装转换比	BZZHB	pkgConversionRatio	最小销售包装单元所含制剂单位的数量	浮点型	n..9，3		必选	
20	药品有效期	YPYXQ	shelfLife	药品说明书上标示的有效期	整数型	n..10		必选	

序号	数据项名称	数据项短名	数据项英文名称	数据项说明	数据类型	表示格式	允许值	约束	备注
21	药品有效期单位	YPYXQDW	unitOfShelfLife	药品有效期的单位	字符型	a1	D：天；M：月；Y：年	必选	
22	药品批准文号	YPPZWH	approvalNo	药品监管部门审核批准境内药品生产企业生产某一药品的专有编号	字符型	an..50		条件必选	国内分包装进口药品必选
23	药品批准文号有效期	YPPZWHYXQ	approvalValidDate	药品批准文号有效期的截止日期	日期型	YYYYMMDD		条件必选	国内分包装进口药品必选
24	进口药品注册证号	JKYPZCZH	importedDrugLicenseNo	进口药品注册证上的注册证号	字符型	an..50		条件必选	非临时进口药品必选
25	进口药品注册证有效期	JKYPZCZYXQ	importedDrugLicenseValidDate	进口药品注册证的有效期截止日期	日期型	YYYYMMDD		条件必选	非临时进口药品必选
26	进口药品批件号	JKYPPJH	importedDrugsApprovalNoticeNo	进口药品批件上标示的编号	字符型	an..50		条件必选	临时进口药品必选
27	进口药品批件有效期	JKYPPJYXQ	importedDrugsApprovalNoticeValidDate	进口药品批件上的批件效期	日期型	YYYYMMDD		条件必选	临时进口药品必选
28	药品注册分类	YPZCFL	drugRegistrationClassfication	药品进行注册时的分类	字符型	n1	1：中药；2：化学药；3：生物制品	必选	
29	国家基本药物标识	GJJBYWBS	nationalEssentialDrugsFlag	用于区分是否是国家基本药物的标识	布尔型		True：是；False：不是	必选	以最新版《国家基本药物目录》为参考

序号	数据项名称	数据项短名	数据项英文名称	数据项说明	数据类型	表示格式	允许值	约束	备注
30	特殊药品管理分类	TSYPGLFL	controlledDrugManagementType	按特殊药品管理要求进行分类的代码	字符型	an..2	见A.2	条件必选	特殊药品必选
31	处方药标识	CFYBS	OTCFlag	用于区分是否是处方药的标识	字符型	n1	1：处方药；2：非处方药；3：其他	必选	
32	药品生产日期	YPSCRQ	productionDate	药品包装上标示的生产日期	日期型	YYYYMMDD		必选	
33	药品有效期截止日期	YPYXQJZRQ	expirationDate	药品有效期的截止日期	日期型	YYYYMMDD		必选	
34	药品生产批号	YPSCPH	batch	药品包装上标示的生产批号	字符型	an..20		必选	
35	进口数量	JKSL	quantity	同批号进口的药品最小销售包装总数量	整数型	n..10		必选	
36	进口日期	JKRQ	importedDate	进口药品通关日期	日期型	YYYYMMDD		必选	
37	进口药品通关单扫描件	JKYPTGDSMJ	scanOfDrugImportCustomsClearance	进口药品通关单扫描件	二进制			必选	宜采用PDF格式
38	药品追溯码	YPZSM	DTC	用于唯一标识药品各级销售包装单元的代码	字符型	an..200		必选	
39	上一级包装药品追溯码	SYJBZYPZSM	parentDTC	当前药品追溯码大一级包装上的药品追溯码	字符型	an..200		条件必选	当存在上一级包装时必选
40	包装层级	BZCJ	packageLevel	当前药品追溯码所处包装层级描述	字符型	an..200		必选	

续表

序号	数据项名称	数据项短名	数据项英文名称	数据项说明	数据类型	表示格式	允许值	约束	备注
41	包含最小销售包装单元数量	BHZXXSBZDYSL	inboxQuantity	当前药品追溯码中包含的最小销售包装单元药品追溯码的数量	整数型	n..8		必选	

6.3.3 药品自检信息数据子集

药品自检信息数据子集的内容包括：药品自检事件基本信息、所检验药品基本信息和批次相关信息等，具体见表12，其中：

a）数据项1至3为药品自检事件基本信息；

b）数据项4至40为所检验药品基本信息和批次相关信息等。

表12 药品自检信息数据子集

序号	数据项名称	数据项短名	数据项英文名称	数据项说明	数据类型	表示格式	允许值	约束	备注
1	药品检验报告书编号	YPJYBGSBH	reportID	药品检验报告书上标示的编号	字符型	an..50		可选	
2	药品检验日期	YPJYRQ	inspectDate	药品检验报告签发日期	日期型	YYYYMMDD		可选	
3	药品检验报告扫描件	YPJYBGSMJ	scanOfReport	经生产企业认可有效的药品检验报告扫描件	二进制			必选	宜采用PDF格式
4	国家药品标识码	GJYPBSM	CNDC	由药品上市许可持有人、生产企业等向药品追溯协同服务平台备案包装规格相关信息后产生	字符型	an..20		必选	
5	药品通用名称	YPTYMC	drugGenericName	国家药品标准或者国家药典委员会《中国药品通用名称》或其增补本收载的药品通用名称，或根据《中国药品通用名称命名原则》命名的新的药品的名称	字符型	an..100		条件必选	国产药品必选

续表

序号	数据项名称	数据项短名	数据项英文名称	数据项说明	数据类型	表示格式	允许值	约束	备注
6	药品英文名称	YPYWMC	drugName（EN）	用英文形式表示的药品通用名称，通常采用世界卫生组织编订的国际非专有名称	字符型	an..100		条件必选	进口药品注册证或批件上存在时必选
7	进口药品中文译名	JKYPZWYM	drugName（CN）	根据进口药品英文名称、药品性质和结构等，采用音译、意译或音意合译，并与药品英文名称相对应	字符型	an..100		条件必选	进口药品必选
8	药品商品名称	YPSPMC	drugTradeName	由药品生产企业自己确定，经药品监管部门核准使用的产品名称	字符型	an..100		可选	
9	药品本位码	YPBWM	drugStandardCode	在药品注册审批通过时获得，对应药品批准文号的编码	字符型	an..20		必选	
10	剂型	JX	dosageForm	根据药物的性质、用药目的及给药途径，将原料药加工制成适宜的形式	字符型	n4	见A.1	必选	
11	制剂规格	ZJGG	strength	每支、每片或其他每一单位制剂中含有主药（或效价）的重量或含量或装量。生物制品应标明每支（瓶）有效成分的效价（或含量及效价）及装量（或冻干制剂的复溶后体积）	字符型	an..200		必选	
12	包装规格	BZGG	packageSize	药品说明书上标识的单位包装内药品的重量、数量或装量	字符型	an..100		必选	

序号	数据项名称	数据项短名	数据项英文名称	数据项说明	数据类型	表示格式	允许值	约束	备注
13	包装转换比	BZZHB	pkgConversionRatio	最小销售包装单元所含制剂单位的数量	浮点型	n..9，3		必选	
14	药品有效期	YPYXQ	shelfLife	药品说明书上标示的有效期	整数型	n..10		必选	
15	药品有效期单位	YPYXQDW	unitOfShelfLife	药品有效期的单位	字符型	a1	D：天；M：月；Y：年	必选	
16	药品批准文号	YPPZWH	approvalNo	药品监管部门审核批准境内药品生产企业生产某一药品的专有编号	字符型	an..50		条件必选	国产和国内分包装进口药品必选
17	药品批准文号有效期	YPPZWHYXQ	approvalValidDate	药品批准文号有效期的截止日期	日期型	YYYYMMDD		条件必选	国产和国内分包装进口药品必选
18	进口药品注册证号	JKYPZCZH	importedDrugLicenseNo	进口药品注册证上的注册证号	字符型	an..50		条件必选	非临时进口药品必选
19	进口药品注册证有效期	JKYPZCZYXQ	importedDrugLicenseValidDate	进口药品注册证的有效期截止日期	日期型	YYYYMMDD		条件必选	非临时进口药品必选
20	进口药品批件号	JKYPPJH	importedDrugsApprovalNoticeNo	进口药品批件上标示的编号	字符型	an..50		条件必选	临时进口药品必选
21	进口药品批件有效期	JKYPPJYXQ	importedDrugsApprovalNoticeValidDate	进口药品批件上的批件效期	日期型	YYYYMMDD		条件必选	临时进口药品必选

续表

序号	数据项名称	数据项短名	数据项英文名称	数据项说明	数据类型	表示格式	允许值	约束	备注
22	药品注册分类	YPZCFL	drugRegistrationClassfcation	药品进行注册时的分类	字符型	n1	1：中药；2：化学药；3：生物制品	必选	
23	国家基本药物标识	GJJBYWBS	nationalEssentialDrugsFlag	用于区分是否是国家基本药物的标识	布尔型		True：是；False：不是	必选	以最新版《国家基本药物目录》为参考
24	特殊药品管理分类	TSYPGLFL	controlledDrugManagementType	按特殊药品管理要求进行分类的代码	字符型	an..2	见A.2	条件必选	特殊药品必选
25	处方药标识	CFYBS	OTCFlag	用于区分是否是处方药的标识	字符型	n1	1：处方药；2：非处方药；3：其他	必选	
26	境内药品上市许可持有人名称	JNYPSSXKCYRMC	domesticDrugMAHMAHName	药品上市许可持有人的名称	字符型	an..200		条件必选	MAH为境内上市许可持有人时必选
27	统一社会信用代码（境内药品上市许可持有人）	TYSHXYDMJNYPSSXKCYR	domesticDrugMAHUSCID	药品上市许可持有人的统一社会信用代码	字符型	an..18		条件必选	MAH为境内上市许可持有人时必选；没有统一社会信用代码时使用组织机构代码
28	境外药品上市许可持有人名称（中文）	JWYPSSXKCYRMCZW	foreignDrugMAHNameCN	进口药品注册证上的"公司名称"的中文译文	字符型	an..200		可选	

序号	数据项名称	数据项短名	数据项英文名称	数据项说明	数据类型	表示格式	允许值	约束	备注
29	境外药品上市许可持有人名称（英文）	JWYPSSXKCYRMCYW	foreignDrugMAHNameEN	进口药品注册证上的"公司名称"	字符型	an..200		条件必选	MAH为境外药品上市许可持有人时必选
30	境外药品上市许可持有人代码	JWYPSSXKCYRDM	foreignDrugMAHCode	由协同平台生成，用于在追溯数据交换中唯一标识境外药品上市许可人的代码	字符型	an..20		条件必选	MAH为境外药品上市许可持有人时必选
31	境内药品生产企业名称	JNYPSCQYMC	domesticDrugManufacturerName	药品批准证明文件上的生产企业名称	字符型	an..200		条件必选	国产和国内分包装进口药品必选
32	统一社会信用代码（境内药品生产企业）	TYSHXYDMJNYPSCQY	domesticDrugManufacturerUSCID	境内药品生产企业的统一社会信用代码	字符型	an..18		条件必选	国产和国内分包装进口药品必选；没有统一社会信用代码时使用组织机构代码
33	境外药品生产企业名称（中文）	JWYPSCQYMCZW	foreignDrugmanufacturerNameCN	进口药品注册证上的"生产厂"的中文译名	字符型	an..200		可选	
34	境外药品生产企业名称（英文）	JWYPSCQYMCYW	foreignDrugmanufacturerNameEN	进口药品注册证上的"生产厂"	字符型	an..200		条件必选	进口药品必选
35	境外药品生产企业代码	JWYPSCQYDM	foreignDrugManufacturerCode	由协同平台生成用于唯一标识境外药品生产企业的代码	字符型	an..20		条件必选	进口药品必选

续表

序号	数据项名称	数据项短名	数据项英文名称	数据项说明	数据类型	表示格式	允许值	约束	备注
36	分包装厂名称	FBZCMC	pkgManufacturerName	进口药品的分包装厂名称	字符型	an..200		条件必选	国内分包装必选
37	统一社会信用代码（分包装厂）	TYSHXYDMFBZC	pkgManufacturerUSCID	进口药品国内分包装厂的统一社会信用代码	字符型	an..18		条件必选	国内分包装必选；没有统一社会信用代码时使用组织机构代码
38	药品生产日期	YPSCRQ	productionDate	药品包装上标示的生产日期	日期型	YYYYMMDD		必选	
39	药品有效期截止日期	YPYXQJZRQ	expirationDate	药品有效期的截止日期	日期型	YYYYMMDD		必选	
40	药品生产批号	YPSCPH	batch	药品包装上标示的生产批号	字符型	an..20		必选	

6.3.4　发货单信息数据子集

发货单信息数据子集的内容包括：发货事件基本信息、所发货药品基本信息和批次相关信息、药品追溯码及其包装层级关联关系信息等，具体见表13，其中：

a）数据项1至17为发货事件基本信息；

b）数据项18至58为所发货药品基本信息和批次相关信息；

c）数据项59至62为与"b）"对应的药品追溯码及其包装层级关联关系信息。

表13　发货单信息数据子集

序号	数据项名称	数据项短名	数据项英文名称	数据项说明	数据类型	表示格式	允许值	约束	备注
1	发货单编号	FHDBH	deliveryOrderNo	发货单上的编号	字符型	an..50		必选	
2	订货单编号	DHDBH	purchaseOrderNo	订货单上的编号	字符型	an..50		可选	

续表

序号	数据项名称	数据项短名	数据项英文名称	数据项说明	数据类型	表示格式	允许值	约束	备注
3	发货机构名称	FHJGMC	deliveryOrganizationName	发货机构的中文名称	字符型	an..200		必选	
4	统一社会信用代码（发货机构）	TYSHXYDMFHJG	deliveryUSCID	发货机构的统一社会信用代码	字符型	an..18		必选	没有统一社会信用代码时使用组织机构代码
5	发货地址	FHDZ	deliveryAddress	发货单上的发货地址	字符型	an..200		必选	
6	发货类型	FHLX	deliveryType	发货类型对应的代码	字符型	n2	见A.5	必选	
7	发货人	FHR	sender	药品发货经办人的姓名	字符型	an..60		条件必选	特殊药品必选
8	发货时间	FHSJ	deliveryTime	药品离开发货单位的时间	日期时间型	YYYYMMDDThhmmss		必选	
9	收货机构名称	SHJGMC	receivingOrganizationName	收货机构名称	字符型	an..200		必选	
10	统一社会信用代码（收货机构）	TYSHXYDMSHJG	receivingUSCID	收货单位的统一社会信用代码	字符型	an..18		条件必选	收货机构是使用单位时选；没有统一社会信用代码时使用组织机构代码
11	卫生机构代码（收货机构）	WSJGDMSHJG	receivingHIC	符合WS218-2002的规则的卫生机构唯一代码标识	字符型	an..22		可选	
12	收货地址	SHDZ	receivingAddress	发货单上的收货地址	字符型	an..200		必选	

续表

序号	数据项名称	数据项短名	数据项英文名称	数据项说明	数据类型	表示格式	允许值	约束	备注
13	药品配送企业名称	YPPSQYMC	distributionName	药品配送企业名称	字符型	an..200		必选	
14	统一社会信用代码（药品配送企业）	TYSHXYDMYPPSQY	distributionUSCID	药品配送企业的统一社会信用代码	字符型	an..18		必选	没有统一社会信用代码时使用组织机构代码
15	单据验证状态	DJYZZT	billStatus	发货机构在发货前确认的货物与单据是否一致的状态	字符型	n.1	0：未验证；1：验证通过2：验证未通过	必选	
16	单据验证日期	DJYZRQ	billStatusCheckDate	单据验证状态验证日期	日期型	YYYYMMDD		条件必选	单据验证后必选
17	单据验证未通过原因	DJYZWTGYY	reasonsForFailure	单据验证失败的原因	字符型	an..200		条件必选	单据验证状态为2时必选
18	国家药品标识码	GJYPBSM	CNDC	由药品上市许可持有人、生产企业等向药品追溯协同服务平台备案包装规格相关信息后产生	字符型	an..20		必选	
19	药品通用名称	YPTYMC	drugGenericName	国家药品标准或者国家药典委员会《中国药品通用名称》或其增补本收载的药品通用名称，或根据《中国药品通用名称命名原则》命名的新的药品的名称	字符型	an..100		条件必选	国产药品必选

续表

序号	数据项名称	数据项短名	数据项英文名称	数据项说明	数据类型	表示格式	允许值	约束	备注
20	药品英文名称	YPYWMC	drugName(EN)	用英文形式表示的药品通用名称，通常采用世界卫生组织编订的国际非专有名称	字符型	an..100		条件必选	进口药品注册证或批件上存在时必选
21	进口药品中文译名	JKYPZWYM	drugName(CN)	根据进口药品英文名称、药品性质和结构等，采用音译、意译或音意合译，并与药品英文名称相对应	字符型	an..100		条件必选	进口药品必选
22	药品商品名称	YPSPMC	drugTradeName	由药品生产企业自己确定，经药品监管部门核准使用的产品名称	字符型	an..100		可选	
23	药品本位码	YPBWM	drugStandardCode	在药品注册审批通过时获得，对应药品批准文号的编码	字符型	an..20		必选	
24	剂型	JX	dosageForm	根据药物的性质、用药目的及给药途径，将原料药加工制成适宜的形式	字符型	n4	见A.1	必选	

序号	数据项名称	数据项短名	数据项英文名称	数据项说明	数据类型	表示格式	允许值	约束	备注
25	制剂规格	ZJGG	strength	每支、每片或其他每一单位制剂中含有主药（或效价）的重量或含量或装量。生物制品应标明每支（瓶）有效成分的效价（或含量及效价）及装量（或冻干制剂的复溶后体积）	字符型	an..200		必选	
26	包装规格	BZGG	packageSize	药品说明书上标识的单位包装内药品的重量、数量或装量	字符型	an..100		必选	
27	包装转换比	BZZHB	pkgConversionRatio	最小销售包装单元所含制剂单位的数量	浮点型	n..9，3		必选	
28	药品有效期	YPYXQ	shelfLife	药品说明书上标示的有效期	整数型	n..10		必选	
29	药品有效期单位	YPYXQDW	unitOfShelfLife	药品有效期的单位	字符型	a1	D：天；M：月；Y：年	必选	
30	药品批准文号	YPPZWH	approvalNo	药品监管部门审核批准境内药品生产企业生产某一药品的专有编号	字符型	an..50		条件必选	国产和国内分包装进口药品必选
31	药品批准文号有效期	YPPZWHYXQ	approvalValidDate	药品批准文号有效期的截止日期	日期型	YYYYMMDD		条件必选	国产和国内分包装进口药品必选

序号	数据项名称	数据项短名	数据项英文名称	数据项说明	数据类型	表示格式	允许值	约束	备注
32	进口药品注册证号	JKYPZCZH	importedDrugLicenseNo	进口药品注册证上的注册证号	字符型	an..50		条件必选	非临时进口药品必选
33	进口药品注册证有效期	JKYPZCZYXQ	importedDrugLicenseValidDate	进口药品注册证的有效期截止日期	日期型	YYYYMMDD		条件必选	非临时进口药品必选
34	进口药品批件号	JKYPPJH	importedDrugsApprovalNoticeNo	进口药品批件上标示的编号	字符型	an..50		条件必选	临时进口药品必选
35	进口药品批件有效期	JKYPPJYXQ	importedDrugsApprovalNoticeValidDate	进口药品批件上的批件效期	日期型	YYYYMMDD		条件必选	临时进口药品必选
36	药品注册分类	YPZCFL	drugRegistrationClassfication	药品进行注册时的分类	字符型	n1	1：中药；2：化学药；3：生物制品	必选	
37	国家基本药物标识	GJJBYWBS	nationalEssentialDrugsFlag	用于区分是否是国家基本药物的标识	布尔型		True：是；False：不是	必选	以最新版《国家基本药物目录》为参考
38	特殊药品管理分类	TSYPGLFL	controlledDrugManagementType	按特殊药品管理要求进行分类的代码	字符型	an..2	见A.2	条件必选	特殊药品必选
39	处方药标识	CFYBS	OTCFlag	用于区分是否是处方药的标识	字符型	n1	1：处方药；2：非处方药；3：其他	必选	
40	境内药品上市许可持有人名称	JNYPSSXKCYRMC	domesticDrugMAHName	药品上市许可持有人的名称	字符型	an..200		条件必选	MAH为境内上市许可持有人时必选

续表

序号	数据项名称	数据项短名	数据项英文名称	数据项说明	数据类型	表示格式	允许值	约束	备注
41	统一社会信用代码（境内药品上市许可持有人）	TYSHXYDMJNYPSSXKCYR	domestic Drug MAHUSCID	药品上市许可持有人的统一社会信用代码	字符型	an..18		条件必选	MAH为境内上市许可持有人时必选；没有统一社会信用代码时使用组织机构代码
42	境外药品上市许可持有人名称（中文）	JWYPSSXKCYRMCZW	foreign DrugMAHNameCN	进口药品注册证上的"公司名称"的中文译文	字符型	an..200		可选	
43	境外药品上市许可持有人名称（英文）	JWYPSSXKCYRMCYW	foreign DrugMAHNameEN	进口药品注册证上的"公司名称"	字符型	an..200		条件必选	MAH为境外药品上市许可持有人时必选
44	境外药品上市许可持有人代码	JWYPSSXKCYRDM	foreign DrugMAHCode	由协同平台生成，用于在追溯数据交换中唯一标识境外药品上市许可人的代码	字符型	an..20		条件必选	MAH为境外药品上市许可持有人时必选
45	境内药品生产企业名称	JNYPSCQYMC	domesticDrug Manufacturer Name	药品批准证明文件上的生产企业名称	字符型	an..200		条件必选	国产和国内分包装进口药品必选
46	统一社会信用代码（境内药品生产企业）	TYSHXYDMJNYPSCQY	domesticDrug Manufacturer USCID	境内药品生产企业的统一社会信用代码	字符型	an..18		条件必选	国产和国内分包装进口药品必选；没有统一社会信用代码时使用组织机构代码

序号	数据项名称	数据项短名	数据项英文名称	数据项说明	数据类型	表示格式	允许值	约束	备注
47	境外药品生产企业名称（中文）	JWYPSCQYMCZW	foreignDrugmanufacturerNameCN	进口药品注册证上的"生产厂"的中文译名	字符型	an..200		可选	
48	境外药品生产企业名称（英文）	JWYPSCCMCYW	foreignDrugmanufacturerNameEN	进口药品注册证上的"生产厂"	字符型	an..200		条件必选	进口药品必选
49	境外药品生产企业代码	JWYPSCQYDM	foreignDrugManufacturerCode	由协同平台生成用于唯一标识境外药品生产企业的代码	字符型	an..20		条件必选	进口药品必选
50	分包装厂名称	FBZCMC	pkgManufacturerName	进口药品的分包装厂名称	字符型	an..200		条件必选	国内分包装必选
51	统一社会信用代码（分包装厂）	TYSHXYDMFBZC	pkgManufacturerUSCID	进口药品国内分包装厂的统一社会信用代码	字符型	an..18		条件必选	国内分包装必选；没有统一社会信用代码时使用组织机构代码
52	进口药品代理企业名称	JKYPDLQYMC	drugImporterName	进口药品代理企业营业执照上的"名称"	字符型	an..200		条件必选	进口药品必选
53	统一社会信用代码（进口药品代理企业）	TYSHXYDMJKYPDLQY	drugImporterUSCID	进口药品代理企业的统一社会信用代码	字符型	an..18		条件必选	进口药品必选；没有统一社会信用代码时使用组织机构代码
54	药品生产日期	YPSCRQ	productionDate	药品包装上标示的生产日期	日期型	YYYYMMDD		必选	

序号	数据项名称	数据项短名	数据项英文名称	数据项说明	数据类型	表示格式	允许值	约束	备注
55	药品有效期截止日期	YPYXQJZRQ	expirationDate	药品有效期的截止日期	日期型	YYYYMMDD		必选	
56	药品生产批号	YPSCPH	batch	药品包装上标示的生产批号	字符型	an..20		必选	
57	发货数量	FHSL	deliveryQuantity	发货的最小销售包装单元数量	整数型	n..10		必选	
58	药品质检报告	YPZJBG	inspectionReport	由药品生产或分包装厂提供的药品质检报告扫描件	二进制			可选	宜采用PDF格式
59	药品追溯码	YPZSM	DTC	用于唯一标识药品各级销售包装单元的代码	字符型	an..200		条件必选	发货类型为03时可选
60	上一级包装药品追溯码	SYJBZYPZSM	parentDTC	当前药品追溯码大一级包装上的药品追溯码	字符型	an..200		条件必选	发货类型为03时可选;当存在上一级包装时必选
61	包装层级	BZCJ	packageLevel	当前药品追溯码所处包装层级描述	字符型	an..200		条件必选	发货类型为03时可选
62	包含最小销售包装单元数量	BHZXXSBZDYSL	inboxQuantity	当前药品追溯码中包含的最小销售包装单元药品追溯码的数量	整数型	n..8		条件必选	发货类型为03时可选

6.3.5 收货单信息数据子集

收货单信息数据子集的内容包括:收货事件基本信息、所收货药品基本信息和批次相关信息、药品追溯码及其包装层级关联关系信息等,具体见表14,其中:

a）数据项1至16为收货事件基本信息；

b）数据项17至57为所收货药品基本信息和批次相关信息；

c）数据项58至62为与"b）"对应的药品追溯码及其包装层级关联关系信息。

表14　收货单信息数据子集

序号	数据项名称	数据项短名	数据项英文名称	数据项说明	数据类型	表示格式	允许值	约束	备注
1	收货单编号	SHDBH	receiptNo	收货单上的编号	字符型	an..50		必选	
2	发货单编号	FHDBH	deliveryOrderNo	发货单上的编号	字符型	an..50		可选	
3	订货单编号	DHDBH	purchaseOrderNo	订货单上的编号	字符型	an..50		可选	
4	发货机构名称	FHJGMC	deliveryOrganizationName	发货机构的中文名称	字符型	an..200		必选	
5	统一社会信用代码（发货机构）	TYSHXYDMFHJG	deliveryUSCID	发货机构的统一社会信用代码	字符型	an..18		条件必选	发货机构是使用单位时可选；没有统一社会信用代码时使用组织机构代码
6	卫生机构代码（发货机构）	WSJGDMFHJG	deliveryHIC	符合WS218-2002的规则的卫生机构唯一代码标识	字符型	an..22		可选	
7	发货地址	FHDZ	deliveryAddress	收货单上的发货地址	字符型	an..200		必选	
8	收货机构名称	SHJGMC	receivingOrganizationName	收货机构名称	字符型	an..200		必选	

序号	数据项名称	数据项短名	数据项英文名称	数据项说明	数据类型	表示格式	允许值	约束	备注
9	统一社会信用代码（收货机构）	TYSHXYDMSHJG	receivingUSCID	收货单位的统一社会信用代码	字符型	an..18		必选	没有统一社会信用代码时使用组织机构代码
10	收货地址	SHDZ	receivingAddress	实际收货位置的地址	字符型	an..200		必选	
11	收货类型	SHLX	receivingType	收货类型对应的代码	字符型	n2	见A.6	必选	
12	收货人	SHR	receiver	收货人姓名	字符型	an..60		条件必选	特殊药品必选
13	收货时间	SHSJ	receivingTime	药品到达收货单位的时间	日期时间型	YYYYMMDDThhmmss		必选	
14	单据验证状态	DJYZZT	billStatus	单据验证状态代码	字符型	n.1	0：未验证；1：通过验证；2：未通过验证	必选	货物与单据是否一致的状态
15	单据验证日期	DJYZRQ	billStatusCheckDate	单据验证状态验证日期	日期型	YYYYMMDD		必选	
16	单据验证未通过原因	DJYZWTGYY	reasonsForFailure	单据验证失败的原因	字符型	an..200		条件必选	单据验证状态为2时必选
17	国家药品标识码	GJYPBSM	CNDC	由药品上市许可持有人、生产企业等向药品追溯协同服务平台备案包装规格相关信息后产生	字符型	an..20		必选	

续表

序号	数据项名称	数据项短名	数据项英文名称	数据项说明	数据类型	表示格式	允许值	约束	备注
18	药品通用名称	YPTYMC	drugGenericName	国家药品标准或者国家药典委员会《中国药品通用名称》或其增补本收载的药品通用名称，或根据《中国药品通用名称命名原则》命名的新的药品的名称	字符型	an..100		条件必选	国产药品必选
19	药品英文名称	YPYWMC	drugName（EN）	用英文形式表示的药品通用名称，通常采用世界卫生组织编订的国际非专有名称	字符型	an..100		条件必选	进口药品注册证或批件上存在时必选
20	进口药品中文译名	JKYPZWYM	drugName（CN）	根据进口药品英文名称、药品性质和结构等，采用音译、意译或音意合译，并与药品英文名称相对应	字符型	an..100		条件必选	进口药品必选
21	药品商品名称	YPSPMC	drugTradeName	由药品生产企业自己确定，经药品监管部门核准使用的产品名称	字符型	an..100		可选	
22	药品本位码	YPBWM	drugStandardCode	在药品注册审批通过时获得，对应药品批准文号的编码	字符型	an..20		必选	
23	剂型	JX	dosageForm	根据药物的性质、用药目的及给药途径，将原料药加工制成适宜的形式	字符型	n4	见A.1	必选	

续表

序号	数据项名称	数据项短名	数据项英文名称	数据项说明	数据类型	表示格式	允许值	约束	备注
24	制剂规格	ZJGG	strength	每支、每片或其他每一单位制剂中含有主药（或效价）的重量或含量或装量。生物制品应标明每支（瓶）有效成分的效价（或含量及效价）及装量（或冻干制剂的复溶后体积）	字符型	an..200		必选	
25	包装规格	BZGG	packageSize	药品说明书上标识的单位包装内药品的重量、数量或装量	字符型	an..100		必选	
26	包装转换比	BZZHB	pkgConversionRatio	最小销售包装单元所含制剂单位的数量	浮点型	n..9，3		必选	
27	药品有效期	YPYXQ	shelfLife	药品说明书上标示的有效期	整数型	n..10		必选	
28	药品有效期单位	YPYXQDW	unitOfShelfLife	药品有效期的单位	字符型	a1	D：天；M：月；Y：年	必选	
29	药品批准文号	YPPZWH	approvalNo	药品监管部门审核批准境内药品生产企业生产某一药品的专有编号	字符型	an..50		条件必选	国产和国内分包装进口药品必选
30	药品批准文号有效期	YPPZWHYXQ	approvalValidDate	药品批准文号有效期的截止日期	日期型	YYYYMMDD		条件必选	国产和国内分包装进口药品必选
31	进口药品注册证号	JKYPZCZH	importedDrugLicenseNo	进口药品注册证上的注册证号	字符型	an..50		条件必选	非临时进口药品必选

续表

序号	数据项名称	数据项短名	数据项英文名称	数据项说明	数据类型	表示格式	允许值	约束	备注
32	进口药品注册证有效期	JKYPZCZYXQ	importedDrugLicenseValidDate	进口药品注册证的有效期截止日期	日期型	YYYYMMDD		条件必选	非临时进口药品必选
33	进口药品批件号	JKYPPJH	importedDrugsApprovalNoticeNo	进口药品批件上标示的编号	字符型	an..50		条件必选	临时进口药品必选
34	进口药品批件有效期	JKYPPJYXQ	importeugsApprovalNoticeValidDate	进口药品批件上的批件效期	日期型	YYYYMMDD		条件必选	临时进口药品必选
35	药品注册分类	YPZCFL	drugRegistrationClassfication	药品进行注册时的分类	字符型	n1	1：中药；2：化学药；3：生物制品	必选	
36	国家基本药物标识	GJJBYWBS	nationalEssentialDrugsFlag	用于区分是否是国家基本药物的标识	布尔型		True：是；False：不是	必选	以最新版《国家基本药物目录》为参考
37	特殊药品管理分类	TSYPGLFL	controlledDrugManagementType	按特殊药品管理要求进行分类的代码	字符型	an..2	见A.2	条件必选	特殊药品必选
38	处方药标识	CFYBS	OTCFlag	用于区分是否是处方药的标识	字符型	n1	1：处方药；2：非处方药；3：其他	必选	
39	境内药品上市许可持有人名称	JNYPSSXKCYRMC	domesticDrugMAHName	药品上市许可持有人的名称	字符型	an..200		条件必选	MAH为境内上市许可持有人时必选

续表

序号	数据项名称	数据项短名	数据项英文名称	数据项说明	数据类型	表示格式	允许值	约束	备注
40	统一社会信用代码（境内药品上市许可持有人）	TYSHXYDMJNYPSSXKCYR	domesticDrugMAHUSCID	药品上市许可持有人的统一社会信用代码	字符型	an..18		条件必选	MAH为境内上市许可持有人时必选；没有统一社会信用代码时使用组织机构代码
41	境外药品上市许可持有人名称（中文）	JWYPSSXKCYRMCZW	foreignDrugMAHNameCN	进口药品注册证上的"公司名称"的中文译文	字符型	an..200		可选	
42	境外药品上市许可持有人名称（英文）	JWYPSSXKCYRMCYW	foreignDrugMAHEN	进口药品注册证上的"公司名称"	字符型	an..200		条件必选	MAH为境外药品上市许可持有人时必选
43	境外药品上市许可持有人代码	JWYPSSXKCYRDM	foreignDrugMAHCode	由协同平台生成，用于在追溯数据交换中唯一标识境外药品上市许可人的代码	字符型	an..20		条件必选	MAH为境外药品上市许可持有人时必选
44	境内药品生产企业名称	JNYPSCQYMC	domesticDrugManufacturerName	药品批准证明文件上的生产企业名称	字符型	an..200		条件必选	国产和国内分包装进口药品必选

续表

序号	数据项名称	数据项短名	数据项英文名称	数据项说明	数据类型	表示格式	允许值	约束	备注
45	统一社会信用代码（境内药品生产企业）	TYSHDMJNYPSCQY	domesticDrugManufacturerUSCID	境内药品生产企业的统一社会信用代码	字符型	an..18		条件必选	国产和国内分包装进口药品必选；没有统一社会信用代码时使用组织机构代码
46	境外药品生产企业名称（中文）	JWYPSCCMCZW	foreignDrugManufacturerNameCN	进口药品注册证上的"生产厂"的中文译名	字符型	an..200		可选	
47	境外药品生产企业名称（英文）	JWYPSCCMCYW	foreignDrugManufacturerNameEN	进口药品注册证上的"生产厂"	字符型	an..200		条件必选	进口药品必选
48	境外药品生产企业代码	JWYPSCQYDM	foreignDrugManufacturerCode	由协同平台生成用于唯一标识境外药品生产企业的代码	字符型	an..20		条件必选	进口药品必选
49	分包装厂名称	FBZCMC	pkgManufacturerName	进口药品的分包装厂名称	字符型	an..200		条件必选	国内分包装必选
50	统一社会信用代码（分包装厂）	TYSHXYDMFBZC	pkgManufacturerUSCID	进口药品国内分包装厂的统一社会信用代码	字符型	an..18		条件必选	国内分包装必选；没有统一社会信用代码时使用组织机构代码
51	进口药品代理企业名称	JKYPDLQYMC	drugImporterName	进口药品代理企业营业执照上的"名称"	字符型	an..200		条件必选	进口药品必选

序号	数据项名称	数据项短名	数据项英文名称	数据项说明	数据类型	表示格式	允许值	约束	备注
52	统一社会信用代码（进口药品代理企业）	TYSHDMJKYPDLQY	drugImporterUSCID	进口药品代理企业的统一社会信用代码	字符型	an..18		条件必选	进口药品必选；没有统一社会信用代码时使用组织机构代码
53	药品生产日期	YPSCRQ	productionDate	药品包装上标示的生产日期	日期型	YYYYMMDD		必选	
54	药品有效期截止日期	YPYXQJZRQ	expirationDate	药品有效期的截止日期	日期型	YYYYMMDD		必选	
55	药品生产批号	YPSCPH	batch	药品包装上标示的生产批号	字符型	an..20		必选	
56	应收货数量	YSHSL	receivableQuantity	应收货的最小销售包装单元数量	整数型	n..10		必选	
57	实际收货数量	SJSHSL	receivingQuantity	实际收货的最小销售包装单元数量	整数型	n..10		必选	
58	药品追溯码	YPZSM	DTC	用于唯一标识药品各级销售包装单元的代码	字符型	an..200		必选	收货类型为06时可选
59	上一级包装药品追溯码	SYJBZYPZSM	parentDTC	当前药品追溯码大一级包装上的药品追溯码	字符型	an..200		条件必选	收货类型为06时可选；当存在上一级包装时必选
60	包装层级	BZCJ	packageLevel	当前药品追溯码所处包装层级描述	字符型	an..200		必选	收货类型为06时可选

序号	数据项名称	数据项短名	数据项英文名称	数据项说明	数据类型	表示格式	允许值	约束	备注
61	包含最小销售包装单元数量	BHZXXSBZDYSL	inboxQuantity	当前药品追溯码中包含的最小销售包装单元药品追溯码的数量	整数型	n..8		必选	收货类型为06时可选
62	追溯码验证状态	ZSMYZZT	codeStatus	当前追溯码的验证状态	字符型	n.1	0：未通过验证；1：已通过验证	必选	判断收到药品追溯码与发货单上是否一致

6.3.6 药品召回信息数据子集

药品召回信息数据子集的内容包括：召回事件的基本信息、所召回药品基本信息和批次相关信息、药品追溯码及其包装层级关联关系信息等，具体见表15，其中：

a）数据项1至5为召回事件的基本信息；

b）数据项6至45为所召回药品基本信息和批次相关信息；

c）数据项46至49为与"b"对应的药品追溯码及其包装层级关联关系信息。

表15 药品召回信息数据子集

序号	数据项名称	数据项短名	数据项英文名称	数据项说明	数据类型	表示格式	允许值	约束	备注
1	召回机构名称	ZHJGMC	recallOrganizationName	召回机构的名称	字符型	an..200		必选	召回机构名称
2	统一社会信用代码（召回机构）	TYSHXYDMZHJG	recallOrganizationUSCID	药品召回机构的统一社会信用代码	字符型	an..18		必选	没有统一社会信用代码时使用组织机构代码
3	开始统计时间	KSTJSJ	startTime	召回数量统计的开始时间点	日期时间型	YYYYMMDDThhmmss		必选	
4	结束统计时间	JSTJSJ	endTime	召回数量统计的结束时间点	日期时间型	YYYYMMDDThhmmss		必选	

序号	数据项名称	数据项短名	数据项英文名称	数据项说明	数据类型	表示格式	允许值	约束	备注
5	召回等级	ZHDJ	recallLevel	药品召回的等级	字符型	n1	1：一级；2：二级；3：三级	必选	
7	药品通用名称	YPTYMC	drugGenericName	国家药品标准或者国家药典委员会《中国药品通用名称》或其增补本收载的药品通用名称，或根据《中国药品通用名称命名原则》命名的新的药品的名称	字符型	an..100		条件必选	国产药品必选
8	药品英文名称	YPYWMC	drugName（EN）	用英文形式表示的药品通用名称，通常采用世界卫生组织编订的国际非专有名称	字符型	an..100		条件必选	进口药品注册证或批件上存在时必选
9	进口药品中文译名	JKYPZWYM	drugName（CN）	根据进口药品英文名称、药品性质和结构等，采用音译、意译或音意合译，并与药品英文名称相对应	字符型	an..100		条件必选	进口药品必选
10	药品商品名称	YPSPMC	drugTradeName	由药品生产企业自己确定，经药品监管部门核准使用的产品名称	字符型	an..100		可选	
11	药品本位码	YPBWM	drugStandardCode	在药品注册审批通过时获得，对应药品批准文号的编码	字符型	an..20		必选	

续表

序号	数据项名称	数据项短名	数据项英文名称	数据项说明	数据类型	表示格式	允许值	约束	备注
12	剂型	JX	dosageForm	根据药物的性质、用药目的及给药途径，将原料药加工制成适宜的形式	字符型	n4	见A.1	必选	
13	制剂规格	ZJGG	strength	每支、每片或其他每一单位制剂中含有主药（或效价）的重量或含量或装量。生物制品应标明每支（瓶）有效成分的效价（或含量及效价）及装量（或冻干制剂的复溶后体积）	字符型	an..200		必选	
14	包装规格	BZGG	packageSize	药品说明书上标识的单位包装内药品的重量、数量或装量	字符型	an..100		必选	
15	包装转换比	BZZHB	pkgConversionRatio	最小销售包装单元所含制剂单位的数量	浮点型	n..9，3		必选	
16	药品有效期	YPYXQ	shelfLife	药品说明书上标示的有效期	整数型	n..10		必选	
17	药品有效期单位	YPYXQDW	unitOfShelfLife	药品有效期的单位	字符型	a1	D：天；M：月；Y：年	必选	
18	药品批准文号	YPPZWH	approvalNo	药品监管部门审核批准境内药品生产企业生产某一药品的专有编号	字符型	an..50		条件必选	国产和国内分包装进口药品必选
19	药品批准文号有效期	YPPZWHYXQ	approvalValidDate	药品批准文号有效期的截止日期	日期型	YYYYMMDD		条件必选	国产和国内分包装进口药品必选

续表

序号	数据项名称	数据项短名	数据项英文名称	数据项说明	数据类型	表示格式	允许值	约束	备注
20	进口药品注册证号	JKYPZCZH	imported DrugLicenseNo	进口药品注册证上的注册证号	字符型	an..50		条件必选	非临时进口药品必选
21	进口药品注册证有效期	JKYPZCZYXQ	imported DrugLicenseValidDate	进口药品注册证的有效期截止日期	日期型	YYYYMMDD		条件必选	非临时进口药品必选
22	进口药品批件号	JKYPPJH	imported DrugsApprovalNoticeNo	进口药品批件上标示的编号	字符型	an..50		条件必选	临时进口药品必选
23	进口药品批件有效期	JKYPPJYXQ	importedDrugsApprovalNoticeValidDate	进口药品批件上的批件效期	日期型	YYYYMMDD		条件必选	临时进口药品必选
24	药品注册分类	YPZCFL	drugRegistrationClassfication	药品进行注册时的分类	字符型	n1	1：中药；2：化学药；3：生物制品	必选	
25	国家基本药物标识	GJJBYWBS	nationalEssentialDrugsFlag	用于区分是否是国家基本药物的标识	布尔型		True：是；False：不是	必选	以最新版《国家基本药物目录》为参考
26	特殊药品管理分类	TSYPGLFL	controlledDrugManagementType	按特殊药品管理要求进行分类的代码	字符型	an..2	见A.2	条件必选	特殊药品必选
27	处方药标识	CFYBS	OTCFlag	用于区分是否是处方药的标识	字符型	n1	1：处方药；2：非处方药；3：其他	必选	
28	境内药品上市许可持有人名称	JNYPSSXKCYRMC	domestic DrugMAHName	药品上市许可持有人的名称	字符型	an..200		条件必选	MAH为境内上市许可持有人时必选

续表

序号	数据项名称	数据项短名	数据项英文名称	数据项说明	数据类型	表示格式	允许值	约束	备注
29	统一社会信用代码（境内药品上市许可持有人）	TYSHXYDMJNYPSSXKCYR	domesticDrugMAHUSCID	药品上市许可持有人的统一社会信用代码	字符型	an..18		条件必选	MAH为境内上市许可持有人时必选；没有统一社会信用代码时使用组织机构代码
30	境外药品上市许可持有人名称（中文）	JWYPSSXKCYRMCZW	foreignDrugMAHNameCN	进口药品注册证上的"公司名称"的中文译文	字符型	an..200		可选	
31	境外药品上市许可持有人名称（英文）	JWYPSSXKCYRMCYW	foreignDrugMAHNameEN	进口药品注册证上的"公司名称"	字符型	an..200		条件必选	MAH为境外药品上市许可持有人时必选
32	境外药品上市许可持有人代码	JWYPSSXKCYRDM	foreignDrugMAHCode	由协同平台生成，用于在追溯数据交换中唯一标识境外药品上市许可人的代码	字符型	an..20		条件必选	MAH为境外药品上市许可持有人时必选
33	境内药品生产企业名称	JNYPSCQYMC	domesticDrugManufacturerName	药品批准证明文件上的生产企业名称	字符型	an..200		条件必选	国产药品必选
34	统一社会信用代码（境内药品生产企业）	TYSHXYDMJNYPSCQY	domesticDrugManufacturerUSCID	境内药品生产企业的统一社会信用代码	字符型	an..18		条件必选	国产和国内分包装进口药品必选；没有统一社会信用代码时使用组织机构代码

序号	数据项名称	数据项短名	数据项英文名称	数据项说明	数据类型	表示格式	允许值	约束	备注
35	境外药品生产企业名称(中文)	JWYPSCQYMCZW	foreignDrugmanufacturerNameCN	进口药品注册证上的"生产厂"的中文译名	字符型	an..200		可选	
36	境外药品生产企业名称(英文)	JWYPSCQYMCYW	foreignDrugmanufacturerNameEN	进口药品注册证上的"生产厂"	字符型	an..200		条件必选	进口药品必选
37	境外药品生产企业代码	JWYPSCQYDM	foreignDrugManufacturerCode	由协同平台生成用于唯一标识境外药品生产企业的代码	字符型	an..20		条件必选	进口药品必选
38	分包装厂名称	FBZCMC	pkgManufacturerName	进口药品的分包装厂名称	字符型	an..200		条件必选	国内分包装必选
39	统一社会信用代码(分包装厂)	TYSHXYDMFBZC	pkgManufacturerUSCID	进口药品国内分包装厂的统一社会信用代码	字符型	an..18		条件必选	国内分包装必选;没有统一社会信用代码时使用组织机构代码
40	进口药品代理企业名称	JKYPDLQYMC	drugImporterName	进口药品代理企业营业执照上的"名称"	字符型	an..200		条件必选	进口药品必选
41	统一社会信用代码(进口药品代理企业)	TYSHXYDMJKYPDLQY	drugImporterUSCID	进口药品代理企业的统一社会信用代码	字符型	an..18		条件必选	进口药品必选;没有统一社会信用代码时使用组织机构代码
42	药品生产日期	YPSCRQ	productionDate	药品包装上标示的生产日期	日期型	YYYYMMDD		必选	
43	药品有效期截止日期	YPYXQJZRQ	expirationDate	药品有效期的截止日期	日期型	YYYYMMDD		必选	
44	药品生产批号	YPSCPH	batch	药品包装上标示的生产批号	字符型	an..20		必选	

续表

序号	数据项名称	数据项短名	数据项英文名称	数据项说明	数据类型	表示格式	允许值	约束	备注
45	召回数量	ZHSL	recalled Quantity	在统计时间段内召回的最小销售包装单元数量	整数型	n..10		必选	
46	药品追溯码	YPZSM	DTC	用于唯一标识药品各级销售包装单元的代码	字符型	an..200		必选	
47	上一级包装药品追溯码	SYJBZYPZSM	parentDTC	当前药品追溯码大一级包装上的药品追溯码	字符型	an..200		条件必选	当存在上一级包装时必选
48	包装层级	BZCJ	packageLevel	当前药品追溯码所处包装层级描述	字符型	an..200		必选	
49	包含最小销售包装单元数量	BHZXXSBZDYSL	inboxQuantity	当前药品追溯码中包含的最小销售包装单元药品追溯码的数量	整数型	n..8		必选	

6.3.7　温度信息数据子集

温度信息数据子集规范了有冷链要求的药品全生命周期中温度信息的采集，内容包括：温度采集事件基本信息，具体数据项见表16。

表16　温度信息数据子集

序号	数据项名称	数据项短名	数据项英文名称	数据项说明	数据类型	表示格式	允许值	约束	备注
1	药品追溯码	YPZSM	DTC	用于唯一标识药品各级销售包装单元的代码	字符型	an..200		必选	
2	温度采集位置描述	WDCJWZMS	location	描述采集温度的位置，包括采集温度时药品储存位置或运输区段等，如A企业1号储存库或从A企业1号储存库提货离仓起到B单位2储存库收货止	字符型	an..200		必选	

序号	数据项名称	数据项短名	数据项英文名称	数据项说明	数据类型	表示格式	允许值	约束	备注
3	温度	WD	temperatureValue	在储存、运输过程中，存放药品的冷链设备在温度记录时间的温度，温度单位：摄氏度	浮点型	n.6		必选	
4	温度记录时间	WDJLSJ	recTime	温度数值采集的时间	日期时间型	YYYYMMDDThhmmss		必选	

附录A

（*规范性附录*）

值域代码表

A.1 剂型代码表

剂型代码表见表A.1。

表A.1 剂型代码表

值	值含义
01	片剂
0101	含片
0102	咀嚼片
0103	泡腾片
0104	阴道片
0105	肠溶片
0106	舌下片
0107	口腔贴片
0108	分散片
0109	可溶片
0110	缓释片
0111	控释片
0112	普通片
0113	阴道泡腾片
0114	口崩片
0199	其他片剂
02	注射剂
0201	注射液
0202	注射用无菌粉末
0203	注射用浓溶液
0299	其他注射剂

值	值含义
03	胶囊剂
0301	硬胶囊
0302	软胶囊
0303	肠溶胶囊
0304	缓释胶囊
0305	控释胶囊
0399	其他胶囊剂
04	颗粒剂
0401	混悬颗粒
0402	泡腾颗粒
0403	肠溶颗粒
0404	缓释颗粒
0405	控释颗粒
0406	可溶颗粒
0499	其他颗粒剂
05	眼用制剂
0501	滴眼剂
0502	洗眼剂
0503	眼内注射溶液
0504	眼膏剂
0505	眼用乳膏剂
0506	眼用胶囊剂
0507	眼膜剂
0508	眼丸剂
0509	眼内插入剂
0599	其他眼用制剂
06	鼻用制剂
0601	滴鼻剂
0602	洗鼻剂
0603	鼻用喷雾剂
0604	鼻用软膏剂

续表

值	值含义
0605	鼻用乳膏剂
0606	鼻用凝胶剂
0607	鼻用散剂
0608	鼻用粉雾剂
0609	鼻用棒剂
0610	鼻用气雾剂
0699	其他鼻用制剂
07	栓剂
0701	直肠栓
0702	阴道栓
0703	尿道栓
0799	其他栓剂
08	丸剂
0801	蜜丸
0802	水蜜丸
0803	水丸
0804	糊丸
0805	蜡丸
0806	浓缩丸
0807	滴丸
0808	糖丸
0809	小丸
0810	滴丸剂
0899	其他丸剂
09	软膏剂 乳膏剂
0901	软膏剂
0902	乳膏剂
0999	其他软膏剂 乳膏剂
10	糊剂
11	吸入制剂
1101	气雾剂

值	值含义
1102	粉雾剂
1103	喷雾剂
1104	供雾化器用的液体制剂
1105	可转变成蒸汽的制剂
1199	其他吸入制剂
12	喷雾剂
1201	吸入喷雾剂
1202	鼻用喷雾剂
1203	非吸入喷雾剂
1299	其他喷雾剂
13	气雾剂
1301	吸入气雾剂
1302	非吸入气雾剂
1399	其他气雾剂
14	凝胶剂
15	散剂
16	糖浆剂
17	搽剂
18	涂剂
19	涂膜剂
20	酊剂
21	贴剂
22	贴膏剂
2201	凝胶贴膏
2202	橡胶贴膏
2299	其他贴膏剂
23	口服溶液剂　口服混悬剂　口服乳剂
24	植入剂
25	膜剂
26	耳用制剂
2601	滴耳剂

值	值含义
2602	洗耳剂
2603	耳用喷雾剂
2604	耳用软膏剂
2605	耳用乳膏剂
2606	耳用凝胶剂
2607	耳塞
2608	耳用散剂
2609	耳用丸剂
2699	其他耳用制剂
27	洗剂
28	冲洗剂
29	灌肠剂
30	合剂
31	锭剂
32	煎膏剂（膏滋）
33	胶剂
34	酒剂
35	膏药
36	露剂
37	茶剂
3701	块状茶剂
3702	袋装茶剂
3703	煎煮茶剂
3799	其他茶剂
38	流浸膏剂与浸膏剂
99	其他

A.2 特殊药品管理分类代码表

特殊药品管理分类代码表见表A.2

A.2　特殊药品管理分类代码表

值	值含义
1	麻醉药品
2	第一类精神药品
3	第二类精神药品
4	医疗用毒性药品
5	药品类易制毒化学品
6	放射性药品
9	其他

A.3　证件类型代码表

证件类型代码表见表A.3。

表A.3　证件类型代码表

值	值含义
1	居民身份证
2	军官证
3	机动车驾驶证
4	护照
5	港澳通行证
6	台胞证
9	其他

A.4　地理位置值域说明

A.4.1　地址–国家（或地区）

应使用GB/T 2659中国家和地区名称代码表的3位拉丁字母代码。

A.4.2　地址–省（直辖市/自治州）

应使用GB/T 2260中省、直辖市、自治区、特别行政区代码表的数字码。

A.4.3　地址-市（区/自治州/盟）

GB/T 2260中表2～表35的市级数字码，如果相关市（区/自治州/盟）未能在GB/T 2260中找到，属于新设的市（区/自治州/盟），则其取值按照如下规则编制：

a）查找该市（区/自治州/盟）所在省的GB/T 2260的6位代码；

b）对该市（区/自治州/盟）赋码为将该市（区/自治州/盟）所在省的GB/T 2260的6位代码中第4位的0改为A（以此类推B–Z）。

A.4.4　地址-县（自治县/县级市）

GB/T 2260中表2～表35的县级数字码，如果相关县（自治县/县级市）未能在GB/T 2260中找到，属于新设的县（自治县/县级市），则其取值按照如下规则编制：

a）查找该县（自治县/县级市）所在省的GB/T 2260的6位代码；

b）对该县（自治县/县级市）赋码为将该县（自治县/县级市）所在省的GB/T 2260的6位代码中第6位的0改为A（以此类推B–Z）。

A.5　发货类型代码表

发货类型代码表见表A.4。

表A.4　发货类型代码表

值	值含义
01	销售出库
02	供应出库
03	盘亏出库
04	退货出库
05	抽检出库
06	调拨出库
07	销毁出库
08	赠品出库
09	使用出库

值	值含义
10	召回出库
11	损坏出库
12	报废出库
99	其他

A.6　收货类型代码表

收货类型代码表见表A.5。

A.5　收货类型代码表

值	值含义
01	采购入库
02	退货入库
03	生产入库
04	调拨入库
05	赠品入库
06	盘盈入库
07	召回入库
08	报废入库
99	其他

参考文献

［1］GB/T 38154-2019 重要产品追溯 核心元数据

［2］GB/T 38156-2019 重要产品追溯 交易记录总体要求

［3］CFDAB/T 0301.2-2014 食品药品监管信息基础数据元 第2部分：机构、人员

［4］CFDAB/T 0301.3-2014 食品药品监管信息基础数据元 第3部分：药品

［5］CFDAB/T 0303.2-2014 食品药品监管信息基础数据元值域代码 第2部分：机构、人员

［6］CFDAB/T 0303.3-2014 食品药品监管信息基础数据元值域代码 第3部分：药品

［7］中华人民共和国药典：2015年版.二部 / 国家药典委员会编

［8］药品注册管理办法（国家食品药品监督管理局令〔2017〕28号）

［9］国务院办公厅关于加快推进重要产品追溯体系建设的意见（国办发〔2015〕95号）

［10］食品药品监管总局关于推动食品药品生产经营者完善追溯体系的意见（食药监科〔2016〕122号）

［11］国家药监局关于药品信息化追溯体系建设的指导意见（国药监药管〔2018〕35号）

［12］关于启用新版《药品生产许可证》等许可证书的通知（药监综药管〔2019〕72号）

［13］国家药监局关于贯彻实施《中华人民共和国药品管理法》有关事项的公告（2019年第103号）

NMPAB

国家药品监督管理局信息化标准

NMPAB/T 1007—2019

药品经营企业追溯基本数据集

Basic dataset of drug traceability for distributors

2020-03-06发布   2020-03-06实施

国家药品监督管理局   发布

目　次

前　言

本标准按照GB/T 1.1—2009给出的规则起草。

本标准由国家药品监督管理局信息中心提出。

本标准由国家药品监督管理局综合和规划财务司归口。

本标准起草单位：国家药品监督管理局信息中心、复旦大学、中国人民解放军总医院。

本标准主要起草人：陈锋、张原、李丹丹、吴振生、曹明、王迎利、何昆仑、赵巍、徐哲、王俊宇、辛明辉、刘毅、高自立、钱侃、陈孟莉、李琨。

药品经营企业追溯基本数据集

1 范围

本标准规定了药品经营企业应采集、存储及向药品追溯系统提供的基本数据集分类和内容。

本标准适用于规范药品追溯系统中药品经营企业的药品（不含疫苗）追溯数据。

2 规范性引用文件

下列文件对于本文件的应用是必不可少的。凡是注日期的引用文件，仅注日期的版本适用于本文件。凡是不注日期的引用文件，其最新版本（包括所有的修改单）适用于本文件。

GB/T 2260　中华人民共和国行政区划代码

GB/T 2659　世界各国和地区名称代码

GB/T 7408　数据元和交换格式 信息交换 日期和时间表示法

NMPAB/T 1001　药品信息化追溯体系建设导则

WS 218-2002　卫生机构（组织）分类与代码

3 术语和定义

NMPAB/T 1001界定的以及下列术语和定义适用于本文件。

3.1 国家药品标识码 China national drug code

用于唯一标识特定于某种与药品上市许可持有人、生产企业、通用名、剂型、制剂规格和包装规格对应药品的唯一性代码。

注：由药品上市许可持有人、生产企业等向药品追溯协同服务平台备案包装规格相关信息后产生。

3.2　基本数据集 basic dataset

在系统建设中定义的具有主题的、可标识的、能被计算机处理的，包含该主题相关最基础、最核心数据项的集合。

4　缩略语

下列缩略语适用于本文件。

DTC：药品追溯码（Drug Traceability Code）

HIC：卫生机构代码（Health Institution Code）

INN：国际非专利药品名（International Nonproprietary Names for Pharmaceutical Substances）

MAH：上市许可持有人（Marketing Authorization Holder）

OTC：非处方药（Over The Counter）

USCID：统一社会信用代码（Unified Social Credit Identifier）

5　数据集分类

药品追溯基本数据集分为基础信息数据子集和应用信息数据子集两类，基础信息数据子集规定了描述药品追溯参与方基本信息和药品基本信息时应包含的数据项及要求，应用信息数据子集规定了描述药品的生产、经营和使用等过程信息时应包含的数据项及要求。

药品经营企业追溯基本数据集应包含的数据子集列表见表1。

表1　药品经营企业追溯基本数据集分类列表

分类	数据子集
基础信息数据子集	药品经营企业基本信息数据子集
	药品经营许可证基本信息数据子集
	药品配送企业基本信息数据子集

续表

分类	数据子集
应用信息数据子集	发货单信息数据子集
	收货单信息数据子集
	药品零售信息数据子集
	温度信息数据子集

6　数据集内容

6.1　数据项描述

6.1.1　数据项短名

数据项中文名称（忽略符号）的汉语拼音首字母缩写，用于药品追溯数据交换时作为字段名使用。在一个数据子集中如果出现短名相同的数据项，处理原则为：从第一个重复的短名开始，在短名名称后加两位顺序号，序号从01开始递增。

6.1.2　数据项说明

描述数据项的定义或用途说明。

6.1.3　数据类型

表示数据项的符号、字符或其他类型，见表2。

表2　数据类型

数据类型	说明
字符型	通过字符形式表达的值的类型
整数型	通过"0"到"9"数字表达的整数类型的值
浮点型	通过"0"到"9"数字表达的实数
日期型	通过YYYYMMDD的形式表达的值的类型，符合GB/T 7408
日期时间型	通过YYYYMMDDThhmmss的形式表达的值的类型，符合GB/T 7408
布尔型	两个且只有两个表明条件的值，True/False
二进制	上述类型无法表示的其他数据类型，比如图像、音频等

6.1.4　表示格式

从业务角度规定的数据项值的表示格式，包括所允许的最大和（或）最小字符长度、数据项值等。数据项的表示格式中使用的字符含义见表3。

表3　表示格式中字符的含义

表示格式	说明
YYYYMMDD Thhmmss	"YYYY"表示年份，"MM"表示月份，"DD"表示日期，"T"表示时间的标识符，"hh"表示小时，"mm"表示分钟，"ss"表示秒，可以视实际情况组合使用
i	表示字符个数
a	表示字母字符
n	表示数字字符
an	表示字母、数字字符
ai	表示长度固定为i个字母字符
ni	表示长度固定为i个数字字符
ani	表示长度固定为i个字母、数字字符
a..i	表示长度最多为i个字母字符
n..i	表示长度最多为i个数字字符
an..i	表示长度最多为i个字母、数字字符

6.1.5　允许值

本部分数据项值域有两种类型：

a）可枚举值域：由允许值列表规定的值域，每个允许值和值含义应成对表示。其中：

1）可选值较少的（3个或以下），在"允许值"属性中直接列举；

2）可选值较多的（3个以上），在"允许值"属性中写出值域代码表名称，值域代码表在本文的规范性附录中。如代码表属于引用标准的，则应注明标准号。

b）不可枚举值域：由描述规定的值域，在"允许值"属性中应准确地描述该值域的允许值。

6.1.6　约束

说明一个数据项是否选取的描述符。该描述符分别为：

a）必选：表明该数据项必须选择；

b）可选：根据实际应用可以选择也可以不选；

c）条件必选：当满足约束条件中所定义的条件时应选择，约束条件在备注中说明。

6.2　基础信息数据子集

6.2.1　药品经营企业基本信息数据子集

药品经营企业基本信息数据子集的内容包括药品经营企业营业执照上的登记信息、企业联系方式和追溯工作负责人基本信息等，具体见表4。

表4　药品经营企业基本信息数据子集

序号	数据项名称	数据项短名	数据项英文名称	数据项说明	数据类型	表示格式	允许值	约束	备注
1	统一社会信用代码	TYSHXYDM	USCID	药品经营企业的统一社会信用代码	字符型	an..18		必选	没有统一社会信用代码时使用组织机构代码
2	企业名称	QYMC	enterpriseName	药品经营企业营业执照上的"名称"	字符型	an..200		必选	
3	企业类型	QYLX	enterpriseType	药品经营企业营业执照上的"类型"	字符型	an..200		必选	
4	住所地址	ZSDZ	domicile	药品经营企业营业执照上的"住所"	字符型	an..200		必选	
5	住所地址-国家（或地区）	ZSDZGJHDQ	countryOrRegionCode	住所地址中的国家或地区的名称代码	字符型	an3	见A.4	必选	
6	住所地址-省（直辖市/自治区）	ZSDZSZXSZZQ	provinceCode	住所地址中的省、直辖市、自治区或特别行政区的名称代码	字符型	an6	见A.4	必选	
7	住所地址-市（区/自治州/盟）	ZSDZSQZZZM	cityCode	住所地址中的市、地区、自治州或盟的名称代码	字符型	an6	见A.4	必选	
8	住所地址-县（自治县/县级市）	ZSDZXZZXXJS	countyCode	住所地址中的县、自治县或县级市的名称代码	字符型	an6	见A.4	必选	

序号	数据项名称	数据项短名	数据项英文名称	数据项说明	数据类型	表示格式	允许值	约束	备注
9	住所地址–乡（镇/街道办事处）	ZSDZX ZJDBSC	township	住所地址中的乡、镇或城市街道办事处的名称	字符型	an..70		可选	
10	住所地址–村（街/路/弄等）	ZSDZ CJLLD	village	住所地址中的村或城市的街、路、弄等名称	字符型	an..70		可选	
11	住所地址–门牌号码	ZSDZM PHM	houseNumber	住所地址中的门牌号码	字符型	an..70		可选	
12	法定代表人	FDDBR	legalRepresentative	药品经营企业营业执照上的"法定代表人"	字符型	an..60		必选	
13	注册资本	ZCZB	registeredCapital	药品经营企业营业执照上的"注册资本"	字符型	an..60		可选	
14	成立日期	CLRQ	dateOfEstablishment	药品经营企业营业执照上的"成立日期"	日期型	YYYYMMDD		必选	
15	营业期限	YYQX	businessTerm	药品经营企业营业执照上的"营业期限"	字符型	an..60		必选	
16	经营范围	JYFW	businessScope	药品经营企业营业执照上的"经营范围"	字符型	an..500		必选	
17	登记机关	DJJG	registrationAuthority	药品经营企业营业执照上的"登记机关"	字符型	an..60		可选	
18	固定电话号码	GDDHHM	tel	药品经营企业用于对外联系的固定电话号码	字符型	an..18		必选	
19	传真号码	CZHM	fax	药品经营企业用于对外联系的传真号码	字符型	an..18		可选	
20	电子信箱	DZXX	email	药品经营企业用于对外联系的电子信箱地址	字符型	an..50		可选	

续表

序号	数据项名称	数据项短名	数据项英文名称	数据项说明	数据类型	表示格式	允许值	约束	备注
21	企业网址	QYWZ	webURL	药品经营企业在互联网域名注册管理机构或域名根服务器运行机构申请注册的域名	字符型	an..200		可选	
22	联系人	LXR	contact	追溯工作负责人的姓名	字符型	an..60		必选	
23	联系电话	LXDH	contactTel	追溯工作负责人的电话号码	字符型	an..18		必选	

6.2.2　药品经营许可证基本信息数据子集

药品经营许可证信息数据子集的内容包括药品经营许可证编号、企业名称、统一社会信用代码、注册地址、法定代表人、企业负责人、发证机关等药品经营许可证上的登记信息，具体见表5。

表5　药品经营许可证基本信息数据子集

序号	数据项名称	数据项短名	数据项英文名称	数据项说明	数据类型	表示格式	允许值	约束	备注
1	经营许可证编号	JYXKZBH	licenseNo	药品经营许可证上的"许可证编号"	字符型	an..50		必选	
2	企业名称	QYMC	enterpriseName	药品经营许可证上的"企业名称（名称）"	字符型	an..200		必选	
3	统一社会信用代码	TYSHXYDM	USCID	药品经营许可证上的"社会信用代码（身份证号码）"	字符型	an..18		条件必选	新版药品许可证必选
4	注册地址	ZCDZ	regAddress	药品经营许可证上的"注册地址"	字符型	an..200		必选	
5	法定代表人	FDDBR	legalRepresentative	药品经营许可证上的"法定代表人"	字符型	an..60		必选	

序号	数据项名称	数据项短名	数据项英文名称	数据项说明	数据类型	表示格式	允许值	约束	备注
6	企业负责人	QYFZR	responsiblePerson	药品经营许可证上的"企业负责人"	字符型	an..60		必选	
7	质量负责人	ZLFZR	qualityPersonInCharge	药品经营许可证上的"质量负责人"	字符型	an..60		必选	
8	仓库地址	CKDZ	warehouseAddress	药品经营许可证上的"仓库地址"	字符型	an..200		必选	
9	经营方式	JYFS	typeOfOperation	药品经营许可证上的"经营方式"	字符型	an..20	批发/零售/零售（连锁）	必选	
10	经营范围	JYFW	businessScope	药品经营许可证上的"经营范围"	字符型	an..500		必选	
11	有效期	YXQ	validTerm	药品经营许可证的有效期截止日期	日期型	YYYYMMDD		必选	
12	发证机关	FZJG	issuingAuthority	药品经营许可证上的"发证机关"	字符型	an..200		必选	
13	签发人	QFR	issuer	药品经营许可证的"签发人"	字符型	an..60		可选	
14	签发日期	QFRQ	issuingDate	药品经营许可证的"签发日期"	日期型	YYYYMMDD		必选	
15	日常监督管理机构	RCJDGLJG	superviseUnit	药品经营许可证上的"日常监督管理机构"	字符型	an..200		可选	
16	投诉举报电话	TSJBDH	supervisionTel	药品经营许可证上的"投诉举报电话"	字符型	an..18		可选	

6.2.3　药品配送企业基本信息数据子集

药品配送企业基本信息数据子集的内容包括药品配送企业统一社会信用代码、名称、地址、仓库地址、单位负责人、企业联系方式和追溯工作负责人基本信息等，具体见表6。

表6 药品配送企业基本信息数据子集

序号	数据项名称	数据项短名	数据项英文名称	数据项说明	数据类型	表示格式	允许值	约束	备注
1	统一社会信用代码	TYSHXYDM	USCID	药品配送企业的统一社会信用代码	字符型	an..18		必选	没有统一社会信用代码时使用组织机构代码
2	药品配送企业名称	YPPSQYMC	distributionName	药品配送企业名称	字符型	an..200		必选	
3	药品配送企业地址	YPPSQYDZ	distributioAddress	药品配送企业的办公地址	字符型	an..200		必选	
4	药品配送企业地址–国家（或地区）	YPPSQYDZGJHDQ	countryOrRegionCode	药品配送企业地址中的国家或地区的名称代码	字符型	an3	见A.4	必选	
5	药品配送企业地址–省（直辖市/自治区）	YPPSQYDZSZXSZZQ	provinceCode	药品配送企业地址中的省、直辖市、自治区或特别行政区的名称代码	字符型	an6	见A.4	必选	
6	药品配送企业地址–市（区/自治州/盟）	YPPSQYDZSQZZZM	cityCode	药品配送企业地址中的市、地区、自治州或盟的名称代码	字符型	an6	见A.4	必选	
7	药品配送企业地址–县（自治县/县级市）	YPPSQYDZXZZXXJS	countyCode	药品配送企业地址中的县、自治县或县级市的名称代码	字符型	an6	见A.4	必选	
8	药品配送企业地址–乡（镇/街道办事处）	YPPSQYDZXZJDBSC	township	药品配送企业地址中的乡、镇或城市街道办事处的名称	字符型	an..70		可选	
9	药品配送企业地址–村（街/路/弄等）	YPPSQYDZCJLLD	village	药品配送企业地址中的村或城市的街、路、弄等名称	字符型	an..70		可选	
10	药品配送企业地址–门牌号码	YPPSQYDZMPHM	houseNumber	药品配送企业地址中的门牌号码	字符型	an..70		可选	

续表

序号	数据项名称	数据项短名	数据项英文名称	数据项说明	数据类型	表示格式	允许值	约束	备注
11	仓库地址	CKDZ	warehouseAddress	药品配送企业中转仓库的地址	字符型	an..200		条件必选	有仓库时必选
12	单位负责人	DWFZR	responsiblePerson	药品配送企业负责人的姓名	字符型	an..60		必选	
13	固定电话号码	GDDHHM	tel	药品配送企业用于对外联系的固定电话号码	字符型	an..18		必选	
14	传真号码	CZHM	fax	药品配送企业用于对外联系的传真号码	字符型	an..18		可选	
15	电子信箱	DZXX	email	药品配送企业用于对外联系的电子信箱地址	字符型	an..50		可选	
16	药品配送企业网址	YPPSQYWZ	webURL	药品配送企业在互联网域名注册管理机构或域名根服务器运行机构申请注册的域名	字符型	an..200		可选	
17	联系人	LXR	contact	追溯工作负责人的姓名	字符型	an..60		必选	
18	联系电话	LXDH	contactTel	追溯工作负责人的电话号码	字符型	an..18		必选	

6.3 应用信息数据子集

6.3.1 发货单信息数据子集

发货单信息数据子集的内容包括：发货事件基本信息、所发货药品基本信息和批次相关信息、药品追溯码及其包装层级关联关系信息等，具体见表7，其中：

a）数据项1至17为发货事件基本信息；

b）数据项18至58所发货药品基本信息和批次相关信息；

c）数据项59至62为与"b)"对应的药品追溯码及其包装层级关联关系信息。

283

表7 发货单信息数据子集

序号	数据项名称	数据项短名	数据项英文名称	数据项说明	数据类型	表示格式	允许值	约束	备注
1	发货单编号	FHDBH	deliveryOrderNo	发货单上的编号	字符型	an..50		必选	
2	订货单编号	DHDBH	purchaseOrderNo	订货单上的编号	字符型	an..50		可选	
3	发货机构名称	FHJGMC	deliveryOrganizationName	发货机构的中文名称	字符型	an..200		必选	
4	统一社会信用代码（发货机构）	TYSHXYDMFHJG	deliveryUSCID	发货机构的统一社会信用代码	字符型	an..18		必选	没有统一社会信用代码时使用组织机构代码
5	发货地址	FHDZ	deliveryAddress	发货单上的发货地址	字符型	an..200		必选	
6	发货类型	FHLX	deliveryType	发货类型对应的代码	字符型	n2	见A.5	必选	
7	发货人	FHR	sender	药品发货经办人的姓名	字符型	an..60		条件必选	特殊药品必选
8	发货时间	FHSJ	deliveryTime	药品离开发货单位的时间	日期时间型	YYYYMMDDThhmmss		必选	
9	收货机构名称	SHJGMC	receivingOrganizationName	收货机构名称	字符型	an..200		必选	
10	统一社会信用代码（收货机构）	TYSHXYDMSHJG	receivingUSCID	收货单位的统一社会信用代码	字符型	an..18		条件必选	收货机构是使用单位时可选；没有统一社会信用代码时使用组织机构代码
11	卫生机构代码（收货机构）	WSJGDMSHJG	receivingHIC	符合WS218-2002的规则的卫生机构唯一代码标识	字符型	an..22		可选	

序号	数据项名称	数据项短名	数据项英文名称	数据项说明	数据类型	表示格式	允许值	约束	备注
12	收货地址	SHDZ	receivingAddress	发货单上的收货地址	字符型	an..200		必选	
13	药品配送企业名称	YPPSQYMC	distributionName	药品配送企业名称	字符型	an..200		必选	
14	统一社会信用代码（药品配送企业）	TYSHXYDMYPPSQY	distributionUSCID	药品配送企业的统一社会信用代码	字符型	an..18		必选	没有统一社会信用代码时使用组织机构代码
15	单据验证状态	DJYZZT	billStatus	发货机构在发货前确认的货物与单据是否一致的状态	字符型	n.1	0：未验证；1：验证通过 2：验证未通过	必选	
16	单据验证日期	DJYZRQ	billStatusCheckDate	单据验证状态验证日期	日期型	YYYYMMDD		条件必选	单据验证后必选
17	单据验证未通过原因	DJYZWTGYY	reasonsForFailure	单据验证失败的原因	字符型	an..200		条件必选	单据验证状态为2时必选
18	国家药品标识码	GJYPBSM	CNDC	由药品上市许可持有人、生产企业等向药品追溯协同服务平台备案包装规格相关信息后产生	字符型	an..20		必选	
19	药品通用名称	YPTYMC	drugGenericName	国家药品标准或者国家药典委员会《中国药品通用名称》或其增补本收载的药品通用名称，或根据《中国药品通用名称命名原则》命名的新的药品的名称	字符型	an..100		条件必选	国产药品必选

序号	数据项名称	数据项短名	数据项英文名称	数据项说明	数据类型	表示格式	允许值	约束	备注
20	药品英文名称	YPYWMC	drugName（EN）	用英文形式表示的药品通用名称，通常采用世界卫生组织编订的国际非专有名称	字符型	an..100		条件必选	进口药品注册证或批件上存在时必选
21	进口药品中文译名	JKYPZWYM	drugName（CN）	根据进口药品英文名称、药品性质和结构等，采用音译、意译或音意合译，并与药品英文名称相对应	字符型	an..100		条件必选	进口药品必选
22	药品商品名称	YPSPMC	drugTradeName	由药品生产企业自己确定，经药品监管部门核准使用的产品名称	字符型	an..100		可选	
23	药品本位码	YPBWM	drugStandardCode	在药品注册审批通过时获得，对应药品批准文号的编码	字符型	an..20		必选	
24	剂型	JX	dosageForm	根据药物的性质、用药目的及给药途径，将原料药加工制成适宜的形式	字符型	n4	见A.1	必选	
25	制剂规格	ZJGG	strength	每支、每片或其他每一单位制剂中含有主药（或效价）的重量或含量或装量。生物制品应标明每支（瓶）有效成分的效价（或含量及效价）及装量（或冻干制剂的复溶后体积）	字符型	an..200		必选	

序号	数据项名称	数据项短名	数据项英文名称	数据项说明	数据类型	表示格式	允许值	约束	备注
26	包装规格	BZGG	packageSize	药品说明书上标识的单位包装内药品的重量、数量或装量	字符型	an..100		必选	
27	包装转换比	BZZHB	pkgConversionRatio	最小销售包装单元所含制剂单位的数量	浮点型	n..9，3		必选	
28	药品有效期	YPYXQ	shelfLife	药品说明书上标示的有效期	整数型	n..10		必选	
29	药品有效期单位	YPYXQDW	unitOfShelfLife	药品有效期的单位	字符型	a1	D：天；M：月；Y：年	必选	
30	药品批准文号	YPPZWH	approvalNo	药品监管部门审核批准境内药品生产企业生产某一药品的专有编号	字符型	an..50		条件必选	国产和国内分包装进口药品必选
31	药品批准文号有效期	YPPZWHYXQ	approvalValidDate	药品批准文号有效期的截止日期	日期型	YYYYMMDD		条件必选	国产和国内分包装进口药品必选
32	进口药品注册证号	JKYPZCZH	importedDrugLicenseNo	进口药品注册证上的注册证号	字符型	an..50		条件必选	非临时进口药品必选
33	进口药品注册证有效期	JKYPZCZYXQ	importedDrugLicenseValidDate	进口药品注册证的有效期截止日期	日期型	YYYYMMDD		条件必选	非临时进口药品必选
34	进口药品批件号	JKYPPJH	importedDrugsApprovalNoticeNo	进口药品批件上标示的编号	字符型	an..50		条件必选	临时进口药品必选
35	进口药品批件有效期	JKYPPJYXQ	importedDrugsApprovalNoticeValidDate	进口药品批件上的批件效期	日期型	YYYYMMDD		条件必选	临时进口药品必选

序号	数据项名称	数据项短名	数据项英文名称	数据项说明	数据类型	表示格式	允许值	约束	备注
36	药品注册分类	YPZCFL	drugRegistrationClassfication	药品进行注册时的分类	字符型	n1	1：中药；2：化学药；3：生物制品	必选	
37	国家基本药物标识	GJJBYWBS	nationalEssentialDrugsFlag	用于区分是否是国家基本药物的标识	布尔型		True：是；False：不是	必选	以最新版《国家基本药物目录》为参考
38	特殊药品管理分类	TSYPGLFL	controlledDrugManagementType	按特殊药品管理要求进行分类的代码	字符型	an..2	见A.2	条件必选	特殊药品必选
39	处方药标识	CFYBS	OTCFlag	用于区分是否是处方药的标识	字符型	n1	1：处方药；2：非处方药；3：其他	必选	
40	药品质检报告	YPZJBG	inspectionReport	由药品生产或分包装厂提供的药品质检报告扫描件	二进制			可选	宜采用PDF格式
41	境内药品上市许可持有人名称	JNYPSSXKCYRMC	domesticDrugMAHName	药品上市许可持有人的名称	字符型	an..200		条件必选	MAH为境内上市许可持有人时必选
42	统一社会信用代码（境内药品上市许可持有人）	TYSHXYDMJNYPSSXKCYR	domesticDrugMAHUSCID	药品上市许可持有人的统一社会信用代码	字符型	an..18		条件必选	MAH为境内上市许可持有人时必选；没有统一社会信用代码时使用组织机构代码

续表

序号	数据项名称	数据项短名	数据项英文名称	数据项说明	数据类型	表示格式	允许值	约束	备注
43	境外药品上市许可持有人名称（中文）	JWYPSSXKCYRMCZW	foreignDrugMAHNameCN	进口药品注册证上的"公司名称"的中文译文	字符型	an..200		可选	
44	境外药品上市许可持有人名称（英文）	JWYPSSXKCYRMCYW	foreignDrugCompanyEN	进口药品注册证上的"公司名称"	字符型	an..200		条件必选	MAH为境外药品上市许可持有人时必选
45	境外药品上市许可持有人代码	JWYPSSXKCYRDM	foreignDrugMAHCode	由协同平台生成，用于在追溯数据交换中唯一标识境外药品上市许可人的代码	字符型	an..20		条件必选	MAH为境外药品上市许可持有人时必选
46	境内药品生产企业名称	JNYPSCQYMC	domesticEnterpriseName	药品批准证明文件上的生产企业名称	字符型	an..200		条件必选	国产和国内分包装进口药品必选
47	统一社会信用代码（境内药品生产企业）	TYSHXYDMJNYPSCQY	manufacturerUSCID	境内药品生产企业的统一社会信用代码	字符型	an..18		条件必选	国产和国内分包装进口药品必选；没有统一社会信用代码时使用组织机构代码
48	境外药品生产企业名称（中文）	JWYPSCQYMCZW	foreignDrugManufacturerNameCN	进口药品注册证上的"生产厂"的中文译名	字符型	an..200		可选	
49	境外药品生产企业名称（英文）	JWYPSCMCYW	foreignDrugmanufacturerNameEN	进口药品注册证上的"生产厂"	字符型	an..200		条件必选	进口药品必选

序号	数据项名称	数据项短名	数据项英文名称	数据项说明	数据类型	表示格式	允许值	约束	备注
50	境外药品生产企业代码	JWYPSCQYDM	foreignDrugManufacturerCode	由协同平台生成用于唯一标识境外药品生产企业的代码	字符型	an..20		条件必选	进口药品必选
51	分包装厂名称	FBZCMC	pkgManufacturerName	进口药品的分包装厂名称	字符型	an..200		条件必选	国内分包装必选
52	统一社会信用代码（分包装厂）	TYSHXYDMFBZC	pkgManufacturerUSCID	进口药品国内分包装厂的统一社会信用代码	字符型	an..18		条件必选	国内分包装必选；没有统一社会信用代码时使用组织机构代码
53	进口药品代理企业名称	JKYPDLQYMC	drugImporterName	进口药品代理企业营业执照上的"名称"	字符型	an..200		条件必选	进口药品必选
54	统一社会信用代码（进口药品代理企业）	TYSHXYDMJKYPDLQY	drugImporterUSCID	进口药品代理企业的统一社会信用代码	字符型	an..18		条件必选	进口药品必选；没有统一社会信用代码时使用组织机构代码
55	药品生产日期	YPSCRQ	productionDate	药品包装上标示的生产日期	日期型	YYYYMMDD		必选	
56	药品有效期截止日期	YPYXQJZRQ	expirationDate	药品有效期的截止日期	日期型	YYYYMMDD		必选	
57	药品生产批号	YPSCPH	batch	药品包装上标示的生产批号	字符型	an..20		必选	
58	发货数量	FHSL	deliveryQuantity	发货的最小销售包装单元数量	整数型	n..10		必选	
59	药品追溯码	YPZSM	DTC	用于唯一标识药品各级销售包装单元的代码	字符型	an..200		条件必选	发货类型为03时可选

续表

序号	数据项名称	数据项短名	数据项英文名称	数据项说明	数据类型	表示格式	允许值	约束	备注
60	上一级包装药品追溯码	SYJBZYPZSM	parentDTC	当前药品追溯码大一级包装上的药品追溯码	字符型	an..200		条件必选	发货类型为03时可选；当存在上一级包装时必选
61	包装层级	BZCJ	packageLevel	当前药品追溯码所处包装层级描述	字符型	an..200		条件必选	发货类型为03时可选
62	包含最小销售包装单元数量	BHZXXSBZDYSL	inboxQuantity	当前药品追溯码中包含的最小销售包装单元药品追溯码的数量	整数型	n..8		条件必选	发货类型为03时可选

6.3.2 收货单信息数据子集

收货单信息数据子集的内容包括：收货事件基本信息，所收货药品基本信息和批次相关信息、药品追溯码及其包装层级关联关系信息等，具体见表8，其中：

a）数据项1至16为收货事件基本信息；

b）数据项17至57为所收货药品基本信息和批次相关信息；

c）数据项58至62为与"b)"对应的药品追溯码及其包装层级关联关系信息。

表8 收货单信息数据子集

序号	数据项名称	数据项短名	数据项英文名称	数据项说明	数据类型	表示格式	允许值	约束	备注
1	收货单编号	SHDBH	receiptNo	收货单上的编号	字符型	an..50		必选	
2	发货单编号	FHDBH	deliveryOrderNo	发货单上的编号	字符型	an..50		可选	
3	订货单编号	DHDBH	purchaseOrderNo	订货单上的编号	字符型	an..50		可选	
4	发货机构名称	FHJGMC	deliveryOrganizationName	发货机构的中文名称	字符型	an..200		必选	

序号	数据项名称	数据项短名	数据项英文名称	数据项说明	数据类型	表示格式	允许值	约束	备注
5	统一社会信用代码（发货机构）	TYSHXYDMFHJG	deliveryUSCID	发货机构的统一社会信用代码	字符型	an..18		条件必选	发货机构是使用单位时可选；没有统一社会信用代码时使用组织机构代码
6	卫生机构代码（发货机构）	WSJGDMFHJG	deliveryHIC	符合WS218-2002的规则的卫生机构唯一代码标识	字符型	an..22		可选	
7	发货地址	FHDZ	deliveryAddress	收货单上的发货地址	字符型	an..200		必选	
8	收货机构名称	SHJGMC	receivingOrganizationName	收货机构名称	字符型	an..200		必选	
9	统一社会信用代码（收货机构）	TYSHXYDMSHJG	receivingUSCID	收货单位的统一社会信用代码	字符型	an..18		必选	没有统一社会信用代码时使用组织机构代码
10	收货地址	SHDZ	receivingAddress	实际收货位置的地址	字符型	an..200		必选	
11	收货类型	SHLX	receivingType	收货类型对应的代码	字符型	n2	见A.6	必选	
12	收货人	SHR	receiver	收货人姓名	字符型	an..60		条件必选	特殊药品必选
13	收货时间	SHSJ	receivingTime	药品到达收货单位的时间	日期时间型	YYYYMMDDThhmmss		必选	

序号	数据项名称	数据项短名	数据项英文名称	数据项说明	数据类型	表示格式	允许值	约束	备注
14	单据验证状态	DJYZZT	billStatus	单据验证状态代码	字符型	n.1	0：未验证；1：通过验证；2：未通过验证	必选	货物与单据是否一致的状态
15	单据验证日期	DJYZRQ	billStatusCheckDate	单据验证状态验证日期	日期型	YYYYMMDD		必选	
16	单据验证未通过原因	DJYZWTGYY	reasonsForFailure	单据验证失败的原因	字符型	an..200		条件必选	单据验证状态为2时必选
17	国家药品标识码	GJYPBSM	CNDC	由药品上市许可持有人、生产企业等向药品追溯协同服务平台备案包装规格相关信息后产生	字符型	an..20		必选	
18	药品通用名称	YPTYMC	drugGenericName	国家药品标准或者国家药典委员会《中国药品通用名称》或其增补本收载的药品通用名称，或根据《中国药品通用名称命名原则》命名的新的药品的名称	字符型	an..100		条件必选	国产药品必选
19	药品英文名称	YPYWMC	drugName（EN）	用英文形式表示的药品通用名称，通常采用世界卫生组织编订的国际非专有名称	字符型	an..100		条件必选	进口药品注册证或批件上存在时必选

序号	数据项名称	数据项短名	数据项英文名称	数据项说明	数据类型	表示格式	允许值	约束	备注
20	进口药品中文译名	JKYP ZWYM	drugName（CN）	根据进口药品英文名称、药品性质和结构等，采用音译、意译或音意合译，并与药品英文名称相对应	字符型	an..100		条件必选	进口药品必选
21	药品商品名称	YPSP MC	drugTrade Name	由药品生产企业自己确定，经药品监管部门核准使用的产品名称	字符型	an..100		可选	
22	药品本位码	YPB WM	drugStand ardCode	在药品注册审批通过时获得，对应药品批准文号的编码	字符型	an..20		必选	
23	剂型	JX	dosageFo rm	根据药物的性质、用药目的及给药途径，将原料药加工制成适宜的形式	字符型	n4	见A.1	必选	
24	制剂规格	ZJGG	strength	每支、每片或其他每一单位制剂中含有主药（或效价）的重量或含量或装量。生物制品应标明每支（瓶）有效成分的效价（或含量及效价）及装量（或冻干制剂的复溶后体积）	字符型	an..200		必选	
25	包装规格	BZGG	packageSi ze	药品说明书上标识的单位包装内药品的重量、数量或装量	字符型	an..100		必选	
26	包装转换比	BZZHB	pkgConve rsionRatio	最小销售包装单元所含制剂单位的数量	浮点型	n..9，3		必选	
27	药品有效期	YPYXQ	shelfLife	药品说明书上标示的有效期	整数型	n..10		必选	

续表

序号	数据项名称	数据项短名	数据项英文名称	数据项说明	数据类型	表示格式	允许值	约束	备注
28	药品有效期单位	YPYXQDW	unitOfShelfLife	药品有效期的单位	字符型	a1	D：天；M：月；Y：年	必选	
29	药品批准文号	YPPZWH	approvalNo	药品监管部门审核批准境内药品生产企业生产某一药品的专有编号	字符型	an..50		条件必选	国产和国内分包装进口药品必选
30	药品批准文号有效期	YPPZWHYXQ	approvalValidDate	药品批准文号有效期的截止日期	日期型	YYYYMMDD		条件必选	国产和国内分包装进口药品必选
31	进口药品注册证号	JKYPZCZH	importedDrugLicenseNo	进口药品注册证上的注册证号	字符型	an..50		条件必选	非临时进口药品必选
32	进口药品注册证有效期	JKYPZCZYXQ	importedDrugLicenseValidDate	进口药品注册证的有效期截止日期	日期型	YYYYMMDD		条件必选	非临时进口药品必选
33	进口药品批件号	JKYPPJH	importedDrugsApprovalNoticeNo	进口药品批件上标示的编号	字符型	an..50		条件必选	临时进口药品必选
34	进口药品批件有效期	JKYPPJYXQ	importedDrugsApprovalNoticeValidDate	进口药品批件上的批件效期	日期型	YYYYMMDD		条件必选	临时进口药品必选
35	药品注册分类	YPZCFL	drugRegistrationClassfication	药品进行注册时的分类	字符型	n1	1：中药；2：化学药；3：生物制品	必选	

序号	数据项名称	数据项短名	数据项英文名称	数据项说明	数据类型	表示格式	允许值	约束	备注
36	国家基本药物标识	GJJBYWBS	nationalEssentialDrugsFlag	用于区分是否是国家基本药物的标识	布尔型		True：是；False：不是	必选	以最新版《国家基本药物目录》为参考
37	特殊药品管理分类	TSYPGLFL	controlledDrugManagementType	按特殊药品管理要求进行分类的代码	字符型	an..2	见A.2	条件必选	特殊药品必选
38	处方药标识	CFYBS	OTCFlag	用于区分是否是处方药的标识	字符型	n1	1：处方药；2：非处方药；3：其他	必选	
39	境内药品上市许可持有人名称	JNYPSSXKCYRMC	domesticDrugMAHName	药品上市许可持有人的名称	字符型	an..200		条件必选	MAH为境内上市许可持有人时必选
40	统一社会信用代码（境内药品上市许可持有人）	TYSHXYDMJNYPSSXKCYR	domesticDrugMAHUSCID	药品上市许可持有人的统一社会信用代码	字符型	an..18		条件必选	MAH为境内上市许可持有人时必选；没有统一社会信用代码时使用组织机构代码
41	境外药品上市许可持有人名称（中文）	JWYPSSXKCYRMCZW	foreignDrugMAHNameCN	进口药品注册证上的"公司名称"的中文译文	字符型	an..200		可选	

序号	数据项名称	数据项短名	数据项英文名称	数据项说明	数据类型	表示格式	允许值	约束	备注
42	境外药品上市许可持有人名称(英文)	JWYPSSXKCYRMCYW	foreignDrugcompanyEN	进口药品注册证上的"公司名称"	字符型	an..200		条件必选	MAH为境外药品上市许可持有人时必选
43	境外药品上市许可持有人代码	JWYPSSXKCYRDM	foreignDrugMAHCode	由协同平台生成,用于在追溯数据交换中唯一标识境外药品上市许可人的代码	字符型	an..20		条件必选	MAH为境外药品上市许可持有人时必选
44	境内药品生产企业名称	JNYPSCQYMC	domesticDrugManufacturerName	药品批准证明文件上的生产企业名称	字符型	an..200		条件必选	国产和国内分包装进口药品必选
45	统一社会信用代码(境内药品生产企业)	TYSHXYDMJNYPSCQY	domesticDrugManufacturerUSCID	境内药品生产企业的统一社会信用代码	字符型	an..18		条件必选	国产和国内分包装进口药品必选;没有统一社会信用代码时使用组织机构代码
46	境外药品生产企业名称(中文)	JWYPSCQYMCZW	foreignDrugManufacturerNameCN	进口药品注册证上的"生产厂"的中文译名	字符型	an..200		可选	
47	境外药品生产企业名称(英文)	JWYPSCCMCYW	foreignDrugManufacturerNameEN	进口药品注册证上的"生产厂"	字符型	an..200		条件必选	进口药品必选
48	境外药品生产企业代码	JWYPSCQYDM	foreignDrugManufacturerCode	由协同平台生成用于唯一标识境外药品生产企业的代码	字符型	an..20		条件必选	进口药品必选

续表

序号	数据项名称	数据项短名	数据项英文名称	数据项说明	数据类型	表示格式	允许值	约束	备注
49	分包装厂名称	FBZCMC	pkgManufacturerName	进口药品的分包装厂名称	字符型	an..200		条件必选	国内分包装必选
50	统一社会信用代码（分包装厂）	TYSHXYDMFBZC	pkgManufacturerUSCID	进口药品国内分包装厂的统一社会信用代码	字符型	an..18		条件必选	国内分包装必选；没有统一社会信用代码时使用组织机构代码
51	进口药品代理企业名称	JKYPDLQYMC	drugImporterName	进口药品代理企业营业执照上的"名称"	字符型	an..200		条件必选	进口药品必选
52	统一社会信用代码（进口药品代理企业）	TYSHXYDMJKYPDLQY	drugImporterUSCID	进口药品代理企业的统一社会信用代码	字符型	an..18		条件必选	进口药品必选；没有统一社会信用代码时使用组织机构代码
53	药品生产日期	YPSCRQ	productionDate	药品包装上标示的生产日期	日期型	YYYYMMDD		必选	
54	药品有效期截止日期	YPYXQJZRQ	expirationDate	药品有效期的截止日期	日期型	YYYYMMDD		必选	
55	药品生产批号	YPSCPH	batch	药品包装上标示的生产批号	字符型	an..20		必选	
56	应收货数量	YSHSL	receivableQuantity	应收货的最小销售包装单元数量	整数型	n..10		必选	
57	实际收货数量	SJSHSL	receivingQuantity	实际收货的最小销售包装单元数量	整数型	n..10		必选	

序号	数据项名称	数据项短名	数据项英文名称	数据项说明	数据类型	表示格式	允许值	约束	备注
58	药品追溯码	YPZSM	DTC	用于唯一标识药品各级销售包装单元的代码	字符型	an..200		必选	收货类型为06时可选
59	上一级包装药品追溯码	SYJBZYPZSM	parentDTC	当前药品追溯码大一级包装上的药品追溯码	字符型	an..200		条件必选	收货类型为06时可选；当存在上一级包装时必选
60	包装层级	BZCJ	packageLevel	当前药品追溯码所处包装层级描述	字符型	an..200		必选	收货类型为06时可选
61	包含最小销售包装单元数量	BHZXXSBZDYSL	inboxQuantity	当前药品追溯码中包含的最小销售包装单元药品追溯码的数量	整数型	n..8		必选	收货类型为06时可选
62	追溯码验证状态	ZSMYZZT	codeStatus	当前追溯码的验证状态	字符型	n.1	0：未通过验证；1：已通过验证	必选	判断收到药品追溯码与发货单上是否一致

6.3.3　药品零售信息数据子集

药品零售信息数据子集的内容包括：药品追溯码及其包装层级关联关系信息、药品零售事件基本信息、所售出药品基本信息和批次相关信息等，具体见表9，其中：

a）数据项1至5为所售出药品的药品追溯码及其包装层级关联关系信息；

b）数据项6至12为药品零售事件基本信息；

c）数据项13至51为所售出药品基本信息和批次相关信息。

表9 药品零售信息数据子集

序号	数据项名称	数据项短名	数据项英文名称	数据项说明	数据类型	表示格式	允许值	约束	备注
1	药品追溯码	YPZSM	DTC	用于唯一标识药品各级销售包装单元的代码	字符型	an..200		必选	
2	上一级包装药品追溯码	SYJBZYPZSM	parentDTC	当前药品追溯码大一级包装上的药品追溯码	字符型	an..200		条件必选	当存在上一级包装时必选
3	包装层级	BZCJ	packageLevel	当前药品追溯码所处包装层级描述	字符型	an..200		必选	
4	包含最小销售包装单元数量	BHZXXSBZDYSL	inboxQuantity	当前药品追溯码中包含的最小销售包装单元药品追溯码的数量	整数型	n..8		必选	
5	药品状态	YPZT	drugStatus	用于表示药品追溯码对应的药品的最终状态	字符型	an2	见A.7	必选	
6	零售药店名称	LSYDMC	retailDrugstoreName	零售药店药品经营许可证上的"企业名称（名称）"	字符型	an..200		必选	
7	经营许可证编号	JYXKZBH	licenseNo	药品经营许可证上的"许可证编号"	字符型	an..50		必选	
8	统一社会信用代码（零售药店）	TYSHXYDMLSYD	retailerUSCID	零售药店的统一社会信用代码	字符型	an..18		必选	没有统一社会信用代码时使用组织机构代码
9	售出时间	SCSJ	soldTime	药品售出的时间	日期时间型	YYYYMMDDThhmmss		必选	

序号	数据项名称	数据项短名	数据项英文名称	数据项说明	数据类型	表示格式	允许值	约束	备注
10	购买人身份信息	GMRSFXX	buyer	购买人的身份证号码	字符型	an..60		条件必选	特殊药品和其他有要求的必选
11	购买人电话号码	GMRDHHM	buyerTel	购买人的电话号码	字符型	an..18		条件必选	特殊药品和其他有要求的必选
12	互联网订单标志	HLWDDBZ	onlineSaleFlag	区分零售药店销售或网上订单销售的标志	布尔型		True：是；False：不是	必选	
13	国家药品标识码	GJYPBSM	CNDC	由药品上市许可持有人、生产企业等向药品追溯协同服务平台备案包装规格相关信息后产生	字符型	an..20		必选	
14	药品通用名称	YPTYMC	drugGenericName	国家药品标准或者国家药典委员会《中国药品通用名称》或其增补本收载的药品通用名称，或根据《中国药品通用名称命名原则》命名的新的药品的名称	字符型	an..100		条件必选	国产药品必选
15	药品英文名称	YPYWMC	drugName（EN）	用英文形式表示的药品通用名称，通常采用世界卫生组织编订的国际非专有名称	字符型	an..100		条件必选	进口药品必选

续表

序号	数据项名称	数据项短名	数据项英文名称	数据项说明	数据类型	表示格式	允许值	约束	备注
16	进口药品中文译名	JKYPZWYM	drugName（CN）	根据进口药品英文名称、药品性质和结构等，采用音译、意译或音意合译，并与药品英文名称相对应	字符型	an..100		条件必选	进口药品必选
17	药品商品名称	YPSPMC	drugTradeName	由药品生产企业自己确定，经药品监管部门核准使用的产品名称	字符型	an..100		可选	
18	药品本位码	YPBWM	drugStandardCode	在药品注册审批通过时获得，对应药品批准文号的编码	字符型	an..20		必选	
19	剂型	JX	dosageForm	根据药物的性质、用药目的及给药途径，将原料药加工制成适宜的形式	字符型	n4	见A.1	必选	
20	制剂规格	ZJGG	strength	每支、每片或其他每一单位制剂中含有主药（或效价）的重量或含量或装量。生物制品应标明每支（瓶）有效成分的效价（或含量及效价）及装量（或冻干制剂的复溶后体积）	字符型	an..200		必选	
21	包装规格	BZGG	packageSize	药品说明书上标识的单位包装内药品的重量、数量或装量	字符型	an..100		必选	

续表

序号	数据项名称	数据项短名	数据项英文名称	数据项说明	数据类型	表示格式	允许值	约束	备注
22	包装转换比	BZZHB	pkgConversionRatio	最小销售包装单元所含制剂单位的数量	浮点型	n..9，3		必选	
23	药品有效期	YPYXQ	shelfLife	药品说明书上标示的有效期	整数型	n..10		必选	
24	药品有效期单位	YPYXQDW	unitofShelfLife	药品有效期的单位	字符型	a1	D：天；M：月；Y：年	必选	
25	药品批准文号	YPPZWH	approvalNo	药品监管部门审核批准境内药品生产企业生产某一药品的专有编号	字符型	an..50		条件必选	国产和国内分包装进口药品必选
26	药品批准文号有效期	YPPZWHYXQ	approvalValidDate	药品批准文号有效期的截止日期	日期型	YYYYMMDD		条件必选	国产和国内分包装进口药品必选
27	进口药品注册证号	JKYPZCZH	importedDrugLicenseNo	进口药品注册证上的注册证号	字符型	an..50		条件必选	非临时进口药品必选
28	进口药品注册证有效期	JKYPZCZYXQ	importedDrugLicenseValidDate	进口药品注册证的有效期截止日期	日期型	YYYYMMDD		条件必选	非临时进口药品必选
29	进口药品批件号	JKYPPJH	importedDrugsApprovalNoticeNo	进口药品批件上标示的编号	字符型	an..50		条件必选	临时进口药品必选
30	进口药品批件有效期	JKYPPJYXQ	importedDrugsApprovalNoticeValidDate	进口药品批件上的批件效期	日期型	YYYYMMDD		条件必选	临时进口药品必选

续表

序号	数据项名称	数据项短名	数据项英文名称	数据项说明	数据类型	表示格式	允许值	约束	备注
31	药品注册分类	YPZCFL	drugRegistration Classfic ation	药品进行注册时的分类	字符型	n1	1：中药；2：化学药；3：生物制品	必选	
32	国家基本药物标识	GJJBYWBS	national Essenti alDrugs Flag	用于区分是否是国家基本药物的标识	布尔型		True：是；False：不是	必选	
33	特殊药品管理分类	TSYPGLFL	controlle dDrugM anageme ntType	按特殊药品管理要求进行分类的代码	字符型	an..2	见A.2	条件必选	特殊药品必选
34	处方药标识	CFYBS	OTCFlag	用于区分是否是处方药的标识	字符型	n1	1：处方药；2：非处方药；3：其他	必选	
35	境内药品上市许可持有人名称	JNYPSSXKCYRMC	domestic DrugMA HName	药品上市许可持有人的名称	字符型	an..200		条件必选	MAH为境内上市许可持有人时必选
36	统一社会信用代码（境内药品上市许可持有人）	TYSHXYDMJNYPSSXKCYR	domestic DrugMA HUSCID	药品上市许可持有人的统一社会信用代码	字符型	an..18		条件必选	MAH为境内上市许可持有人时必选；没有统一社会信用代码时使用组织机构代码

续表

序号	数据项名称	数据项短名	数据项英文名称	数据项说明	数据类型	表示格式	允许值	约束	备注
37	境外药品上市许可持有人名称（中文）	JWYPSSXKCYRMCZW	foreignDrugMAHNameCN	进口药品注册证上的"公司名称"的中文译文	字符型	an..200		可选	
38	境外药品上市许可持有人名称（英文）	JWYPSSXKCYRMCYW	foreignDrugMAHNameEN	进口药品注册证上的"公司名称"	字符型	an..200		条件必选	MAH为境外药品上市许可持有人时必选
39	境外药品上市许可持有人代码	JWYPSSXKCYRDM	foreignDrugMAHCode	由协同平台生成，用于在追溯数据交换中唯一标识境外药品上市许可人的代码	字符型	an..20		条件必选	MAH为境外药品上市许可持有人时必选
40	境内药品生产企业名称	JNYPSCQYMC	domesticEnterpriseName	药品批准证明文件上的生产企业名称	字符型	an..200		条件必选	国产和国内分包装进口药品必选
41	统一社会信用代码（境内药品生产企业）	TYSHXYDMJNYPSCQY	manufacturerUSCID	境内药品生产企业的统一社会信用代码	字符型	an..18		条件必选	国产和国内分包装进口药品必选
42	境外药品生产企业名称（中文）	JWYPSCQYMCZW	foreignDrugManufacturerNameCN	进口药品注册证上的"生产厂"的中文译名	字符型	an..200		可选	
43	境外药品生产企业名称（英文）	JWYPSCCMCYW	foreignDrugManufacturerNameEN	进口药品注册证上的"生产厂"	字符型	an..200		条件必选	进口药品必选
44	境外药品生产企业代码	JWYPSCQYDM	foreignDrugManufacturerCode	由协同平台生成用于唯一标识境外药品生产企业的代码	字符型	an..20		条件必选	进口药品必选

序号	数据项名称	数据项短名	数据项英文名称	数据项说明	数据类型	表示格式	允许值	约束	备注
45	分包装厂名称	FBZCMC	pkgManufacturerName	进口药品的分包装厂名称	字符型	an..200		条件必选	国内分包装必选
46	统一社会信用代码（分包装厂）	TYSHXYDMFBZC	pkgManufacturerUSCID	进口药品国内分包装厂的统一社会信用代码	字符型	an..18		条件必选	国内分包装必选；没有统一社会信用代码时使用组织机构代码
47	进口药品代理企业名称	JKYPDLQYMC	drugImporterName	进口药品代理企业营业执照上的"名称"	字符型	an..200		条件必选	进口药品必选
48	统一社会信用代码（进口药品代理企业）	TYSHXYDMJKYPDLQY	drugImporterUSCID	进口药品代理企业的统一社会信用代码	字符型	an..18		条件必选	进口药品必选
49	药品生产日期	YPSCRQ	productionDate	药品包装上标示的生产日期	日期型	YYYYMMDD		必选	
50	药品有效期截止日期	YPYXQJZRQ	expirationDate	药品有效期的截止日期	日期型	YYYYMMDD		必选	
51	药品生产批号	YPSCPH	batch	药品包装上标示的生产批号	字符型	an..20		必选	

6.3.4 温度信息数据子集

温度信息数据子集规范了有冷链要求的药品全生命周期中温度信息的采集，内容包括：温度采集事件基本信息，具体数据项见表10。

表10 温度信息数据子集

序号	数据项名称	数据项短名	数据项英文名称	数据项说明	数据类型	表示格式	允许值	约束	备注
1	药品追溯码	YPZSM	DTC	用于唯一标识药品各级销售包装单元的代码	字符型	an..200		必选	

序号	数据项名称	数据项短名	数据项英文名称	数据项说明	数据类型	表示格式	允许值	约束	备注
2	温度采集位置描述	WDCJWZMS	location	描述采集温度的位置，包括采集温度时药品储存位置或运输区段等，如A企业1号储存库或从A企业1号储存库提货离仓起到B单位2储存库收货止	字符型	an..200		必选	
3	温度	WD	temperatureValue	在储存、运输过程中，存放药品的冷链设备在温度记录时间的温度，温度单位：摄氏度	浮点型	n.6		必选	
4	温度记录时间	WDJLSJ	recTime	温度数值采集的时间	日期时间型	YYYYMMDDThhmmss		必选	

附录A

（规范性附录）

值域代码表

A.1 剂型代码表

剂型代码表见表A.1。

表A.1 剂型代码表

值	值含义
01	片剂
0101	含片
0102	咀嚼片
0103	泡腾片
0104	阴道片
0105	肠溶片
0106	舌下片
0107	口腔贴片
0108	分散片
0109	可溶片
0110	缓释片
0111	控释片
0112	普通片
0113	阴道泡腾片
0114	口崩片
0199	其他片剂
02	注射剂
0201	注射液
0202	注射用无菌粉末
0203	注射用浓溶液
0299	其他注射剂

值	值含义
03	胶囊剂
0301	硬胶囊
0302	软胶囊
0303	肠溶胶囊
0304	缓释胶囊
0305	控释胶囊
0399	其他胶囊剂
04	颗粒剂
0401	混悬颗粒
0402	泡腾颗粒
0403	肠溶颗粒
0404	缓释颗粒
0405	控释颗粒
0406	可溶颗粒
0499	其他颗粒剂
05	眼用制剂
0501	滴眼剂
0502	洗眼剂
0503	眼内注射溶液
0504	眼膏剂
0505	眼用乳膏剂
0506	眼用胶囊剂
0507	眼膜剂
0508	眼丸剂
0509	眼内插入剂
0599	其他眼用制剂
06	鼻用制剂
0601	滴鼻剂
0602	洗鼻剂
0603	鼻用喷雾剂
0604	鼻用软膏剂

值	值含义
0605	鼻用乳膏剂
0606	鼻用凝胶剂
0607	鼻用散剂
0608	鼻用粉雾剂
0609	鼻用棒剂
0610	鼻用气雾剂
0699	其他鼻用制剂
07	栓剂
0701	直肠栓
0702	阴道栓
0703	尿道栓
0799	其他栓剂
08	丸剂
0801	蜜丸
0802	水蜜丸
0803	水丸
0804	糊丸
0805	蜡丸
0806	浓缩丸
0807	滴丸
0808	糖丸
0809	小丸
0810	滴丸剂
0899	其他丸剂
09	软膏剂　乳膏剂
0901	软膏剂
0902	乳膏剂
0999	其他软膏剂　乳膏剂
10	糊剂
11	吸入制剂
1101	气雾剂

值	值含义
1102	粉雾剂
1103	喷雾剂
1104	供雾化器用的液体制剂
1105	可转变成蒸汽的制剂
1199	其他吸入制剂
12	喷雾剂
1201	吸入喷雾剂
1202	鼻用喷雾剂
1203	非吸入喷雾剂
1299	其他喷雾剂
13	气雾剂
1301	吸入气雾剂
1302	非吸入气雾剂
1399	其他气雾剂
14	凝胶剂
15	散剂
16	糖浆剂
17	搽剂
18	涂剂
19	涂膜剂
20	酊剂
21	贴剂
22	贴膏剂
2201	凝胶贴膏
2202	橡胶贴膏
2299	其他贴膏剂
23	口服溶液剂　口服混悬剂　口服乳剂
24	植入剂
25	膜剂
26	耳用制剂
2601	滴耳剂

值	值含义
2602	洗耳剂
2603	耳用喷雾剂
2604	耳用软膏剂
2605	耳用乳膏剂
2606	耳用凝胶剂
2607	耳塞
2608	耳用散剂
2609	耳用丸剂
2699	其他耳用制剂
27	洗剂
28	冲洗剂
29	灌肠剂
30	合剂
31	锭剂
32	煎膏剂（膏滋）
33	胶剂
34	酒剂
35	膏药
36	露剂
37	茶剂
3701	块状茶剂
3702	袋装茶剂
3703	煎煮茶剂
3799	其他茶剂
38	流浸膏剂与浸膏剂
99	其他

A.2 特殊药品管理分类代码表

特殊药品管理分类代码表见表A.2

表A.2 特殊药品管理分类代码表

值	值含义
1	麻醉药品
2	第一类精神药品
3	第二类精神药品
4	医疗用毒性药品
5	药品类易制毒化学品
6	放射性药品
9	其他

A.3 证件类型代码表

证件类型代码表见表A.3。

表A.3 证件类型代码表

值	值含义
1	居民身份证
2	军官证
3	机动车驾驶证
4	护照
5	港澳通行证
6	台胞证
9	其他

A.4 地理位置值域说明

A.4.1 地址–国家（或地区）

应使用GB/T 2659中国家和地区名称代码表的3位拉丁字母代码。

A.4.2 地址–省（直辖市/自治州）

应使用GB/T 2260中省、直辖市、自治区、特别行政区代码表的数字码。

A.4.3 地址–市（区/自治州/盟）

GB/T 2260中表2～表35的市级数字码，如果相关市（区/自治州/盟）未能在GB/T 2260中找到，属于新设的市（区/自治州/盟），则其取值按照如下规则编制：

a）查找该市（区/自治州/盟）所在省的GB/T 2260的6位代码；

b）对该市（区/自治州/盟）赋码为将该市（区/自治州/盟）所在省的GB/T 2260的6位代码中第4位的0改为A（以此类推B–Z）。

A.4.4 地址–县（自治县/县级市）

GB/T 2260中表2～表35的县级数字码，如果相关县（自治县/县级市）未能在GB/T 2260中找到，属于新设的县（自治县/县级市），则其取值按照如下规则编制：

a）查找该县（自治县/县级市）所在省的GB/T 2260的6位代码；

b）对该县（自治县/县级市）赋码为将该县（自治县/县级市）所在省的GB/T 2260的6位代码中第6位的0改为A（以此类推B–Z）。

A.5 发货类型代码表

发货类型代码表见表A.4。

表A.4 发货类型代码表

值	值含义
01	销售出库
02	供应出库
03	盘亏出库
04	退货出库
05	抽检出库
06	调拨出库
07	销毁出库
08	赠品出库
09	使用出库
10	召回出库
11	损坏出库
12	报废出库
99	其他

A.6　收货类型代码表

收货类型代码表见表A.5。

表A.5　收货类型代码表

值	值含义
01	采购入库
02	退货入库
03	生产入库
04	调拨入库
05	赠品入库
06	盘盈入库
07	召回入库
08	报废入库
99	其他

A.7　药品状态代码表

药品状态代码表见表A.6。

表A.6　药品状态代码表

值	值含义
01	已售出
02	已发药
99	其他

参考文献

［1］GB/T 38154–2019 重要产品追溯 核心元数据

［2］GB/T 38156–2019 重要产品追溯 交易记录总体要求

［3］CFDAB/T 0301.2–2014 食品药品监管信息基础数据元 第2部分：机构、人员

［4］CFDAB/T 0301.3–2014 食品药品监管信息基础数据元 第3部分：药品

［5］CFDAB/T 0303.2–2014 食品药品监管信息基础数据元值域代码 第2部分：机构、人员

［6］CFDAB/T 0303.3–2014 食品药品监管信息基础数据元值域代码 第3部分：药品

［7］中华人民共和国药典：2015年版.二部 / 国家药典委员会编

［8］药品注册管理办法（国家食品药品监督管理局令〔2017〕28号）

［9］国务院办公厅关于加快推进重要产品追溯体系建设的意见（国办发〔2015〕95号）

［10］食品药品监管总局关于推动食品药品生产经营者完善追溯体系的意见（食药监科〔2016〕122号）

［11］国家药监局关于药品信息化追溯体系建设的指导意见（国药监药管〔2018〕35号）

［12］关于启用新版《药品生产许可证》等许可证书的通知（药监综药管〔2019〕72号）

［13］国家药监局关于贯彻实施《中华人民共和国药品管理法》有关事项的公告（2019年第103号）

NMPAB

国家药品监督管理局信息化标准

NMPAB/T 1008—2019

药品使用单位追溯基本数据集

Basic dataset of drug traceability for medical organizations

2020-03-06发布　　　　　　　　　　2020-03-06实施

国家药品监督管理局　　　发布

目　次

前　言

本标准按照GB/T 1.1—2009给出的规则起草。

本标准由国家药品监督管理局信息中心提出。

本标准由国家药品监督管理局综合和规划财务司归口。

本标准起草单位：国家药品监督管理局信息中心、复旦大学、中国人民解放军总医院。

本标准主要起草人：陈锋、张原、李丹丹、吴振生、曹明、王迎利、何昆仑、赵巍、徐哲、王俊宇、辛明辉、刘毅、高自立、钱侃、陈孟莉、李琨。

药品使用单位追溯基本数据集

1 范围

本标准规定了药品使用单位应采集、存储及向药品追溯系统提供的基本数据集的分类和内容。

本标准适用于规范药品追溯系统中药品使用单位相关的药品（不含疫苗）追溯数据。

2 规范性引用文件

下列文件对于本文件的应用是必不可少的。凡是注日期的引用文件，仅注日期的版本适用于本文件。凡是不注日期的引用文件，其最新版本（包括所有的修改单）适用于本文件。

GB/T 2260　中华人民共和国行政区划代码

GB/T 2659　世界各国和地区名称代码

GB/T 7408　数据元和交换格式 信息交换 日期和时间表示法

NMPAB/T 1001　药品信息化追溯体系建设导则

WS 218–2002　卫生机构（组织）分类与代码

3 术语和定义

NMPAB/T 1001界定的以及下列术语和定义适用于本文件。

3.1 国家药品标识码　China national drug code

用于唯一标识特定于某种与药品上市许可持有人、生产企业、通用名、剂型、制剂规格和包装规格对应药品的唯一性代码。

注：由药品上市许可持有人、生产企业等向药品追溯协同服务平台备案包装规格相关信息后产生。

3.2 基本数据集 basic dataset

在系统建设中定义的具有主题的、可标识的、能被计算机处理的，包含该主题相关最基础、最核心数据项的集合。

4 缩略语

下列缩略语适用于本文件。

DTC：药品追溯码（Drug Traceability Code）

HIC：卫生机构代码（Health Institution Code）

MAH：上市许可持有人（Marketing Authorization Holder）

OTC：非处方药（Over The Counter）

USCID：统一社会信用代码（Unified Social Credit Identifier）

5 数据集分类

药品追溯基本数据集分为基础信息数据子集和应用信息数据子集两类，基础信息数据子集规定了描述药品追溯参与方基本信息和药品基本信息时应包含的数据项及要求，应用信息数据子集规定了描述药品的生产、经营和使用等过程信息时应包含的数据项及要求。

药品使用单位追溯基本数据集应包含的数据子集列表见表1。

表1 药品使用单位追溯基本数据集分类列表

分类	数据子集
基础信息数据子集	药品使用单位基本信息数据子集
应用信息数据子集	发货单信息数据子集
	收货单信息数据子集
	药品使用信息数据子集
	温度信息数据子集

6　数据集内容

6.1　数据项描述

6.1.1　数据项短名

数据项中文名称（忽略符号）的汉语拼音首字母缩写，用于药品追溯数据交换时作为字段名使用。在一个数据子集中如果出现短名相同的数据项，处理原则为：从第一个重复的短名开始，在短名名称后加两位顺序号，序号从01开始递增。

6.1.2　数据项说明

描述数据项的定义或用途说明。

6.1.3　数据类型

表示数据项的符号、字符或其他类型，见表2。

表2　数据类型

数据类型	说明
字符型	通过字符形式表达的值的类型
整数型	通过"0"到"9"数字表达的整数类型的值
浮点型	通过"0"到"9"数字表达的实数
日期型	通过YYYYMMDD的形式表达的值的类型，符合GB/T 7408
日期时间型	通过YYYYMMDDThhmmss的形式表达的值的类型，符合GB/T 7408
布尔型	两个且只有两个表明条件的值，True/False
二进制	上述类型无法表示的其他数据类型，比如图像、音频等

6.1.4　表示格式

从业务角度规定的数据项值的表示格式，包括所允许的最大和（或）最小字符长度、数据项值等。数据项的表示格式中使用的字符含义见表3。

表3　表示格式中字符的含义

表示格式	说明
YYYYMMDD Thhmmss	"YYYY"表示年份，"MM"表示月份，"DD"表示日期，"T"表示时间的标识符，"hh"表示小时，"mm"表示分钟，"ss"表示秒，可以视实际情况组合使用
i	表示字符个数

表示格式	说明
a	表示字母字符
n	表示数字字符
an	表示字母、数字字符
ai	表示长度固定为i个字母字符
ni	表示长度固定为i个数字字符
ani	表示长度固定为i个字母、数字字符
a..i	表示长度最多为i个字母字符
n..i	表示长度最多为i个数字字符
an..i	表示长度最多为i个字母、数字字符

6.1.5 允许值

本部分数据项值域有两种类型：

a）可枚举值域：由允许值列表规定的值域，每个允许值和值含义应成对表示。其中：

1）可选值较少的（3个或以下），在"允许值"属性中直接列举；

2）可选值较多的（3个以上），在"允许值"属性中写出值域代码表名称，值域代码表在本文的规范性附录中。如代码表属于引用标准的，则应注明标准号。

b）不可枚举值域：由描述规定的值域，在"允许值"属性中应准确地描述该值域的允许值。

6.1.6 约束

说明一个数据项是否选取的描述符。该描述符分别为：

a）必选：表明该数据项必须选择；

b）可选：根据实际应用可以选择也可以不选；

c）条件必选：当满足约束条件中所定义的条件时应选择，约束条件在备注中说明。

6.2　基础信息数据子集

药品使用单位基本信息数据子集的内容包括药品使用单位名称、类型、地址、联系方式和追溯工作负责人基本信息等，具体见表4。

表4　药品使用单位基本信息数据子集

序号	数据项名称	数据项短名	数据项英文名称	数据项说明	数据类型	表示格式	允许值	约束	备注
1	药品使用单位名称	YPSYDWMC	medical OrganizationName	药品使用单位的名称	字符型	an..200		必选	
2	卫生机构代码	WSJGDM	HIC	符合WS218-2002的规则的卫生机构唯一代码标识	字符型	an..22		条件必选	存在时必选
3	统一社会信用代码	TYSHYDM	USCID	药品使用单位的统一社会信用代码	字符型	an..18		条件必选	存在时必选；没有统一社会信用代码时使用组织机构代码
4	药品使用单位类型	YPSYDWLX	medical OrganizationType	参照WS218-2002附录A中大类的值	字符型	an1		必选	
5	药品使用单位地址	YPSYDWDZ	address	药品使用单位所在地址	字符型	an..200		必选	
6	药品使用单位地址-国家（或地区）	YPSYDWDZGJHDQ	countryOrRegionCode	药品使用单位地址中的国家或地区的名称代码	字符型	an3	见A.4	必选	
7	药品使用单位地址-省（直辖市/自治区）	YPSYDWDZSZXSZZQ	provinceCode	药品使用单位地址中的省、直辖市、自治区或特别行政区的名称代码	字符型	an6	见A.4	必选	

序号	数据项名称	数据项短名	数据项英文名称	数据项说明	数据类型	表示格式	允许值	约束	备注
8	药品使用单位地址-市（区/自治州/盟）	YPSYDWDZSQZZZM	cityCode	药品使用单位地址中的市、地区、自治州或盟的名称代码	字符型	an6	见A.4	必选	
9	药品使用单位地址-县（自治县/县级市）	YPSYDWDZXZZXXJS	countyCode	药品使用单位地址中的县、自治县或县级市的名称代码	字符型	an6	见A.4	必选	
10	药品使用单位地址-乡（镇/街道办事处）	YPSYDWDZXZJDBSC	township	药品使用单位地址中的乡、镇或城市街道办事处的名称	字符型	an..70		可选	
11	药品使用单位地址-村（街/路/弄等）	YPSYDWDZCJLLD	village	药品使用单位地址中的村或城市的街、路、弄等名称	字符型	an..70		可选	
12	药品使用单位地址-门牌号码	YPSYDWDZMPHM	houseNumber	药品使用单位地址中的门牌号码	字符型	an..70		可选	
13	固定电话号码	GDDHHM	tel	药品使用单位用于对外联系的固定电话号码	字符型	an..18		必选	
14	传真号码	CZHM	fax	药品使用单位用于对外联系的传真号码	字符型	an..18		可选	
15	电子信箱	DZXX	email	药品使用单位用于对外联系的电子信箱地址	字符型	an..50		可选	
16	药品使用单位网址	YPSYDWWZ	webURL	药品使用单位在互联网域名注册管理机构或域名根服务器运行机构申请注册的域名	字符型	an..200		可选	
17	联系人	LXR	contact	追溯工作负责人的姓名	字符型	an..60		必选	
18	联系电话	LXDH	contactTel	追溯工作负责人的电话号码	字符型	an..18		必选	

6.3 应用信息数据子集

6.3.1 发货单信息数据子集

发货单信息数据子集的内容包括：发货事件基本信息，所发货药品基本信息和批次相关信息、药品追溯码及其包装层级关联关系信息等，具体见表5，其中：

a）数据项1至18为发货事件基本信息；

b）数据项19至60为所发货药品基本信息和批次相关信息；

c）数据项61至64为"b）"对应的药品追溯码及其包装层级关联关系信息。

表5 发货单信息数据子集

序号	数据项名称	数据项短名	数据项英文名称	数据项说明	数据类型	表示格式	允许值	约束	备注
1	发货单编号	FHDBH	deliveryOrderNo	发货单上的编号	字符型	an..50		必选	
2	订货单编号	DHDBH	purchaseOrderNo	订货单上的编号	字符型	an..50		可选	
3	发货机构名称	FHJGMC	deliveryOrganizationName	发货机构的中文名称	字符型	an..200		必选	
4	统一社会信用代码（发货机构）	TYSHXYDMFHJG	deliveryUSCID	发货机构的统一社会信用代码	字符型	an..18		条件必选	存在时必选；没有统一社会信用代码时使用组织机构代码
5	卫生机构代码（发货机构）	WSJGDMFHJG	deliveryHIC	符合WS218-2002的规则的卫生机构唯一代码标识	字符型	an..22		条件必选	存在时必选
6	发货地址	FHDZ	deliveryAddress	发货单上的发货地址	字符型	an..200		必选	
7	发货类型	FHLX	deliveryType	发货类型对应的代码	字符型	n2	见A.5	必选	
8	发货人	FHR	sender	药品发货经办人的姓名	字符型	an..60		条件必选	特殊药品必选

续表

序号	数据项名称	数据项短名	数据项英文名称	数据项说明	数据类型	表示格式	允许值	约束	备注
9	发货时间	FHSJ	deliveryTime	药品离开发货单位的时间	日期时间型	YYYY MMDD Thhmmss		必选	
10	收货机构名称	SHJGMC	receiving OrganizationName	收货机构名称	字符型	an..200		必选	
11	统一社会信用代码（收货机构）	TYSHXYDMSHJG	receiving USCID	收货单位的统一社会信用代码	字符型	an..18		条件必选	存在时必选；没有统一社会信用代码时使用组织机构代码
12	卫生机构代码（收货机构）	WSJGDMSHJG	receiving HIC	符合WS218-2002的规则的卫生机构唯一代码标识	字符型	an..22		条件必选	存在时必选
13	收货地址	SHDZ	receiving Address	发货单上的收货地址	字符型	an..200		必选	
14	药品配送企业名称	YPPSQYMC	distributionName	药品配送企业名称	字符型	an..200		必选	
15	统一社会信用代码（药品配送企业）	TYSHXYDMYPPSQY	distributionUSCID	药品配送企业的统一社会信用代码	字符型	an..18		必选	没有统一社会信用代码时使用组织机构代码
16	单据验证状态	DJYZZT	billStatus	发货机构在发货前确认的货物与单据是否一致的状态	字符型	n.1	0：未验证；1：验证通过 2：验证未通过	必选	
17	单据验证日期	DJYZRQ	billStatusCheckDate	单据验证状态验证日期	日期型	YYYY MMDD		条件必选	单据验证后必选

续表

序号	数据项名称	数据项短名	数据项英文名称	数据项说明	数据类型	表示格式	允许值	约束	备注
18	单据验证未通过原因	DJYZWTGYY	reasonsForFailure	单据验证失败的原因	字符型	an..200		条件必选	单据验证状态为2时必选
19	国家药品标识码	GJYPBSM	CNDC	由药品上市许可持有人、生产企业等向药品追溯协同服务平台备案包装规格相关信息后产生	字符型	an..20		必选	
20	药品通用名称	YPTYMC	drugGenericName	国家药品标准或者国家药典委员会《中国药品通用名称》或其增补本收载的药品通用名称，或根据《中国药品通用名称命名原则》命名的新的药品的名称	字符型	an..100		条件必选	国产药品必选
21	药品英文名称	YPYWMC	drugName（EN）	用英文形式表示的药品通用名称，通常采用世界卫生组织编订的国际非专有名称	字符型	an..100		条件必选	进口药品注册证或批件上存在时必选
22	进口药品中文译名	JKYPZWYM	drugName（CN）	根据进口药品英文名称、药品性质和结构等，采用音译、意译或音意合译，并与药品英文名称相对应	字符型	an..100		条件必选	进口药品必选
23	药品商品名称	YPSPMC	drugTradeName	由药品生产企业自己确定，经药品监管部门核准使用的产品名称	字符型	an..100		可选	

序号	数据项名称	数据项短名	数据项英文名称	数据项说明	数据类型	表示格式	允许值	约束	备注
24	药品本位码	YPBWM	drugStandardCode	在药品注册审批通过时获得，对应药品批准文号的编码	字符型	an..20		必选	
25	剂型	JX	dosageForm	根据药物的性质、用药目的及给药途径，将原料药加工制成适宜的形式	字符型	n4	见A.1	必选	
26	制剂规格	ZJGG	strength	每支、每片或其他每一单位制剂中含有主药（或效价）的重量或含量或装量。生物制品应标明每支（瓶）有效成分的效价（或含量及效价）及装量（或冻干制剂的复溶后体积）	字符型	an..200		必选	
27	包装规格	BZGG	packageSize	药品说明书上标识的单位包装内药品的重量、数量或装量	字符型	an..100		必选	
28	包装转换比	BZZHB	pkgConversionRatio	最小销售包装单元所含制剂单位的数量	浮点型	n..9，3		必选	
29	药品有效期	YPYXQ	shelfLife	药品说明书上标示的有效期	整数型	n..10		必选	
30	药品有效期单位	YPYXQDW	unitOfShelfLife	药品有效期的单位	字符型	a1	D：天；M：月；Y：年	必选	
31	药品批准文号	YPPZWH	approvalNo	药品监管部门审核批准境内药品生产企业生产某一药品的专有编号	字符型	an..50		条件必选	国产和国内分包装进口药品必选

序号	数据项名称	数据项短名	数据项英文名称	数据项说明	数据类型	表示格式	允许值	约束	备注
32	药品批准文号有效期	YPPZWHYXQ	approval ValidDate	药品批准文号有效期的截止日期	日期型	YYYY MMDD		条件必选	国产和国内分包装进口药品必选
33	进口药品注册证号	JKYPZCZH	imported DrugLicenseNo	进口药品注册证上的注册证号	字符型	an..50		条件必选	非临时进口药品必选
34	进口药品注册证有效期	JKYPZCZYXQ	imported DrugLicenseValid Date	进口药品注册证的有效期截止日期	日期型	YYYY MMDD		条件必选	非临时进口药品必选
35	进口药品批件号	JKYPPJH	imported DrugsApprovalNoticeNo	进口药品批件上标示的编号	字符型	an..50		条件必选	临时进口药品必选
36	进口药品批件有效期	JKYPPJYXQ	imported DrugsApprovalNoticeValid Date	进口药品批件上的批件效期	日期型	YYYY MMDD		条件必选	临时进口药品必选
37	药品注册分类	YPZCFL	drugRegistrationClassfication	药品进行注册时的分类	字符型	n1	1：中药；2：化学药；3：生物制品	必选	
38	国家基本药物标识	GJJBYWBS	national Essential DrugsFlag	用于区分是否是国家基本药物的标识	布尔型		True：是；False：不是	必选	
39	特殊药品管理分类	TSYPGLFL	controlledDrugManagementType	按特殊药品管理要求进行分类的代码	字符型	an..2	见A.2	条件必选	特殊药品必选
40	处方药标识	CFYBS	OTCFlag	用于区分是否是处方药的标识	字符型	n1	1：处方药；2：非处方药；3：其他	必选	

续表

序号	数据项名称	数据项短名	数据项英文名称	数据项说明	数据类型	表示格式	允许值	约束	备注
41	境内药品上市许可持有人名称	JNYPSSXKCYRMC	domestic DrugMAHName	药品上市许可持有人的名称	字符型	an..200		条件必选	MAH为境内上市许可持有人时必选
42	统一社会信用代码（境内药品上市许可持有人）	TYSHXYDMJNYPSSXKCYR	domestic DrugMAHUSCID	药品上市许可持有人的统一社会信用代码	字符型	an..18		条件必选	MAH为境内上市许可持有人时必选；没有统一社会信用代码时使用组织机构代码
43	境外药品上市许可持有人名称（中文）	JWYPSSXKCYRMCZW	foreign DrugMAHNameCN	进口药品注册证上的"公司名称"的中文译文	字符型	an..200		可选	
44	境外药品上市许可持有人名称（英文）	JWYPSSXKCYRMCYW	foreignDrugCompanyEN	进口药品注册证上的"公司名称"	字符型	an..200		条件必选	MAH为境外药品上市许可持有人时必选
45	境外药品上市许可持有人代码	JWYPSSXKCYRDM	foreign DrugMAHCode	由协同平台生成，用于在追溯数据交换中唯一标识境外药品上市许可人的代码	字符型	an..20		条件必选	MAH为境外药品上市许可持有人时必选
46	境内药品生产企业名称	JNYPSCQYMC	domestic EnterpriseName	药品批准证明文件上的生产企业名称	字符型	an..200		条件必选	国产和国内分包装进口药品必选

序号	数据项名称	数据项短名	数据项英文名称	数据项说明	数据类型	表示格式	允许值	约束	备注
47	统一社会信用代码（境内药品生产企业）	TYSHXYDMJNYPSCQY	manufacturerUSCID	境内药品生产企业的统一社会信用代码	字符型	an..18		条件必选	国产和国内分包装进口药品必选；没有统一社会信用代码时使用组织机构代码
48	境外药品生产企业名称（中文）	JWYPSCQYMCZW	foreignDrugManufacturerNameCN	进口药品注册证上的"生产厂"的中文译名	字符型	an..200		可选	
49	境外药品生产企业名称（英文）	JWYPSCCMCYW	foreignDrugmanufacturerNameEN	进口药品注册证上的"生产厂"	字符型	an..200		条件必选	进口药品必选
50	境外药品生产企业代码	JWYPSCQYDM	foreignDrugManufacturerCode	由协同平台生成用于唯一标识境外药品生产企业的代码	字符型	an..20		条件必选	进口药品必选
52	分包装厂名称	FBZCMC	pkgManufacturerName	进口药品的分包装厂名称	字符型	an..200		条件必选	国内分包装必选
53	统一社会信用代码（分包装厂）	TYSHXYDMFBZC	pkgManufacturerUSCID	进口药品国内分包装厂的统一社会信用代码	字符型	an..18		条件必选	国内分包装必选；没有统一社会信用代码时使用组织机构代码

续表

序号	数据项名称	数据项短名	数据项英文名称	数据项说明	数据类型	表示格式	允许值	约束	备注
54	进口药品代理企业名称	JKYPDLQYMC	drugImporterName	进口药品代理企业营业执照上的"名称"	字符型	an..200		条件必选	进口药品必选
55	统一社会信用代码（进口药品代理企业）	TYSHXYDMJKYPDLQY	drugImporterUSCID	进口药品代理企业的统一社会信用代码	字符型	an..18		条件必选	进口药品必选；没有统一社会信用代码时使用组织机构代码
56	药品生产日期	YPSCRQ	productionDate	药品包装上标示的生产日期	日期型	YYYYMMDD		必选	
57	药品有效期截止日期	YPYXQJZRQ	expirationDate	药品有效期的截止日期	日期型	YYYYMMDD		必选	
58	药品生产批号	YPSCPH	batch	药品包装上标示的生产批号	字符型	an..20		必选	
59	发货数量	FHSL	deliveryQuantity	发货的最小销售包装单元数量	整数型	n..10		必选	
60	药品质检报告	YPZJBG	inspectionReport	由药品生产或分包装厂提供的药品质检报告扫描件	二进制			可选	宜采用PDF格式
61	药品追溯码	YPZSM	DTC	用于唯一标识药品各级销售包装单元的代码	字符型	an..200		条件必选	发货类型为03时可选
62	上一级包装药品追溯码	SYJBZYPZSM	parentDTC	当前药品追溯码大一级包装上的药品追溯码	字符型	an..200		条件必选	发货类型为03时可选；当存在上一级包装时必选
63	包装层级	BZCJ	packageLevel	当前药品追溯码所处包装层级描述	字符型	an..200		条件必选	发货类型为03时可选

续表

序号	数据项名称	数据项短名	数据项英文名称	数据项说明	数据类型	表示格式	允许值	约束	备注
64	包含最小销售包装单元数量	BHZXXSBZDYSL	inboxQuantity	当前药品追溯码中包含的最小销售包装单元药品追溯码的数量	整数型	n..8		条件必选	发货类型为03时可选

6.3.2 收货单信息数据子集

收货单信息数据子集的内容包括：收货事件基本信息，所收货药品基本信息和批次相关信息、药品追溯码及其包装层级关联关系信息等，具体见表6，其中：

a）数据项1至17为收货事件基本信息；

b）数据项18至58为所收货药品基本信息和批次相关信息；

c）数据项59至63为"b）"对应的药品追溯码及其包装层级关联关系信息。

表6　收货单信息数据子集

序号	数据项名称	数据项短名	数据项英文名称	数据项说明	数据类型	表示格式	允许值	约束	备注
1	收货单编号	SHDBH	receiptNo	收货单上的编号	字符型	an..50		必选	
2	发货单编号	FHDBH	deliveryOrderNo	发货单上的编号	字符型	an..50		可选	
3	订货单编号	DHDBH	purchaseOrderNo	订货单上的编号	字符型	an..50		可选	
4	发货机构名称	FHJGMC	deliveryOrganizationName	发货机构的中文名称	字符型	an..200		必选	
5	统一社会信用代码（发货机构）	TYSHXYDMFHJG	deliveryUSCID	发货机构的统一社会信用代码	字符型	an..18		条件必选	发货机构是使用单位时可选；没有统一社会信用代码时使用组织机构代码

续表

序号	数据项名称	数据项短名	数据项英文名称	数据项说明	数据类型	表示格式	允许值	约束	备注
6	卫生机构代码（发货机构）	WSJGDMFHJG	deliveryHIC	符合WS218–2002的规则的卫生机构唯一代码标识	字符型	an..22		条件必选	存在时必选
7	发货地址	FHDZ	deliveryAddress	收货单上的发货地址	字符型	an..200		必选	
8	收货机构名称	SHJGMC	receivingOrganizationName	收货机构名称	字符型	an..200		必选	
9	统一社会信用代码（收货机构）	TYSHXYDMSHJG	receivingUSCID	收货单位的统一社会信用代码	字符型	an..18		条件必选	收货机构是使用单位时可选；没有统一社会信用代码时使用组织机构代码
10	卫生机构代码（收货机构）	WSJGDMSHJG	receivingHIC	符合WS218–2002的规则的卫生机构唯一代码标识	字符型	an..22		条件必选	存在时必选
11	收货地址	SHDZ	receivingAddress	实际收货位置的地址	字符型	an..200		必选	
12	收货类型	SHLX	receivingType	收货类型对应的代码	字符型	n2	见A.6	必选	
13	收货人	SHR	receiver	收货人姓名	字符型	an..60		条件必选	特殊药品必选
14	收货时间	SHSJ	receivingTime	药品到达收货单位的时间	日期时间型	YYYYMMDDThhmmss		必选	

续表

序号	数据项名称	数据项短名	数据项英文名称	数据项说明	数据类型	表示格式	允许值	约束	备注
15	单据验证状态	DJYZZT	billStatus	单据验证状态代码	字符型	n.1	0：未验证；1：通过验证；2：未通过验证	必选	货物与单据是否一致的状态
16	单据验证日期	DJYZRQ	billStatusCheckDate	单据验证状态验证日期	日期型	YYYYMMDD		必选	
17	单据验证未通过原因	DJYZWTGYY	reasonsForFailure	单据验证失败的原因	字符型	an..200		条件必选	单据验证状态为2时必选
18	国家药品标识码	GJYPBSM	CNDC	由药品上市许可持有人、生产企业等向药品追溯协同服务平台备案包装规格相关信息后产生	字符型	an..20		必选	
19	药品通用名称	YPTYMC	drugGenericName	国家药品标准或者国家药典委员会《中国药品通用名称》或其增补本收载的药品通用名称，或根据《中国药品通用名称命名原则》命名的新的药品的名称	字符型	an..100		条件必选	国产药品必选

序号	数据项名称	数据项短名	数据项英文名称	数据项说明	数据类型	表示格式	允许值	约束	备注
20	药品英文名称	YPYWMC	drugName（EN）	用英文形式表示的药品通用名称，通常采用世界卫生组织编订的国际非专有名称	字符型	an..100		条件必选	进口药品注册证或批件上存在时必选
21	进口药品中文译名	JKYPZWYM	drugName（CN）	根据进口药品英文名称、药品性质和结构等，采用音译、意译或音意合译，并与药品英文名称相对应	字符型	an..100		条件必选	进口药品必选
22	药品商品名称	YPSPMC	drugTradeName	由药品生产企业自己确定，经药品监管部门核准使用的产品名称	字符型	an..100		可选	
23	药品本位码	YPBWM	drugStandardCode	在药品注册审批通过时获得，对应药品批准文号的编码	字符型	an..20		必选	
24	剂型	JX	dosageForm	根据药物的性质、用药目的及给药途径，将原料药加工制成适宜的形式	字符型	n4	见A.1	必选	

序号	数据项名称	数据项短名	数据项英文名称	数据项说明	数据类型	表示格式	允许值	约束	备注
25	制剂规格	ZJGG	strength	每支、每片或其他每一单位制剂中含有主药（或效价）的重量或含量或装量。生物制品应标明每支（瓶）有效成分的效价（或含量及效价）及装量（或冻干制剂的复溶后体积）	字符型	an..200		必选	
26	包装规格	BZGG	packageSize	药品说明书上标识的单位包装内药品的重量、数量或装量	字符型	an..100		必选	
27	包装转换比	BZZHB	pkgConversionRatio	最小销售包装单元所含制剂单位的数量	浮点型	n..9，3		必选	
28	药品有效期	YPYXQ	shelfLife	药品说明书上标示的有效期	整数型	n..10		必选	
29	药品有效期单位	YPYXQDW	unitOfShelfLife	药品有效期的单位	字符型	a1	D ：天； M ：月； Y ：年	必选	
30	药品批准文号	YPPZWH	approvalNo	药品监管部门审核批准境内药品生产企业生产某一药品的专有编号	字符型	an..50		条件必选	国产和国内分包装进口药品必选

序号	数据项名称	数据项短名	数据项英文名称	数据项说明	数据类型	表示格式	允许值	约束	备注
31	药品批准文号有效期	YPPZWHYXQ	approvalValidDate	药品批准文号有效期的截止日期	日期型	YYYYMMDD		条件必选	国产和国内分包装进口药品必选
32	进口药品注册证号	JKYPZCZH	importedDrugLicenseNo	进口药品注册证上的注册证号	字符型	an..50		条件必选	非临时进口药品必选
33	进口药品注册证有效期	JKYPZCZYXQ	importedDrugLicenseValidDate	进口药品注册证的有效期截止日期	日期型	YYYYMMDD		条件必选	非临时进口药品必选
34	进口药品批件号	JKYPPJH	importedDrugsApprovalNoticeNo	进口药品批件上标示的编号	字符型	an..50		条件必选	临时进口药品必选
35	进口药品批件有效期	JKYPPJYXQ	importedDrugsApprovalNoticeValidDate	进口药品批件上的批件效期	日期型	YYYYMMDD		条件必选	临时进口药品必选
36	药品注册分类	YPZCFL	drugRegistrationClassfication	药品进行注册时的分类	字符型	n1	1：中药；2：化学药；3：生物制品	必选	
37	国家基本药物标识	GJJBYWBS	nationalEssentialDrugsFlag	用于区分是否是国家基本药物的标识	布尔型		True：是；False：不是	必选	
38	特殊药品管理分类	TSYPGLFL	controlledDrugManagementType	按特殊药品管理要求进行分类的代码	字符型	an..2	见A.2	条件必选	特殊药品必选

序号	数据项名称	数据项短名	数据项英文名称	数据项说明	数据类型	表示格式	允许值	约束	备注
39	处方药标识	CFYBS	OTCFlag	用于区分是否是处方药的标识	字符型	n1	1：处方药；2：非处方药；3：其他	必选	
40	境内药品上市许可持有人名称	JNYPSSXKCYRMC	domesticDrugMAHName	药品上市许可持有人的名称	字符型	an..200		条件必选	MAH为境内上市许可持有人时必选
41	统一社会信用代码（境内药品上市许可持有人）	TYSHXYDMJNYPSSXKCYR	domesticDrugMAHUSCID	药品上市许可持有人的统一社会信用代码	字符型	an..18		条件必选	MAH为境内上市许可持有人时必选；没有统一社会信用代码时使用组织机构代码
42	境外药品上市许可持有人名称（中文）	JWYPSSXKCYRMCZW	foreignDrugMAHNameCN	进口药品注册证上的"公司名称"的中文译文	字符型	an..200		可选	
43	境外药品上市许可持有人名称（英文）	JWYPSSXKCYRMCYW	foreignDrugcompanyEN	进口药品注册证上的"公司名称"	字符型	an..200		条件必选	MAH为境外药品上市许可持有人时必选
44	境外药品上市许可持有人代码	JWYPSXKCYRDM	foreignDrugMAHCode	由协同平台生成，用于在追溯数据交换中唯一标识境外药品上市许可人的代码	字符型	an..20		条件必选	MAH为境外药品上市许可持有人时必选

序号	数据项名称	数据项短名	数据项英文名称	数据项说明	数据类型	表示格式	允许值	约束	备注
45	境内药品生产企业名称	JNYPSCQYMC	domesticDrugManufacturerName	药品批准证明文件上的生产企业名称	字符型	an..200		条件必选	国产和国内分包装进口药品必选
46	统一社会信用代码（境内药品生产企业）	TYSHXYDMJNYPSCQY	domesticDrugManufacturerUSCID	境内药品生产企业的统一社会信用代码	字符型	an..18		条件必选	国产和国内分包装进口药品必选；没有统一社会信用代码时使用组织机构代码
47	境外药品生产企业名称（中文）	JWYPSCCMCZW	foreignDrugManufacturerNameCN	进口药品注册证上的"生产厂"的中文译名	字符型	an..200		可选	
48	境外药品生产企业名称（英文）	JWYPSCCMCYW	foreignDrugManufacturerNameEN	进口药品注册证上的"生产厂"	字符型	an..200		条件必选	进口药品必选
49	境外药品生产企业代码	JWYPSCQYDM	foreignDrugManufacturerCode	由协同平台生成用于唯一标识境外药品生产企业的代码	字符型	an..20		条件必选	进口药品必选
50	分包装厂名称	FBZCMC	pkgManufacturerName	进口药品的分包装厂名称	字符型	an..200		条件必选	国内分包装必选
51	统一社会信用代码（分包装厂）	TYSHXYDMFBZC	pkgManufacturerUSCID	进口药品国内分包装厂的统一社会信用代码	字符型	an..18		条件必选	国内分包装必选；没有统一社会信用代码时使用组织机构代码

序号	数据项名称	数据项短名	数据项英文名称	数据项说明	数据类型	表示格式	允许值	约束	备注
52	进口药品代理企业名称	JKYPDLQYMC	drugImporterName	进口药品代理企业营业执照上的"名称"	字符型	an..200		条件必选	进口药品必选
53	统一社会信用代码（进口药品代理企业）	TYSHXYDMJKYPDLQY	drugImporterUSCID	进口药品代理企业的统一社会信用代码	字符型	an..18		条件必选	进口药品必选；没有统一社会信用代码时使用组织机构代码
54	药品生产日期	YPSCRQ	productionDate	药品包装上标示的生产日期	日期型	YYYYMMDD		必选	
55	药品有效期截止日期	YPYXQJZRQ	expirationDate	药品有效期的截止日期	日期型	YYYYMMDD		必选	
56	药品生产批号	YPSCPH	batch	药品包装上标示的生产批号	字符型	an..20		必选	
57	应收货数量	YSHSL	receivableQuantity	应收货的最小销售包装单元数量	整数型	n..10		必选	
58	实际收货数量	SJSHSL	receivingQuantity	实际收货的最小销售包装单元数量	整数型	n..10		必选	
59	药品追溯码	YPZSM	DTC	用于唯一标识药品各级销售包装单元的代码	字符型	an..200		必选	收货类型为06时可选
60	上一级包装药品追溯码	SYJBZYPZSM	parentDTC	当前药品追溯码大一级包装上的药品追溯码	字符型	an..200		条件必选	收货类型为06时可选；当存在上一级包装时必选

序号	数据项名称	数据项短名	数据项英文名称	数据项说明	数据类型	表示格式	允许值	约束	备注
61	包装层级	BZCJ	packageLevel	当前药品追溯码所处包装层级描述	字符型	an..200		必选	收货类型为06时可选
62	包含最小销售包装单元数量	BHZXXSBZDYSL	inboxQuantity	当前药品追溯码中包含的最小销售包装单元药品追溯码的数量	整数型	n..8		必选	收货类型为06时可选
63	追溯码验证状态	ZSMYZZT	codeStatus	当前追溯码的验证状态	字符型	n.1	0：未通过验证；1：已通过验证	必选	判断收到药品追溯码与发货单上是否一致

6.3.3　药品使用信息数据子集

药品使用信息数据子集的内容来自按处方（医嘱）发放药品并提供给患者使用时产生的追溯数据，包括：药品追溯码及其包装层级关联关系信息、药品使用事件的基本信息、所使用药品基本信息和批次信息等，具体见表7，其中：

a）数据项1至5为所使用药品的药品追溯码及其包装层级关联关系信息；

b）数据项6至13为药品使用事件的基本信息；

c）数据项14至52为所使用药品基本信息和批次信息。

表7　药品使用信息数据子集

序号	数据项名称	数据项短名	数据项英文名称	数据项说明	数据类型	表示格式	允许值	约束	备注
1	药品追溯码	YPZSM	DTC	用于唯一标识药品各级销售包装单元的代码	字符型	an..200		必选	
2	上一级包装药品追溯码	SYJBZYPZSM	parentDTC	当前药品追溯码大一级包装上的药品追溯码	字符型	an..200		条件必选	当存在上一级包装时必选
3	包装层级	BZCJ	packageLevel	当前药品追溯码所处包装层级描述	字符型	an..200		必选	

续表

序号	数据项名称	数据项短名	数据项英文名称	数据项说明	数据类型	表示格式	允许值	约束	备注
4	包含最小销售包装单元数量	BHZXXSBZDYSL	inboxQuantity	当前药品追溯码中包含的最小销售包装单元药品追溯码的数量	整数型	n..8		必选	
5	药品状态	YPZT	drugStatus	用于表示药品追溯码对应的药品的最终状态	字符型	an2	见A.7	必选	
6	药品使用单位名称	YPSYDWMC	medicalOrganizatiName	药品使用单位的名称	字符型	an..200		必选	
7	卫生机构代码	WSJGDM	HIC	符合WS218-2002的规则的卫生机构唯一代码标识	字符型	an..22		条件必选	存在时必选
8	统一社会信用代码	TYSHXYDM	USCID	药品使用单位的统一社会信用代码	字符型	an..18		条件必选	存在时必选；没有统一社会信用代码时使用组织机构代码
9	发药时间	FYSJ	dispensingTime	发药的时间	日期时间型	YYYYMMDDThhmmss		必选	
10	开方医师	KFYS	doctor	开方医师的姓名	字符型	an..60		条件必选	特殊药品必选
11	药品发药人	YPFYR	pharmacist	发药人的姓名	字符型	an..60		条件必选	特殊药品必选
12	药品使用者	YPSYZ	drugUser	患者信息（可包括处方信息、身份信息）	字符型	an..200		条件必选	特殊药品必选

续表

序号	数据项名称	数据项短名	数据项英文名称	数据项说明	数据类型	表示格式	允许值	约束	备注
13	药品使用者代理人	YPSYZDLR	drugUserAgent	药品使用者代理人的信息（可包括处方信息、身份信息）	字符型	an..200		条件必选	当需要药品使用者代理人时特殊药品必选
14	国家药品标识码	GJYPBSM	CNDC	由药品上市许可持有人、生产企业等向药品追溯协同服务平台备案包装规格相关信息后产生	字符型	an..20		必选	
15	药品通用名称	YPTYMC	drugGenericName	国家药品标准或者国家药典委员会《中国药品通用名称》或其增补本收载的药品通用名称，或根据《中国药品通用名称命名原则》命名的新的药品的名称	字符型	an..100		条件必选	国产药品必选
16	药品英文名称	YPYWMC	drugName（EN）	用英文形式表示的药品通用名称，通常采用世界卫生组织编订的国际非专有名称	字符型	an..100		条件必选	进口药品注册证或批件上存在时必选

续表

序号	数据项名称	数据项短名	数据项英文名称	数据项说明	数据类型	表示格式	允许值	约束	备注
17	进口药品中文译名	JKYPZWYM	drugName（CN）	根据进口药品英文名称、药品性质和结构等，采用音译、意译或音意合译，并与药品英文名称相对应	字符型	an..100		条件必选	进口药品必选
18	药品商品名称	YPSPMC	drugTradeName	由药品生产企业自己确定，经药品监管部门核准使用的产品名称	字符型	an..100		可选	
19	药品本位码	YPBWM	drugStandardCode	在药品注册审批通过时获得，对应药品批准文号的编码	字符型	an..20		必选	
20	剂型	JX	dosageForm	根据药物的性质、用药目的及给药途径，将原料药加工制成适宜的形式	字符型	n4	见A.1	必选	
21	制剂规格	ZJGG	strength	每支、每片或其他每一单位制剂中含有主药（或效价）的重量或含量或装量。生物制品应标明每支（瓶）有效成分的效价（或含量及效价）及装量（或冻干制剂的复溶后体积）	字符型	an..200		必选	

续表

序号	数据项名称	数据项短名	数据项英文名称	数据项说明	数据类型	表示格式	允许值	约束	备注
22	包装规格	BZGG	packageSize	药品说明书上标识的单位包装内药品的重量、数量或装量	字符型	an..100		必选	
23	包装转换比	BZZHB	pkgConversionRatio	最小销售包装单元所含制剂单位的数量	浮点型	n..9，3		必选	
24	药品有效期	YPYXQ	shelfLife	药品说明书上标示的有效期	整数型	n..10		必选	
25	药品有效期单位	YPYXQDW	unitOfShelfLife	药品有效期的单位	字符型	a1	D：天；M：月；Y：年	必选	
26	药品批准文号	YPPZWH	approvalNo	药品监管部门审核批准境内药品生产企业生产某一药品的专有编号	字符型	an..50		条件必选	国产和国内分包装进口药品必选
27	药品批准文号有效期	YPPZWHYXQ	approvalValidDate	药品批准文号有效期的截止日期	日期型	YYYYMMDD		条件必选	国产和国内分包装进口药品必选
28	进口药品注册证号	JKYPZCZH	importedDrugLicenseNo	进口药品注册证上的注册证号	字符型	an..50		条件必选	非临时进口药品必选
29	进口药品注册证有效期	JKYPZCZYXQ	importedDrugLicenseValidDate	进口药品注册证的有效期截止日期	日期型	YYYYMMDD		条件必选	非临时进口药品必选
30	进口药品批件号	JKYPPJH	importedDrugsApprovalNoticeNo	进口药品批件上标示的编号	字符型	an..50		条件必选	临时进口药品必选

续表

序号	数据项名称	数据项短名	数据项英文名称	数据项说明	数据类型	表示格式	允许值	约束	备注
31	进口药品批件有效期	JKYPPJYXQ	importedDrugsApprovalNoticeValidDate	进口药品批件上的批件效期	日期型	YYYYMMDD		条件必选	临时进口药品必选
32	药品注册分类	YPZCFL	drugRegistrationClassfication	药品进行注册时的分类	字符型	n1	1：中药；2：化学药；3：生物制品	必选	
33	国家基本药物标识	GJJBYWBS	nationalEssentialDrugsFlag	用于区分是否是国家基本药物的标识	布尔型		True：是；False：不是	必选	
34	特殊药品管理分类	TSYPGLFL	controlledDrugManagementType	按特殊药品管理要求进行分类的代码	字符型	an..2	见A.2	条件必选	特殊药品必选
35	处方药标识	CFYBS	OTCFlag	用于区分是否是处方药的标识	字符型	n1	1：处方药；2：非处方药；3：其他	必选	
36	境内药品上市许可持有人名称	JNYPSSXKCYRMC	domesticDrugMAHName	药品上市许可持有人的名称	字符型	an..200		条件必选	MAH为境内上市许可持有人时必选
37	统一社会信用代码（境内药品上市许可持有人）	TYSHXYDMJNYPSSXKCYR	domesticDrugMAHUSCID	药品上市许可持有人的统一社会信用代码	字符型	an..18		条件必选	MAH为境内上市许可持有人时必选；没有统一社会信用代码时使用组织机构代码

续表

序号	数据项名称	数据项短名	数据项英文名称	数据项说明	数据类型	表示格式	允许值	约束	备注
38	境外药品上市许可持有人名称（中文）	JWYPSSXKCYRMCZW	foreignDrugMAHNameCN	进口药品注册证上的"公司名称"的中文译文	字符型	an..200		可选	
39	境外药品上市许可持有人名称（英文）	JWYPSSXKCYRMCYW	foreignDrugMAHNameEN	进口药品注册证上的"公司名称"	字符型	an..200		条件必选	MAH为境外药品上市许可持有人时必选
40	境外药品上市许可持有人代码	JWYPSSXKCYRDM	foreignDrugMAHCode	由协同平台生成，用于在追溯数据交换中唯一标识境外药品上市许可人的代码	字符型	an..20		条件必选	MAH为境外药品上市许可持有人时必选
41	境内药品生产企业名称	JNYPSCQYMC	domesticDrugManufacturerName	药品批准证明文件上的生产企业名称	字符型	an..200		条件必选	国产和国内分包装进口药品必选
42	统一社会信用代码（境内药品生产企业）	TYSHXYDMJNYPSCQY	domesticDrugManufacturerUSCID	境内药品生产企业的统一社会信用代码	字符型	an..18		条件必选	国产和国内分包装进口药品必选；没有统一社会信用代码时使用组织机构代码
43	境外药品生产企业名称（中文）	JWYPSCQYMCZW	foreignDrugmanufacturerNameCN	进口药品注册证上的"生产厂"的中文译名	字符型	an..200		可选	
44	境外药品生产企业名称（英文）	JWYPSCCMCYW	foreignDrugmanufacturerNameEN	进口药品注册证上的"生产厂"	字符型	an..200		条件必选	进口药品必选

349

序号	数据项名称	数据项短名	数据项英文名称	数据项说明	数据类型	表示格式	允许值	约束	备注
45	境外药品生产企业代码	JWYPSCQYDM	foreignDrugManufacturerCode	由协同平台生成用于唯一标识境外药品生产企业的代码	字符型	an..20		条件必选	进口药品必选
46	分包装厂名称	FBZCMC	pkgManufacturerName	进口药品的分包装厂名称	字符型	an..200		条件必选	国内分包装必选
47	统一社会信用代码（分包装厂）	TYSHXYDMFBZC	pkgManufacturerUSCID	进口药品国内分包装厂的统一社会信用代码	字符型	an..18		条件必选	国内分包装必选；没有统一社会信用代码时使用组织机构代码
48	进口药品代理企业名称	JKYPDLQYMC	drugImporterName	进口药品代理企业营业执照上的"名称"	字符型	an..200		条件必选	进口药品必选
49	统一社会信用代码（进口药品代理企业）	TYSHXYDMJKYPDLQY	drugImporterUSCID	进口药品代理企业的统一社会信用代码	字符型	an..18		条件必选	进口药品必选；没有统一社会信用代码时使用组织机构代码
50	药品生产日期	YPSCRQ	productionDate	药品包装上标示的生产日期	日期型	YYYYMMDD		必选	
51	药品有效期截止日期	YPYXQJZRQ	expirationDate	药品有效期的截止日期	日期型	YYYYMMDD		必选	
52	药品生产批号	YPSCPH	batch	药品包装上标示的生产批号	字符型	an..20		必选	

6.3.4 温度信息数据子集

温度信息数据子集规范了有冷链要求的药品全生命周期中温度信息的采集，内容包括：温度采集事件基本信息，具体数据项见表8。

表8　温度信息数据子集

序号	数据项名称	数据项短名	数据项英文名称	数据项说明	数据类型	表示格式	允许值	约束	备注
1	药品追溯码	YPZSM	DTC	用于唯一标识药品各级销售包装单元的代码	字符型	an..200		必选	
2	温度采集位置描述	WDCJWZMS	location	描述采集温度的位置，包括采集温度时药品储存位置或运输区段等，如A企业1号储存库或从A企业1号储存库提货离仓起到B单位2储存库收货止	字符型	an..200		必选	
3	温度	WD	temperatureValue	在储存、运输过程中，存放药品的冷链设备在温度记录时间的温度，温度单位：摄氏度	浮点型	n.6		必选	
4	温度记录时间	WDJLSJ	recTime	温度数值采集的时间	日期时间型	YYYYMMDDThhmmss		必选	

附录A

（规范性附录）

值域代码表

A.1 剂型代码表

剂型代码表见表A.1。

表A.1 剂型代码表

值	值含义
01	片剂
0101	含片
0102	咀嚼片
0103	泡腾片
0104	阴道片
0105	肠溶片
0106	舌下片
0107	口腔贴片
0108	分散片
0109	可溶片
0110	缓释片
0111	控释片
0112	普通片
0113	阴道泡腾片
0114	口崩片
0199	其他片剂
02	注射剂
0201	注射液
0202	注射用无菌粉末
0203	注射用浓溶液
0299	其他注射剂

值	值含义
03	胶囊剂
0301	硬胶囊
0302	软胶囊
0303	肠溶胶囊
0304	缓释胶囊
0305	控释胶囊
0399	其他胶囊剂
04	颗粒剂
0401	混悬颗粒
0402	泡腾颗粒
0403	肠溶颗粒
0404	缓释颗粒
0405	控释颗粒
0406	可溶颗粒
0499	其他颗粒剂
05	眼用制剂
0501	滴眼剂
0502	洗眼剂
0503	眼内注射溶液
0504	眼膏剂
0505	眼用乳膏剂
0506	眼用胶囊剂
0507	眼膜剂
0508	眼丸剂
0509	眼内插入剂
0599	其他眼用制剂
06	鼻用制剂
0601	滴鼻剂
0602	洗鼻剂
0603	鼻用喷雾剂
0604	鼻用软膏剂

值	值含义
0605	鼻用乳膏剂
0606	鼻用凝胶剂
0607	鼻用散剂
0608	鼻用粉雾剂
0609	鼻用棒剂
0610	鼻用气雾剂
0699	其他鼻用制剂
07	栓剂
0701	直肠栓
0702	阴道栓
0703	尿道栓
0799	其他栓剂
08	丸剂
0801	蜜丸
0802	水蜜丸
0803	水丸
0804	糊丸
0805	蜡丸
0806	浓缩丸
0807	滴丸
0808	糖丸
0809	小丸
0810	滴丸剂
0899	其他丸剂
09	软膏剂　乳膏剂
0901	软膏剂
0902	乳膏剂
0999	其他软膏剂　乳膏剂
10	糊剂
11	吸入制剂
1101	气雾剂

值	值含义
1102	粉雾剂
1103	喷雾剂
1104	供雾化器用的液体制剂
1105	可转变成蒸汽的制剂
1199	其他吸入制剂
12	喷雾剂
1201	吸入喷雾剂
1202	鼻用喷雾剂
1203	非吸入喷雾剂
1299	其他喷雾剂
13	气雾剂
1301	吸入气雾剂
1302	非吸入气雾剂
1399	其他气雾剂
14	凝胶剂
15	散剂
16	糖浆剂
17	搽剂
18	涂剂
19	涂膜剂
20	酊剂
21	贴剂
22	贴膏剂
2201	凝胶贴膏
2202	橡胶贴膏
2299	其他贴膏剂
23	口服溶液剂　口服混悬剂　口服乳剂
24	植入剂
25	膜剂
26	耳用制剂
2601	滴耳剂

续表

值	值含义
2602	洗耳剂
2603	耳用喷雾剂
2604	耳用软膏剂
2605	耳用乳膏剂
2606	耳用凝胶剂
2607	耳塞
2608	耳用散剂
2609	耳用丸剂
2699	其他耳用制剂
27	洗剂
28	冲洗剂
29	灌肠剂
30	合剂
31	锭剂
32	煎膏剂（膏滋）
33	胶剂
34	酒剂
35	膏药
36	露剂
37	茶剂
3701	块状茶剂
3702	袋装茶剂
3703	煎煮茶剂
3799	其他茶剂
38	流浸膏剂与浸膏剂
99	其他

A.2 特殊药品管理分类代码表

特殊药品管理分类代码表见表A.2

表A.2 特殊药品管理分类代码表

值	值含义
1	麻醉药品
2	第一类精神药品
3	第二类精神药品
4	医疗用毒性药品
5	药品类易制毒化学品
6	放射性药品
9	其他

A.3 证件类型代码表

证件类型代码表见表A.3。

表A.3 证件类型代码表

值	值含义
1	居民身份证
2	军官证
3	机动车驾驶证
4	护照
5	港澳通行证
6	台胞证
9	其他

A.4 地理位置值域说明

A.4.1 地址–国家（或地区）

应使用GB/T 2659中国家和地区名称代码表的3位拉丁字母代码。

A.4.2 地址–省（直辖市/自治州）

应使用GB/T 2260中省、直辖市、自治区、特别行政区代码表的数字码。

A.4.3 地址-市（区/自治州/盟）

GB/T 2260中表2～表35的市级数字码，如果相关市（区/自治州/盟）未能在GB/T 2260中找到，属于新设的市（区/自治州/盟），则其取值按照如下规则编制：

a）查找该市（区/自治州/盟）所在省的GB/T 2260的6位代码；

b）对该市（区/自治州/盟）赋码为将该市（区/自治州/盟）所在省的GB/T 2260的6位代码中第4位的0改为A（以此类推B-Z）。

A.4.4 地址-县（自治县/县级市）

GB/T 2260中表2～表35的县级数字码，如果相关县（自治县/县级市）未能在GB/T 2260中找到，属于新设的县（自治县/县级市），则其取值按照如下规则编制：

a）查找该县（自治县/县级市）所在省的GB/T 2260的6位代码；

b）对该县（自治县/县级市）赋码为将该县（自治县/县级市）所在省的GB/T 2260的6位代码中第6位的0改为A（以此类推B-Z）。

A.5 发货类型代码表

发货类型代码表见表A.4。

表A.4 发货类型代码表

值	值含义
01	销售出库
02	供应出库
03	盘亏出库
04	退货出库
05	抽检出库
06	调拨出库
07	销毁出库
08	赠品出库
09	使用出库

值	值含义
10	召回出库
11	损坏出库
12	报废出库
99	其他

A.6 收货类型代码表

收货类型代码表见表A.5。

表A.5 靓仔收货类型代码表

值	值含义
01	采购入库
02	退货入库
03	生产入库
04	调拨入库
05	赠品入库
06	盘盈入库
07	召回入库
08	报废入库
99	其他

A.7 药品状态代码表

药品状态代码表见表A.6。

表A.6 药品状态代码表

值	值含义
01	已售出
02	已发药
99	其他

参考文献

［1］GB/T 38154–2019 重要产品追溯 核心元数据

［2］GB/T 38156–2019 重要产品追溯 交易记录总体要求

［3］CFDAB/T 0301.2–2014 食品药品监管信息基础数据元 第2部分：机构、人员

［4］CFDAB/T 0301.3–2014 食品药品监管信息基础数据元 第3部分：药品

［5］CFDAB/T 0303.2–2014 食品药品监管信息基础数据元值域代码 第2部分：机构、人员

［6］CFDAB/T 0303.3–2014 食品药品监管信息基础数据元值域代码 第3部分：药品

［7］中华人民共和国药典：2015年版.二部 / 国家药典委员会编

［8］药品注册管理办法（国家食品药品监督管理局令〔2017〕28号）

［9］国务院办公厅关于加快推进重要产品追溯体系建设的意见（国办发〔2015〕95号）

［10］食品药品监管总局关于推动食品药品生产经营者完善追溯体系的意见（食药监科〔2016〕122号）

［11］国家药监局关于药品信息化追溯体系建设的指导意见（国药监药管〔2018〕35号）

［12］关于启用新版《药品生产许可证》等许可证书的通知（药监综药管〔2019〕72号）

［13］国家药监局关于贯彻实施《中华人民共和国药品管理法》有关事项的公告（2019年第103号）

NMPAB

国家药品监督管理局信息化标准

NMPAB/T 1009—2019

药品追溯消费者查询基本数据集

Basic dataset of drug traceability for consumer inquiry

2020-03-06发布

2020-03-06实施

国家药品监督管理局 发布

目　次

前　言

本标准按照GB/T 1.1—2009给出的规则起草。

本标准由国家药品监督管理局信息中心提出。

本标准由国家药品监督管理局综合和规划财务司归口。

本标准起草单位：国家药品监督管理局信息中心、复旦大学、中国人民解放军总医院。

本标准主要起草人：陈锋、张原、李丹丹、吴振生、曹明、王迎利、何昆仑、赵巍、徐哲、王俊宇、辛明辉、刘毅、高自立、钱侃、陈孟莉、李琨。

药品追溯消费者查询基本数据集

1 范围

本标准规定了消费者通过药品追溯系统可查询到的药品追溯基本信息。

本标准适用于规范药品追溯系统应提供给消费者的药品（不含疫苗）追溯信息。

2 规范性引用文件

下列文件对于本文件的应用是必不可少的。凡是注日期的引用文件，仅注日期的版本适用于本文件。凡是不注日期的引用文件，其最新版本（包括所有的修改单）适用于本文件。

NMPAB/T 1001 药品信息化追溯体系建设导则

3 术语和定义

NMPAB/T 1001界定的以及下列术语和定义适用于本文件。

3.1 国家药品标识码 China national drug code

用于唯一标识特定于某种与药品上市许可持有人、生产企业、通用名、剂型、制剂规格和包装规格对应药品的唯一性代码。

注：由药品上市许可持有人、生产企业等向药品追溯协同服务平台备案包装规格相关信息后产生。

3.2 基本数据集 basic dataset

在系统建设中定义的具有主题的、可标识的、能被计算机处理的，包含该主题相关最基础、最核心数据项的集合。

4 缩略语

下列缩略语适用于本文件。

DTC：药品追溯码（Drug Traceability Code）

MAH：上市许可持有人（Marketing Authorization Holder）

OTC：非处方药（Over The Counter）

USCID：统一社会信用代码（Unified Social Credit Identifier）

5 数据集内容

5.1 数据项描述

5.1.1 数据项短名

数据项中文名称（忽略符号）的汉语拼音首字母缩写，用于药品追溯数据交换时作为字段名使用。在一个数据子集中如果出现短名相同的数据项，处理原则为：从第一个重复的短名开始，在短名名称后加两位顺序号，序号从01开始递增。

5.1.2 数据项说明

描述数据项的定义或用途说明。

5.1.3 数据类型

表示数据项的符号、字符或其他类型，见表1。

表1 数据类型

数据类型	说明
字符型	通过字符形式表达的值的类型
整数型	通过"0"到"9"数字表达的整数类型的值
浮点型	通过"0"到"9"数字表达的实数
日期型	通过YYYYMMDD的形式表达的值的类型，符合GB/T 7408
日期时间型	通过YYYYMMDDThhmmss的形式表达的值的类型，符合GB/T 7408
布尔型	两个且只有两个表明条件的值，True/False
二进制	上述类型无法表示的其他数据类型，比如图像、音频等

5.1.4 表示格式

从业务角度规定的数据项值的表示格式，包括所允许的最大和（或）最小字符长度、数据项值等。数据项的表示格式中使用的字符含义见表2。

表2 表示格式中字符的含义

表示格式	说明
YYYYMMDD Thhmmss	"YYYY"表示年份，"MM"表示月份，"DD"表示日期，"T"表示时间的标识符，"hh"表示小时，"mm"表示分钟，"ss"表示秒，可以视实际情况组合使用
i	表示字符个数
a	表示字母字符
n	表示数字字符
an	表示字母、数字字符
ai	表示长度固定为i个字母字符
ni	表示长度固定为i个数字字符
ani	表示长度固定为i个字母、数字字符
a..i	表示长度最多为i个字母字符
n..i	表示长度最多为i个数字字符
an..i	表示长度最多为i个字母、数字字符

5.1.5 允许值

本部分数据项值域有两种类型：

a）可枚举值域：由允许值列表规定的值域，每个允许值和值含义应成对表示。其中：

1）可选值较少的（3个或以下），在"允许值"属性中直接列举；

2）可选值较多的（3个以上），在"允许值"属性中写出值域代码表名称，值域代码表在本文的规范性附录中。如代码表属于引用标准的，则应注明标准号。

b）不可枚举值域：由描述规定的值域，在"允许值"属性中应准确地描述该值域的允许值。

5.1.6 约束

说明一个数据项是否选取的描述符。该描述符分别为：

a）必选：表明该数据项必须选择；

b）可选：根据实际应用可以选择也可以不选；

c）条件必选：当满足约束条件中所定义的条件时应选择，约束条件在备注中说明。

5.2 药品追溯数据消费者查询基本数据子集

药品追溯数据消费者查询基本数据子集的内容包括：药品追溯码信息、所查询药品基本信息和生产批次相关信息、使用单位或零售药店信息等，由药品追溯系统向消费者提供，具体见表3，其中：

a）数据项1至2为所查询药品追溯码信息；

b）数据项3至41为所查询药品基本信息和生产批次相关信息；

c）数据项42至46为所查询药品发放的使用单位信息或售出的零售药店信息。

表3　药品追溯数据消费者查询数据子集

序号	数据项名称	数据项短名	数据项英文名称	数据项说明	数据类型	表示格式	允许值	约束	备注
1	药品追溯码	YPZSM	DTC	用于唯一标识药品各级销售包装单元的代码	字符型	an..200		必选	
2	药品状态	YPZT	drugStatus	用于表示药品追溯码对应的药品的最终状态	字符型	an2	见A.4	必选	
3	国家药品标识码	GJYPBSM	CNDC	由药品上市许可持有人、生产企业等向药品追溯协同服务平台备案包装规格相关信息后产生	字符型	an..20		必选	

续表

序号	数据项名称	数据项短名	数据项英文名称	数据项说明	数据类型	表示格式	允许值	约束	备注
4	药品通用名称	YPTYMC	drugGenericName	国家药品标准或者国家药典委员会《中国药品通用名称》或其增补本收载的药品通用名称，或根据《中国药品通用名称命名原则》命名的新的药品的名称	字符型	an..100		条件必选	国产药品必选
5	药品英文名称	YPYWMC	drugName（EN）	用英文形式表示的药品通用名称，通常采用世界卫生组织编订的国际非专有名称	字符型	an..100		条件必选	进口药品注册证或批件上存在时必选
6	进口药品中文译名	JKYPZWYM	drugName（CN）	根据进口药品英文名称、药品性质和结构等，采用音译、意译或音意合译，并与药品英文名称相对应	字符型	an..100		条件必选	进口药品必选
7	药品商品名称	YPSPMC	drugTradeName	由药品生产企业自己确定，经药品监管部门核准使用的产品名称	字符型	an..100		可选	
8	药品本位码	YPBWM	drugStandardCode	在药品注册审批通过时获得，对应药品批准文号的编码	字符型	an..20		必选	
9	剂型	JX	dosageForm	根据药物的性质、用药目的及给药途径，将原料药加工制成适宜的形式	字符型	n4	见A.1	必选	

续表

序号	数据项名称	数据项短名	数据项英文名称	数据项说明	数据类型	表示格式	允许值	约束	备注
10	制剂规格	ZJGG	strength	每支、每片或其他每一单位制剂中含有主药（或效价）的重量或含量或装量。生物制品应标明每支（瓶）有效成分的效价（或含量及效价）及装量（或冻干制剂的复溶后体积）	字符型	an..200		必选	
11	包装规格	BZGG	packageSize	药品说明书上标识的单位包装内药品的重量、数量或装量	字符型	an..100		必选	
12	包装转换比	BZZHB	pkgConversionRatio	最小销售包装单元所含制剂单位的数量	浮点型	n..9，3		必选	
13	药品有效期	YPYXQ	shelfLife	药品说明书上标示的有效期	整数型	n..10		必选	
14	药品有效期单位	YPYXQDW	unitOfShelfLife	药品有效期的单位	字符型	a1	D: 天; M: 月; Y: 年	必选	
15	药品批准文号	YPPZWH	approvalNo	药品监管部门审核批准境内药品生产企业生产某一药品的专有编号	字符型	an..50		条件必选	国产和国内分包装进口药品必选
16	药品批准文号有效期	YPPZWHYXQ	approvalValidDate	药品批准文号有效期的截止日期	日期型	YYYYMMDD		条件必选	国产和国内分包装进口药品必选
17	进口药品注册证号	JKYPZCZH	importedDrugLicenseNo	进口药品注册证上的注册证号	字符型	an..50		条件必选	非临时进口药品必选

序号	数据项名称	数据项短名	数据项英文名称	数据项说明	数据类型	表示格式	允许值	约束	备注
18	进口药品注册证有效期	JKYPZCZYXQ	importedDrugLicenseValidDate	进口药品注册证的有效期截止日期	日期型	YYYYMMDD		条件必选	非临时进口药品必选
19	进口药品批件号	JKYPPJH	importedDrugsApprovalNoticeNo	进口药品批件上标示的编号	字符型	an..50		条件必选	临时进口药品必选
20	进口药品批件有效期	JKYPPJYXQ	importedDrugsApprovalNoticeValidDate	进口药品批件上的批件效期	日期型	YYYYMMDD		条件必选	临时进口药品必选
21	药品注册分类	YPZCFL	drugRegistrationClassfication	药品进行注册时的分类	字符型	n1	1：中药；2：化学药；3：生物制品	必选	
22	国家基本药物标识	GJJBYWBS	nationalEssentialDrugsFlag	用于区分是否是国家基本药物的标识	布尔型		True：是；False：不是	必选	
23	特殊药品管理分类	TSYPGLFL	controlledDrugManagementType	按特殊药品管理要求进行分类的代码	字符型	an..2	见A.2	条件必选	特殊药品必选
24	处方药标识	CFYBS	OTCFlag	用于区分是否是处方药的标识	字符型	n1	1：处方药；2：非处方药；3：其他	必选	
25	境内药品上市许可持有人名称	JNYPSSXKCYRMC	domesticDrugMAHName	药品上市许可持有人的名称	字符型	an..200		条件必选	MAH为境内上市许可持有人时必选

续表

序号	数据项名称	数据项短名	数据项英文名称	数据项说明	数据类型	表示格式	允许值	约束	备注
26	统一社会信用代码（境内药品上市许可持有人）	TYSHXYDMJNYPSSXKCYR	domestic DrugMAHUSCID	药品上市许可持有人的统一社会信用代码	字符型	an..18		条件必选	MAH为境内上市许可持有人时必选；没有统一社会信用代码时使用组织机构代码
27	境外药品上市许可持有人名称（中文）	JWYPSSXKCYRMCZW	foreignDrugMAHNameCN	进口药品注册证上的"公司名称"的中文译文	字符型	an..200		可选	
28	境外药品上市许可持有人名称（英文）	JWYPSSXKCYRMCYW	foreignDrugCompanyEN	进口药品注册证上的"公司名称"	字符型	an..200		条件必选	MAH为境外药品上市许可持有人时必选
29	境外药品上市许可持有人代码	JWYPSSXKCYRDM	foreignDrugMAHCode	由协同平台生成，用于在追溯数据交换中唯一标识境外药品上市许可人的代码	字符型	an..20		条件必选	MAH为境外药品上市许可持有人时必选
30	境内药品生产企业名称	JNYPSCQYMC	domestic DrugManufacturerName	药品批准证明文件上的生产企业名称	字符型	an..200		条件必选	国产和国内分包装进口药品必选

序号	数据项名称	数据项短名	数据项英文名称	数据项说明	数据类型	表示格式	允许值	约束	备注
31	统一社会信用代码（境内药品生产企业）	TYSHXYDMJNYPSCQY	domesticDrugManufacturerUSCID	境内药品生产企业的统一社会信用代码	字符型	an..18		条件必选	国产和国内分包装进口药品必选；没有统一社会信用代码时使用组织机构代码
32	境外药品生产企业名称（中文）	JWYPSCCMCZW	foreignDrugManufacturerNameCN	进口药品注册证上的"生产厂"的中文译名	字符型	an..200		可选	
33	境外药品生产企业名称（英文）	JWYPSCCMCYW	foreignDrugManufacturerNameEN	进口药品注册证上的"生产厂"	字符型	an..200		条件必选	进口药品必选
34	境外药品生产企业代码	JWYPSCQYDM	foreignDrugManufacturerCode	由协同平台生成用于唯一标识境外药品生产企业的代码	字符型	an..20		条件必选	进口药品必选
35	分包装厂名称	FBZCMC	pkgManufacturerName	进口药品的分包装厂名称	字符型	an..200		条件必选	国内分包装必选
36	统一社会信用代码（分包装厂）	TYSHXYDMFBZC	pkgManufacturerUSCID	进口药品国内分包装厂的统一社会信用代码	字符型	an..18		条件必选	国内分包装必选；没有统一社会信用代码时使用组织机构代码
37	进口药品代理企业名称	JKYPDLQYMC	drugImporterName	进口药品代理企业营业执照上的"名称"	字符型	an..200		条件必选	进口药品必选

续表

序号	数据项名称	数据项短名	数据项英文名称	数据项说明	数据类型	表示格式	允许值	约束	备注
38	统一社会信用代码（进口药品代理企业）	TYSHXYDMJKYPDLQY	drugImportUSCID	进口药品代理企业的统一社会信用代码	字符型	an..18		条件必选	进口药品必选；没有统一社会信用代码时使用组织机构代码
39	药品生产日期	YPSCRQ	productionDate	药品包装上标示的生产日期	日期型	YYYYMMDD		必选	
40	药品有效期截止日期	YPYXQJZRQ	expirationDate	药品有效期的截止日期	日期型	YYYYMMDD		必选	
41	药品生产批号	YPSCPH	batch	药品包装上标示的生产批号	字符型	an..20		必选	
42	药品使用单位名称	YPSYDWMC	medicalOrganizationName	药品使用单位的名称	字符型	an..200		条件必选	药品在使用单位发放时必选
43	卫生机构代码	WSJGDM	HIC	符合WS218-2002的规则的卫生机构唯一代码标识	字符型	an..22		条件必选	存在时必选
44	统一社会信用代码	TYSHXYDM	USCID	药品使用单位的统一社会信用代码	字符型	an..18		条件必选	存在时必选；没有统一社会信用代码时使用组织机构代码
45	零售药店名称	LSYDMC	retailDrugstoreName	零售药店的名称	字符型	an..200		条件必选	药品在零售药店售出时必选

续表

序号	数据项名称	数据项短名	数据项英文名称	数据项说明	数据类型	表示格式	允许值	约束	备注
46	统一社会信用代码（零售药店）	TYSHXYDMLSYD	retailerUSCID	零售药店的统一社会信用代码	字符型	an..18		必选	没有统一社会信用代码时使用组织机构代码

附录A

（规范性附录）

值域代码表

A.1 剂型代码表

剂型代码表见表A.1。

表A.1 剂型代码表

值	值含义
01	片剂
0101	含片
0102	咀嚼片
0103	泡腾片
0104	阴道片
0105	肠溶片
0106	舌下片
0107	口腔贴片
0108	分散片
0109	可溶片
0110	缓释片
0111	控释片
0112	普通片
0113	阴道泡腾片
0114	口崩片
0199	其他片剂
02	注射剂
0201	注射液
0202	注射用无菌粉末
0203	注射用浓溶液
0299	其他注射剂

值	值含义
03	胶囊剂
0301	硬胶囊
0302	软胶囊
0303	肠溶胶囊
0304	缓释胶囊
0305	控释胶囊
0399	其他胶囊剂
04	颗粒剂
0401	混悬颗粒
0402	泡腾颗粒
0403	肠溶颗粒
0404	缓释颗粒
0405	控释颗粒
0406	可溶颗粒
0499	其他颗粒剂
05	眼用制剂
0501	滴眼剂
0502	洗眼剂
0503	眼内注射溶液
0504	眼膏剂
0505	眼用乳膏剂
0506	眼用胶囊剂
0507	眼膜剂
0508	眼丸剂
0509	眼内插入剂
0599	其他眼用制剂
06	鼻用制剂
0601	滴鼻剂
0602	洗鼻剂
0603	鼻用喷雾剂
0604	鼻用软膏剂

值	值含义
0605	鼻用乳膏剂
0606	鼻用凝胶剂
0607	鼻用散剂
0608	鼻用粉雾剂
0609	鼻用棒剂
0610	鼻用气雾剂
0699	其他鼻用制剂
07	栓剂
0701	直肠栓
0702	阴道栓
0703	尿道栓
0799	其他栓剂
08	丸剂
0801	蜜丸
0802	水蜜丸
0803	水丸
0804	糊丸
0805	蜡丸
0806	浓缩丸
0807	滴丸
0808	糖丸
0809	小丸
0810	滴丸剂
0899	其他丸剂
09	软膏剂　乳膏剂
0901	软膏剂
0902	乳膏剂
0999	其他软膏剂　乳膏剂
10	糊剂
11	吸入制剂
1101	气雾剂

值	值含义
1102	粉雾剂
1103	喷雾剂
1104	供雾化器用的液体制剂
1105	可转变成蒸汽的制剂
1199	其他吸入制剂
12	喷雾剂
1201	吸入喷雾剂
1202	鼻用喷雾剂
1203	非吸入喷雾剂
1299	其他喷雾剂
13	气雾剂
1301	吸入气雾剂
1302	非吸入气雾剂
1399	其他气雾剂
14	凝胶剂
15	散剂
16	糖浆剂
17	搽剂
18	涂剂
19	涂膜剂
20	酊剂
21	贴剂
22	贴膏剂
2201	凝胶贴膏
2202	橡胶贴膏
2299	其他贴膏剂
23	口服溶液剂　口服混悬剂　口服乳剂
24	植入剂
25	膜剂
26	耳用制剂
2601	滴耳剂

值	值含义
2602	洗耳剂
2603	耳用喷雾剂
2604	耳用软膏剂
2605	耳用乳膏剂
2606	耳用凝胶剂
2607	耳塞
2608	耳用散剂
2609	耳用丸剂
2699	其他耳用制剂
27	洗剂
28	冲洗剂
29	灌肠剂
30	合剂
31	锭剂
32	煎膏剂（膏滋）
33	胶剂
34	酒剂
35	膏药
36	露剂
37	茶剂
3701	块状茶剂
3702	袋装茶剂
3703	煎煮茶剂
3799	其他茶剂
38	流浸膏剂与浸膏剂
99	其他

A.2 特殊药品管理分类

特殊药品管理分类代码表见表A.2。

表A.2 特殊药品管理分类代码表

值	值含义
1	麻醉药品
2	第一类精神药品
3	第二类精神药品
4	医疗用毒性药品
5	药品类易制毒化学品
6	放射性药品
9	其他

A.3 证件类型代码表

证件类型代码表见表A.3。

表A.3 证件类型代码表

值	值含义
1	居民身份证
2	军官证
3	机动车驾驶证
4	护照
5	港澳通行证
6	台胞证
9	其他

A.4 药品状态代码表

药品状态代码表见表A.4。

表A.4 药品状态代码表

值	值含义
01	已售出
02	已发药
99	其他

参考文献

〔1〕GB/T 38154-2019 重要产品追溯 核心元数据

〔2〕GB/T 38156-2019 重要产品追溯 交易记录总体要求

〔3〕CFDAB/T 0301.2-2014 食品药品监管信息基础数据元 第2部分：机构、人员

〔4〕CFDAB/T 0301.3-2014 食品药品监管信息基础数据元 第3部分：药品

〔5〕CFDAB/T 0303.2-2014 食品药品监管信息基础数据元值域代码 第2部分：机构、人员

〔6〕CFDAB/T 0303.3-2014 食品药品监管信息基础数据元值域代码 第3部分：药品

〔7〕中华人民共和国药典：2015年版.二部 / 国家药典委员会编

〔8〕药品注册管理办法（国家食品药品监督管理局令〔2017〕28号）

〔9〕国务院办公厅关于加快推进重要产品追溯体系建设的意见（国办发〔2015〕95号）

〔10〕食品药品监管总局关于推动食品药品生产经营者完善追溯体系的意见（食药监科〔2016〕122号）

〔11〕国家药监局关于药品信息化追溯体系建设的指导意见（国药监药管〔2018〕35号）

〔12〕关于启用新版《药品生产许可证》等许可证书的通知（药监综药管〔2019〕72号）

〔13〕国家药监局关于贯彻实施《中华人民共和国药品管理法》有关事项的公告（2019年第103号）

NMPAB

国家药品监督管理局信息化标准

NMPAB/T 1010—2019

药品追溯数据交换基本技术要求

Basic technical requirements for drug traceability data exchange

2020-03-06发布   2020-03-06实施

国家药品监督管理局   发布

目　次

前　言

本标准按照GB/T 1.1—2009给出的规则起草。

本标准由国家药品监督管理局信息中心提出。

本标准由国家药品监督管理局综合和规划财务司归口。

本标准起草单位：国家药品监督管理局信息中心、复旦大学、中国人民解放军总医院。

本标准主要起草人：陈锋、张原、李丹丹、吴振生、曹明、王迎利、何昆仑、赵巍、徐哲、王俊宇、辛明辉、刘毅、高自立、钱侃、陈孟莉、李琨。

药品追溯数据交换基本技术要求

1 范围

本标准规定了药品信息化追溯体系中药品追溯数据的交换方式、数据格式、数据内容和安全要求。

本标准适用于规范药品追溯协同服务平台、药品追溯系统、药品追溯监管系统等数据交换方之间进行药品（不含疫苗）追溯数据的交换。

2 规范性引用文件

下列文件对于本文件的应用是必不可少的。凡是注日期的引用文件，仅注日期的版本适用于本文件。凡是不注日期的引用文件，其最新版本（包括所有的修改单）适用于本文件。

GB/T 16263.4　信息技术 ASN.1编码规则 第4部分：XML编码规则（XER）

NMPAB/T 1001　药品信息化追溯体系建设导则

NMPAB/T 1006　药品上市许可持有人和生产企业追溯基本数据集

NMPAB/T 1007　药品经营企业追溯基本数据集

NMPAB/T 1008　药品使用单位追溯基本数据集

3 术语和定义

NMPAB/T 1001界定的术语和定义适用于本文件。

4 缩略语

下列缩略语适用于本文件。

DTTS：药品追溯传输结构（drug traceability transmission structure）

GUID：全局唯一标识符（Globally Unique Identifier）

JSON：JavaScript对象表示法（JavaScript Object Notation）

XML：可扩展标记语言（Extensible Markup Language）

5　交换方式要求

药品信息化追溯体系中的数据交换方主要包括药品追溯协同服务平台（以下简称协同平台）、药品追溯系统（以下简称追溯系统）、药品追溯监管系统（以下简称监管系统）等。由追溯系统与协同平台、监管系统与协同平台、追溯系统与监管系统相互进行药品追溯数据交换，数据交换关系如图1中所示。药品追溯数据交换宜采用HTTPS、消息队列方式。

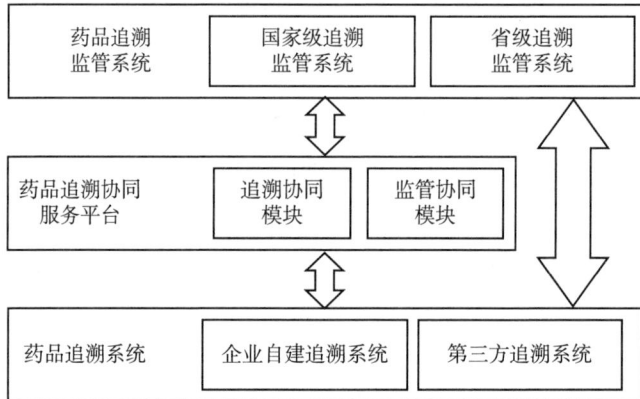

图1　药品信息化追溯体系中的数据交换关系示意图

6　交换格式要求

6.1　基础信息数据记录交换格式

6.1.1　XML格式

使用XML格式传输NMPAB/T 1006、NMPAB/T 1007、NMPAB/T 1008所规定的基础信息数据子集对应的基础信息数据记录时，应将基础信息数据记录描述为DTTSBasic元素，DTTSBasic元素的XML格式规则如图2所示。其中：

——datasetName元素：基础信息数据记录的名称，具体命名可参考

NMPAB/T 1006、NMPAB/T 1007、NMPAB/T 1008所规定的基础信息数据子集名称；

示例1：如"国产药品基本信息""药品配送企业基本信息""境内药品生产企业基本信息"等。

——dataset元素：基础信息数据记录的内容，可由一条或多条基础信息数据记录构成；

——data元素：一条基础信息数据记录，对不同数据项可包含三种类型的描述：

若数据项在该条基础信息数据记录中只出现一次，则以<［数据项短名］>［数据项允许值］</［数据项短名］>的形式描述；

示例2：国产药品基本信息中，国家药品标识码、药品通用名称等数据项，在国产药品基本信息数据记录中只出现一次，具体描述参见A.1。

若数据项在该条基础信息数据记录中出现多次，则通过在<［数据项短名］.List>元素中使用多条<［数据项短名］>［数据项允许值］</［数据项短名］>的形式描述；

示例3：药品配送企业基本信息中，同一个药品配送企业可能有多个仓库地址，数据项"仓库地址"可描述为<［CKDZ］.List>元素，具体描述参见A.2。

若数据项在该条基础信息数据记录中与其他数据项成组出现，且该组合出现多次，则通过在<［数据项短名］.List>元素中使用多条<［数据项短名］.Detail>元素，且在每条<［数据项短名］.Detail>元素中使用成组数据项的<［数据项短名］>［数据项允许值］</［数据项短名］>的形式描述，其中［数据项短名］可采用所成组数据项在其基础信息数据子集中序号最小的数据项短名。

示例4：境外药品生产企业基本信息中，同一个境外药品生产企业有两个进口药品代理企业名称和统一社会信用代码（进口代理企业）是成组出现的，且可能包含多个进口药品代理企业名称和统一社会信用代码（进口代理企业）的组合，具体描述参见A.3。

```
<DTTSBasic>
  <datasetName>[基础信息数据记录的名称]</datasetName>
  < dataset>
    <data>
      <[数据项短名1.1]>[数据项值1.1]</[数据项短名1.1]>
      …
      <[数据项短名1.n]>[数据项值1.n]</[数据项短名1.n]>

      <[数据项短名1.X].List>
        <[数据项短名1.X]>[数据项值1.X.1]</[数据项短名1.X]>
        …
        <[数据项短名1.X]>[数据项值1.X.y]</[数据项短名1.X]>
      </[数据项短名1.X].List>

      <[数据项短名1.I].List>

        <[数据项短名1.I].Detail>
          <[数据项短名1.I]>[数据项值1.I.1]</[数据项短名1.I]>
          …
          <[数据项短名1.J]>[数据项值1.J.1]</[数据项短名1.J]>
        </[数据项短名1.I].Detail>

        …

        <[数据项短名1.I].Detail>
          <[数据项短名1.I]>[数据项值1.I.k]</[数据项短名1.I]>
          …
          <[数据项短名1.J]>[数据项值1.J.k]</[数据项短名1.J]>
        </[数据项短名1.I].Detail>

      </[数据项短名1.I].List>

    </data>

    …
    <data>
      <[数据项短名m.1]>[数据项值m.1]</[数据项短名m.1]>
      …
    </ data >
  </ dataset>
</ DTTSBasic>
```

- 第1条基础信息数据记录
- 第1条基础信息数据记录中,第1个数据项到第n个数据项的数据记录,适用于数据项在该条基础信息数据记录中只出现一次的情况
- 第1条基础信息数据记录中,第X个数据项出现y次的数据记录,适用于数据项在该条基础信息数据记录中出现多次的情况
- 第1条基础信息数据记录中,第I个数据项到第J个数据项的组合出现k次,适用于数据项在该条基础信息数据记录中与其他数据项成组出现,且该组合出现多次的情况
- 第m条基础信息数据记录

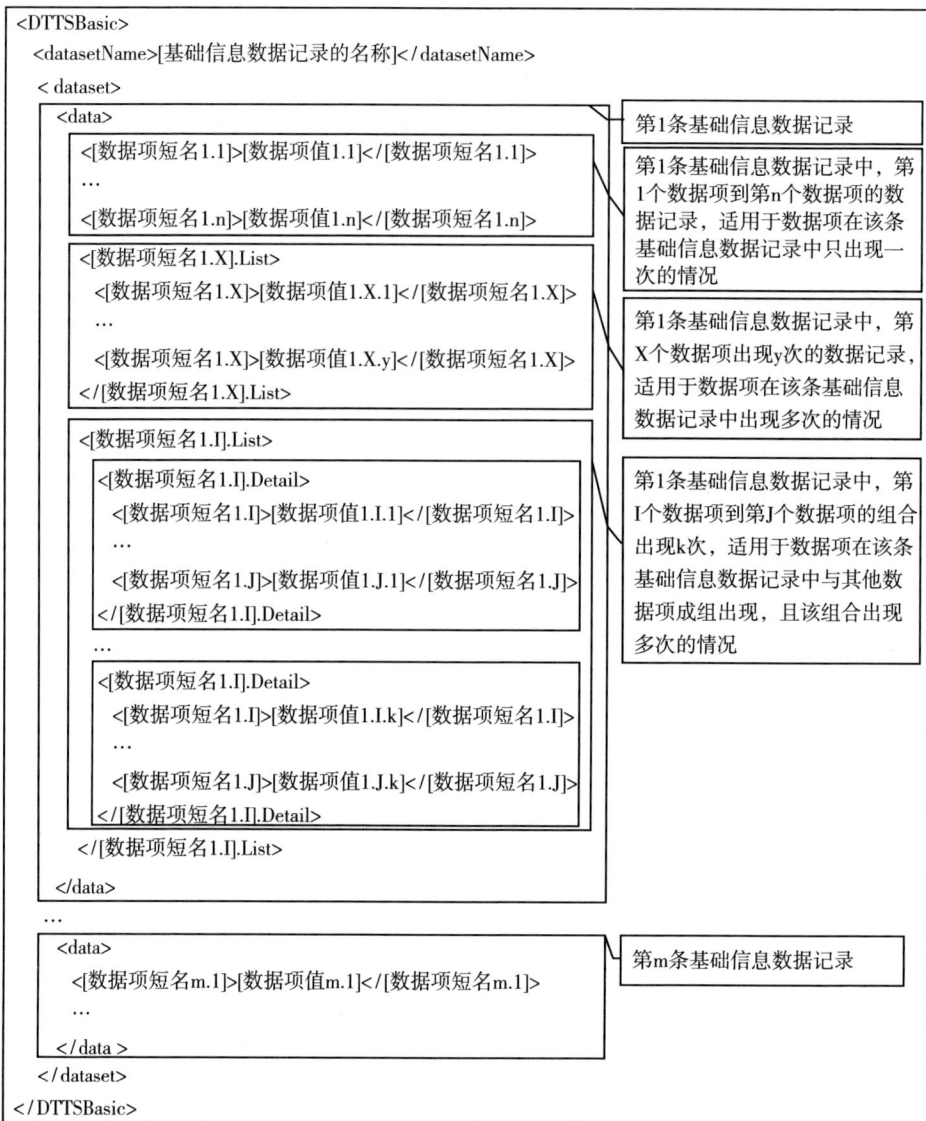

图2 基础信息数据记录对应的XML格式规则

6.1.2 JSON格式

使用JSON格式传输NMPAB/T 1006、NMPAB/T 1007、NMPAB/T 1008所规定的基础信息数据子集对应的基础信息数据记录时,应将基础信息数据记录描述为DTTSBasic数组,DTTSBasic数组的JSON格式规则如图3所示。其中:

——datasetName对象:基础信息数据记录的名称,具体命名可参考

NMPAB/T 1006、NMPAB/T 1007、NMPAB/T 1008所规定的基础信息数据子集名称；

示例1：如"国产药品基本信息""药品配送企业基本信息""境内药品生产企业基本信息"等。

——dataset数组：基础信息数据记录的内容，可由一条或多条基础信息数据记录构成；

——data数组：一条基础信息数据记录，对不同数据项可包含三种类型的描述：

若数据项在该条基础信息数据记录中只出现一次，则以{"［数据项短名］"："［数据项值］"}的形式描述；

示例2：国产药品基本信息中，国家药品标识码、药品通用名称等数据项，在国产药品基本信息数据记录中只出现一次，具体描述参见A.4。

若数据项在该条基础信息数据记录中出现多次，则通过在［数据项短名］.List数组中使用多条{"［数据项短名］"："［数据项值］"}的形式描述；

示例3：药品配送企业基本信息中，同一个药品配送企业可能有多个仓库地址，数据项"仓库地址"可描述为［CKDZ］.List数组，具体描述参见A.5。

若数据项在该条基础信息数据记录中与其他数据项成组出现，且该组合出现多次，则通过在［数据项短名］.List数组中使用多条［数据项短名］.Detail数组，且在每条［数据项短名］.Detail数组中使用成组数据项的{"［数据项短名］"："［数据项值］"}的形式描述，其中［数据项短名］可采用所成组数据项在其基础信息数据子集中序号最小的数据项短名。

示例4：境外药品生产企业基本信息中，同一个境外药品生产企业有两个进口药品代理企业名称和统一社会信用代码（进口代理企业）是成组出现的，且可能包含多个进口药品代理企业名称和统一社会信用代码（进口代理企业）的组合，具体描述参见A.6。

```
{
"DTTSBasic":[
    {"datasetName":"[基础信息数据记录的名称]"},
    {"dataset ":[
        {"data ":[
            {"[数据项短名1.1]":"[数据项值1.1]"},
            …
            {"[数据项短名1.n]":"[数据项值1.n]"},
            {"[数据项短名1.X].List":[
                {"[数据项短名1.X]":"[数据项值1.X.1]"},
                …
                {"[数据项短名1.X]":"[数据项值1.X.y]"}
                ]
            },
            {"[数据项短名1.I].List":[
                {"[数据项短名1.I].Detail":[
                    {"[数据项短名1.I]":"[数据项值1.I.1]"},
                    …
                    {"[数据项短名1.J]":"[数据项值1.J.1]"}
                    ]
                },
                …
                {"[数据项短名1.I].Detail":[
                    {"[数据项短名1.I]":"[数据项值1.I.k]"},
                    …
                    {"[数据项短名1.J]":"[数据项值1.J.k]"}
                    ]
                },
                ]
            },
            ]
        },
        …
        {"data ":[
            {"[数据项短名m.1]":"[数据项值m.1]"},
            …
            {"[数据项短名m.n]":"[数据项值m.n]"}]
        },
        ]
    }
    ]
}
```

第1条基础信息数据记录

第1条基础信息数据记录中，第1个数据项到第n个数据项的数据记录，适用于数据项在该条基础信息数据记录中只出现一次的情况

第1条基础信息数据记录中，第X个数据项出现y次的数据记录，适用于数据项在该条基础信息数据记录中出现多次的情况

第1条基础信息数据记录中，第I个数据项到第J个数据项的组合出现k次，适用于数据项在该条基础信息数据记录中与其他数据项成组出现，且该组合出现多次的情况

第m条基础信息数据记录

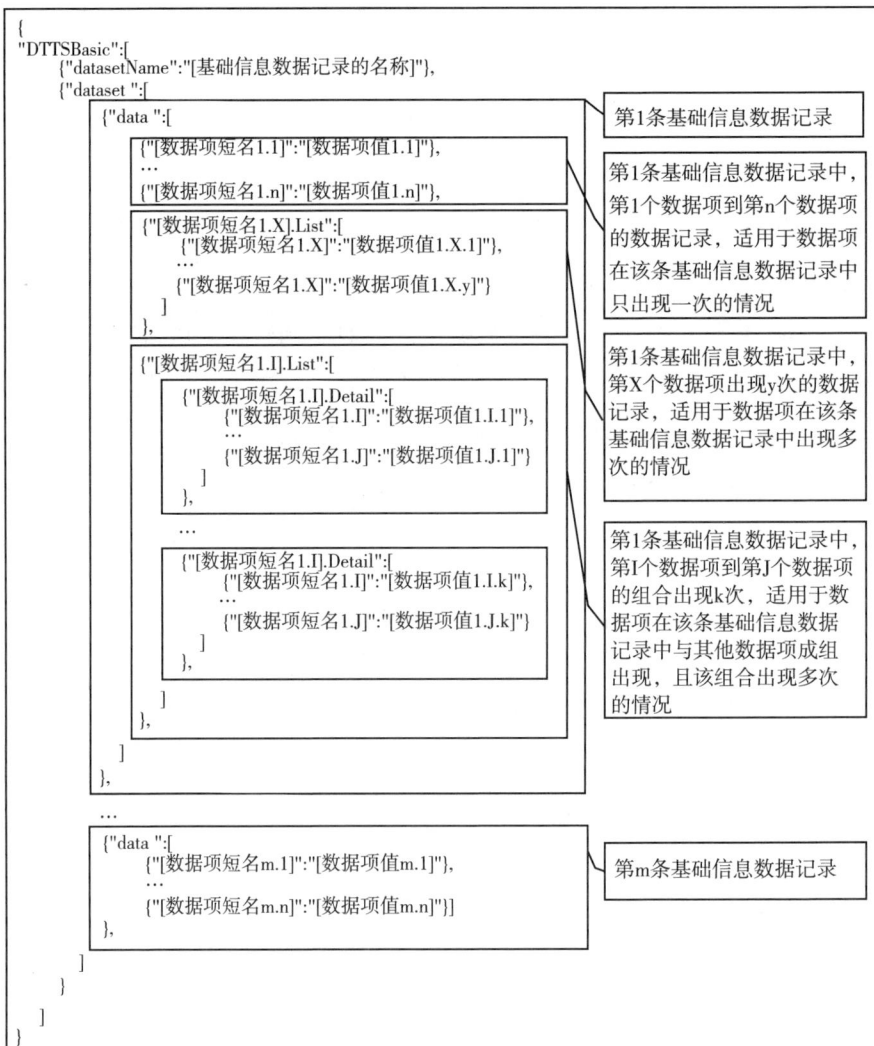

图3　基础信息数据记录对应的JSON格式规则

6.2　应用信息数据记录交换格式

6.2.1　XML格式

使用XML格式传输NMPAB/T 1006、NMPAB/T 1007、NMPAB/T 1008所规定的应用信息数据子集对应的应用信息数据记录时，应将应用信息数据记录描述为DTTSEvent元素，DTTSEvent元素的XML格式规则如图4所示，其中：

——datasetName元素：应用信息数据记录的名称，具体命名可参考NMPAB/

T 1006、NMPAB/T 1007、NMPAB/T 1008所规定的应用信息数据子集名称;

示例1:如"国产药品生产信息""药品进口信息"、"发货单信息""收货单信息"等;

——eventBody元素:应用信息数据记录的内容,可由一条应用信息数据记录构成;

——recTime元素:应用信息数据被记录的时刻;

——eventID元素:由数据产生方生成的GUID(一种由算法生成的二进制长度为128位的数字标识符);

——evtBasic元素:事件基本信息元素,用于传输NMPAB/T 1006、NMPAB/T 1007、NMPAB/T 1008所规定的应用信息数据子集中的事件基本信息;

示例2:传输国产药品生产信息数据子集中的药品生产事件基本信息,具体描述参见A.7。

示例3:传输药品进口信息数据子集中的药品进口事件基本信息,具体描述参见A.8。

示例4:传输发货单信息数据子集中的发货事件基本信息,具体描述参见A.9。

——itemList元素:药品信息列表元素,包含一个或多个itemDetail元素;

——itemDetail元素:itemData元素与instanceList元素的集合,可由一个itemData元素构成,或由一个itemData元素和一个instanceList元素构成;

——itemData元素:药品信息元素,用于传输NMPAB/T 1006、NMPAB/T 1007、NMPAB/T 1008所规定的应用信息数据子集中与事件基本信息相关的药品基本信息和批次相关信息;

——instanceList元素:药品追溯码列表元素,包含一个或多个instanceDetail元素;

——instanceDetail元素:药品追溯码信息元素,用于传输NMPAB/T 1006、NMPAB/T 1007、NMPAB/T 1008所规定的应用信息数据子集中与事件基本信息相关的药品追溯码及其包装层级关联关系信息。

```
<DTTSEvent>
  <datasetName>[应用信息数据记录的名称]</datasetName>
  <eventBody>
    <recTime>[记录时间]</recTime>
    <eventID>[GUID]</eventID>
    <evtBasic>
      <[数据项短名1]>[数据项值1]</[数据项短名1]>
      ...
      <[数据项短名n]>[数据项值n]</[数据项短名n]>
    </evtBasic>
    <itemList>
      <itemDetail>
        <itemData>
          <GJYPBSM>[国家药品标识码1]</GJYPBSM>
          <YPTYMC>[药品通用名称1]</YPTYMC>
          ...
        </itemData>
        <instanceList>
          <InstanceDetail>
            <YPZSM>[药品追溯码1.1]</YPZSM>
            <BZCJ>[包装层级1.1]</BZCJ>
            <SYJBZYPZSM>[上一级包装药品追溯码1.1]</SYJBZYPZSM>
            <BHZXXSBZDYSL>[包含最小销售包装单元数量1.1]</BHZXXSBZDYSL>
          </instanceDetail>
          ...
          <instanceDetail>
            <YPZSM>[药品追溯码1.j]</YPZSM>
            <BZCJ>[包装层级1.j]</BZCJ>
            <SYJBZYPZSM>[上一级包装药品追溯码1.j]</SYJBZYPZSM>
            <BHZXXSBZDYSL>[包含最小销售包装单元数量1.j]</BHZXXSBZDYSL>
          </instanceDetail>
        </instanceList>
      </itemDetail>

      ...

      <itemDetail>
        <itemData>
          <GJYPBSM>[国家药品标识码y]</GJYPBSM>
          <YPTYMC>[药品通用名称y]</YPTYMC>
          ...
        </itemData>
        <instanceList>
          <instanceDetail>
            <YPZSM>[药品追溯码y.1]</YPZSM>
            <BZCJ>[包装层级y.1]</BZCJ>
            <SYJBZYPZSM>[上一级包装药品追溯码y.1]</SYJBZYPZSM>
            <BHZXXSBZDYSL>[包含最小销售包装单元数量y.1]</BHZXXSBZDYSL>
          </instanceDetail>
          ...
        </instanceList>
      </itemDetail>
    </itemList>
  </eventBody>
</DTTSEvent>
```

应用信息数据子集中的事件基本信息数据记录

应用信息数据子集中，与事件基本信息相关的第1种药品信息列表

应用信息数据子集中，与事件基本信息相关的第1种药品基本信息及批次相关信息数据记录

应用信息数据子集中，与事件基本信息相关的第1种药品对应的所有药品追溯码及其包装层级关联关系信息数据记录

应用信息数据子集中，与事件基本信息相关的第y种药品信息列表

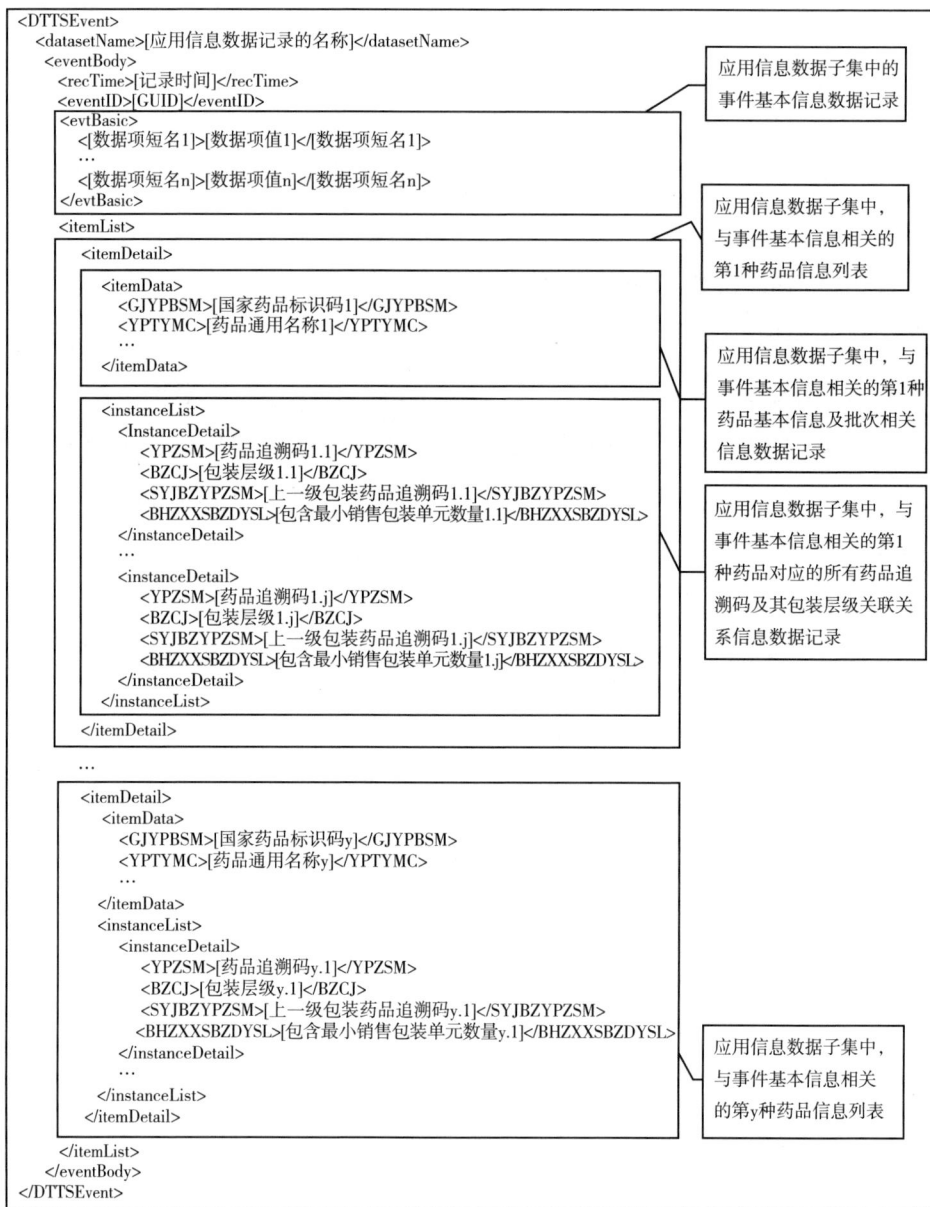

图4　应用信息数据记录对应的XML格式规则

6.2.2　JSON格式

使用JSON格式传输应用信息数据子集对应的应用信息数据记录时，应将数据记录描述为DTTEvent数组，图5是DTTEvent数组的数据格式。

其中：

——datasetName对象：应用信息数据记录的名称，具体命名可参考NMPAB/T 1006、NMPAB/T 1007、NMPAB/T 1008所规定的应用信息数据子集名称；

示例1：如："国产药品生产信息""药品进口信息"、"发货单信息""收货单信息"等。

——eventBody数组：应用信息数据记录的内容，可由一条应用信息数据记录构成；

——recTime对象：应用信息数据被记录的时刻；

——eventID对象：由数据产生方生成的GUID（一种由算法生成的二进制长度为128位的数字标识符）；

——evtBasic数组：事件基本信息数组，用于传输NMPAB/T 1006、NMPAB/T 1007、NMPAB/T 1008所规定的应用信息数据子集中的事件基本信息；

示例2：传输国产药品生产信息数据子集中的药品生产事件基本信息，具体描述参见A.10。

示例3：传输药品进口信息数据子集中的药品进口事件基本信息，具体描述参见A.11。

示例4：传输发货单信息数据子集中的发货事件基本信息，具体描述参见A.12。

——itemList数组：药品信息列表数组，包含一个或多个itemDetail数组；

——itemDetail数组：itemData数组与instanceList数组的集合，可由一个itemData数组构成，或由一个itemData数组和一个instanceList数组构成；

——itemData数组：药品信息数组，用于传输NMPAB/T 1006、NMPAB/T 1007、NMPAB/T 1008所规定的应用信息数据子集中与事件基本信息相关的药品基本信息和批次相关信息；

——instanceList数组：药品追溯码列表数组，包含一个或多个instanceDetail数组；

——instanceDetail数组：药品追溯码信息数组，用于传输NMPAB/T 1006、NMPAB/T 1007、NMPAB/T 1008所规定的应用信息数据子集中与事件基本信息相关的药品追溯码及其包装层级关联关系信息。

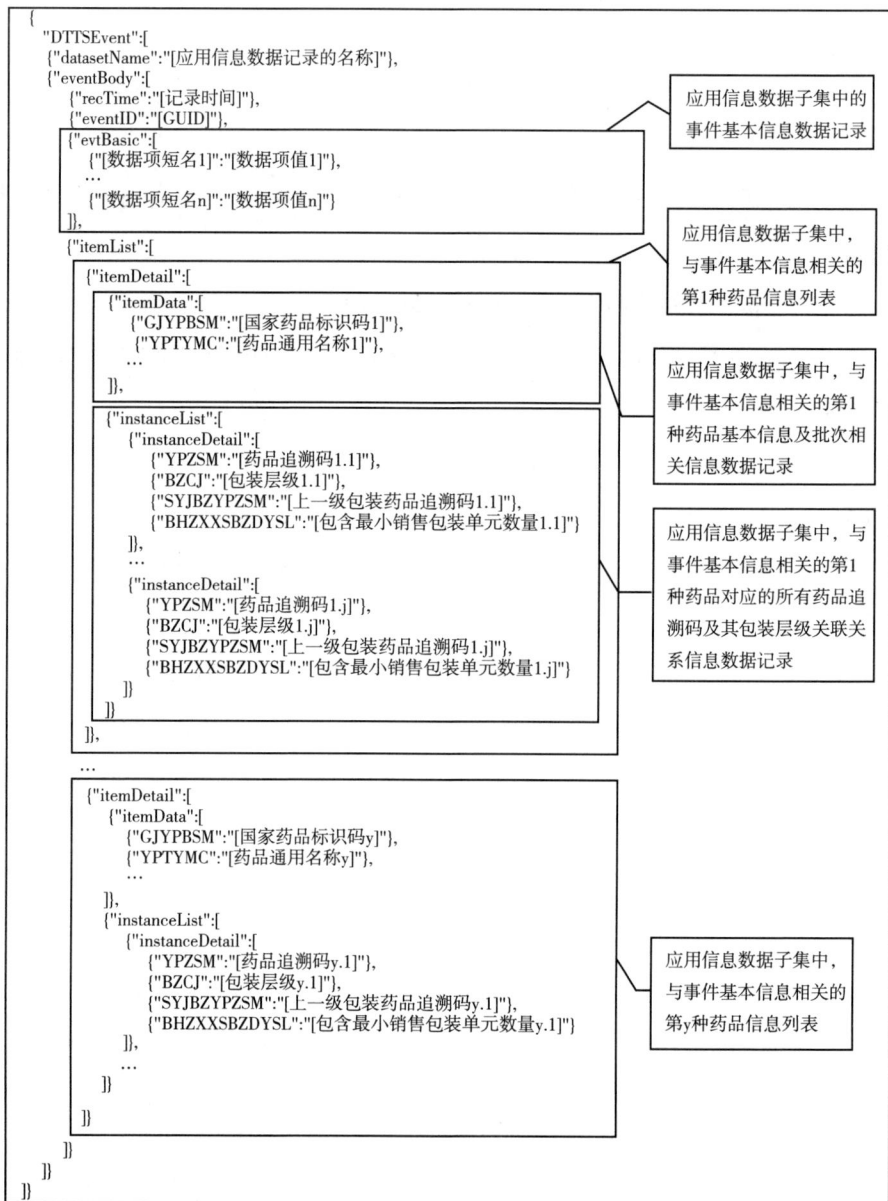

```
{
  "DTTSEvent":[
  {"datasetName":"[应用信息数据记录的名称]"},
  {"eventBody":[
    {"recTime":"[记录时间]"},
    {"eventID":"[GUID]"},
    {"evtBasic":[
      {"[数据项短名1]":"[数据项值1]"},
      …
      {"[数据项短名n]":"[数据项值n]"}
    ]},
    {"itemList":[
      {"itemDetail":[
        {"itemData":[
          {"GJYPBSM":"[国家药品标识码1]"},
          {"YPTYMC":"[药品通用名称1]"},
          …
        ]},
        {"instanceList":[
          {"instanceDetail":[
            {"YPZSM":"[药品追溯码1.1]"},
            {"BZCJ":"[包装层级1.1]"},
            {"SYJBZYPZSM":"[上一级包装药品追溯码1.1]"},
            {"BHZXXSBZDYSL":"[包含最小销售包装单元数量1.1]"}
          ]},
          …
          {"instanceDetail":[
            {"YPZSM":"[药品追溯码1.j]"},
            {"BZCJ":"[包装层级1.j]"},
            {"SYJBZYPZSM":"[上一级包装药品追溯码1.j]"},
            {"BHZXXSBZDYSL":"[包含最小销售包装单元数量1.j]"}
          ]}
        ]}
      ]},
      …
      {"itemDetail":[
        {"itemData":[
          {"GJYPBSM":"[国家药品标识码y]"},
          {"YPTYMC":"[药品通用名称y]"},
          …
        ]},
        {"instanceList":[
          {"instanceDetail":[
            {"YPZSM":"[药品追溯码y.1]"},
            {"BZCJ":"[包装层级y.1]"},
            {"SYJBZYPZSM":"[上一级包装药品追溯码y.1]"},
            {"BHZXXSBZDYSL":"[包含最小销售包装单元数量y.1]"}
          ]},
          …
        ]}
      ]}
    ]}
  ]}
]}
```

应用信息数据子集中的事件基本信息数据记录

应用信息数据子集中,与事件基本信息相关的第1种药品信息列表

应用信息数据子集中,与事件基本信息相关的第1种药品基本信息及批次相关信息数据记录

应用信息数据子集中,与事件基本信息相关的第1种药品对应的所有药品追溯码及其包装层级关联关系信息数据记录

应用信息数据子集中,与事件基本信息相关的第y种药品信息列表

图5   应用信息数据记录对应的JSON格式规则

7 交换数据内容要求

7.1 追溯系统应提供的数据内容

追溯系统应提供给协同平台和监管系统的数据内容可参照NMPAB/T 1006、NMPAB/T 1007、NMPAB/T 1008要求，具体对应的数据子集如表1所示。

表1 追溯系统应提供的数据内容

序号	数据子集列表	数据接收方	
		协同平台	监管系统
1	境内药品生产企业基本信息数据子集	●	
2	境外药品生产企业基本信息数据子集	●	
3	药品经营企业基本信息数据子集	●	
4	药品使用单位基本信息数据子集	●	
5	药品配送企业基本信息数据子集	●	
6	药品生产许可证基本信息数据子集	●	
7	药品经营许可证基本信息数据子集	●	
8	国产药品基本信息数据子集	●	
9	进口药品基本信息数据子集	●	
10	国产药品生产信息数据子集	●	●
11	药品进口信息数据子集	●	●
12	药品自检信息数据子集	●	●
13	发货单信息数据子集	●	●
14	收货单信息数据子集	●	●
15	药品使用信息数据子集	●	●
16	药品经营企业零售信息数据子集	●	●
17	药品召回信息数据子集	●	●

7.2 协同平台应提供的数据内容

协同平台应提供的数据内容可参照NMPAB/T 1006、NMPAB/T 1007、NMPAB/T 1008要求，具体应提供给追溯系统和监管系统的数据内容对应的数据集如表2所示。

表2 协同平台应提供的数据内容

序号	数据子集列表	数据接收方	
		追溯系统	监管系统
1	境内药品生产企业基本信息数据子集	●	●
2	境外药品生产企业基本信息数据子集	●	●
3	药品经营企业基本信息数据子集	●	●
4	药品使用单位基本信息数据子集	●	●
5	药品配送企业基本信息数据子集	●	●
6	药品生产许可证基本信息数据子集	●	●
7	药品经营许可证基本信息数据子集	●	●
8	国产药品基本信息数据子集	●	●
9	进口药品基本信息数据子集	●	●
10	国产药品生产信息数据子集		●
11	药品进口信息数据子集		●
12	药品自检信息数据子集		●
13	发货单信息数据子集		●
14	收货单信息数据子集		●
15	药品使用信息数据子集		●
16	药品经营企业零售信息数据子集		●
17	药品召回信息数据子集		●

8 交换安全要求

8.1 接入认证

在进行数据交换时，接收方应对发送方进行身份认证，并分配相应的权限。

8.2 数据加密

在进行数据交换时，应对敏感信息进行加密处理，防止敏感信息泄漏。

8.3 数字签名

在进行数据交换时，应对整个传输文件进行数字签名和验签，保证数据完整性。

8.4　传输安全

数据传输应使用安全的传输协议。

8.5　消息状态回执

在进行数据交换时，接收方应向发送方返回包含数字签名的消息状态回执，保证数据接收不可抵赖。

8.6　日志记录

接收方应对请求进行记录及异常告警，避免数据被异常使用。

附录A

（资料性附录）

数据记录交换格式示例

A.1 国产药品基本信息数据记录对应的XML格式示例

将NMPAB/T 1006中"国产药品基本信息数据子集"对应的交换内容描述为DTTSBasic元素数据格式的示例见图A.1。该示例为交换2条国产药品基本信息的情况。

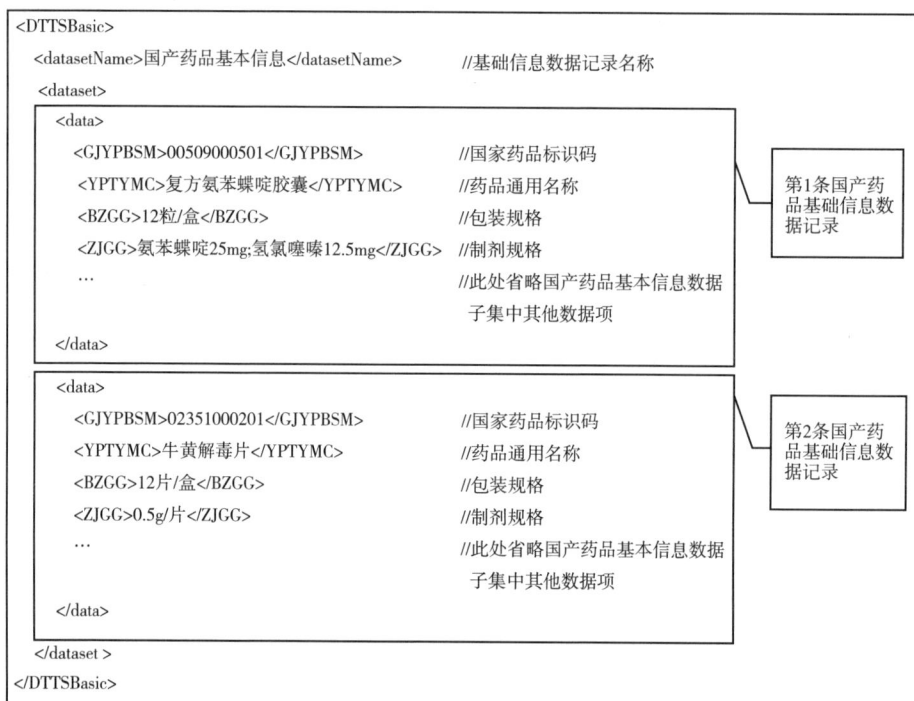

```
<DTTSBasic>
    <datasetName>国产药品基本信息</datasetName>        //基础信息数据记录名称
    <dataset>
        <data>
            <GJYPBSM>00509000501</GJYPBSM>              //国家药品标识码
            <YPTYMC>复方氨苯蝶啶胶囊</YPTYMC>            //药品通用名称
            <BZGG>12粒/盒</BZGG>                         //包装规格
            <ZJGG>氨苯蝶啶25mg;氢氯噻嗪12.5mg</ZJGG>    //制剂规格
            ...                                          //此处省略国产药品基本信息数据
                                                             子集中其他数据项
        </data>
        <data>
            <GJYPBSM>02351000201</GJYPBSM>              //国家药品标识码
            <YPTYMC>牛黄解毒片</YPTYMC>                  //药品通用名称
            <BZGG>12片/盒</BZGG>                         //包装规格
            <ZJGG>0.5g/片</ZJGG>                         //制剂规格
            ...                                          //此处省略国产药品基本信息数据
                                                             子集中其他数据项
        </data>
    </dataset >
</DTTSBasic>
```

第1条国产药品基础信息数据记录

第2条国产药品基础信息数据记录

图A.1 国产药品基本信息数据记录对应的XML格式示例

A.2　药品配送企业基本信息数据记录对应的XML格式示例

将NMPAB/T 1006中"药品配送企业基本信息数据子集"对应的交换内容描述为DTTSBasic元素数据格式的示例见图A.2。该示例为交换1条药品配送企业基本信息，该配送企业有2个仓库地址的情况。

```
<DTTSBasic>
  <datasetName>药品配送企业基本信息</datasetName>        //基础信息数据记录名称
  <dataset>
    <data>
      <TYSHXYDM >914403000743520XXX</TYSHXYDM>         //统一社会信用代码
      <YPPSQYMC>XX速运（集团）有限公司</YPPSQYMC>          //药品配送企业名称
      <YPPSQYDZ>深圳市宝安区XX街道XX路XX号</YPPSQYDZ>       //药品配送企业地址
      <CKDZ.List>                                       //仓库地址列表
        <CKDZ>广东省佛山市禅城区XX路XX号</CKDZ>            //仓库地址1
        <CKDZ>广州市白云区XX路XX号</CKDZ>                 //仓库地址2
      </CKDZ.List>
      ...                                               //此处省略药品配送企业基本信息数据
                                                        //   子集中其他数据项
    </data>
  </dataset>
</DTTSBasic>
```

图A.2　药品配送企业基本信息数据记录对应的XML格式示例

A.3　境外药品生产企业基本信息数据记录对应的XML格式示例

将NMPAB/T 1006中"境外药品生产企业基本信息数据子集"对应的交换内容描述为DTTSBasic元素数据格式的示例见图A.3。该示例为交换1条境外药品生产企业基本信息，该企业有2家进口药品代理企业的情况。

```
<DTTSBasic>                                                            //基础信息数据记录名称
   <datasetName>境外药品生产企业基本信息</datasetName>
   <dataset>
      <data>
         <JWYPSCQYDM>0012019112001</JWYPSCQYDM>                        //境外药品生产企业代码
         <JWYPSCQYMCYW>The XX Chemical Company</JWYPSCQYMCYW>          //境外药品生产企业名称(英文)
         <JWYPSCQYDZYW>20X0  XX Center,Midland,48XX4,USA</JWYPSCQYDZYW> //境外药品生产企业地址(英文)
         <JKYPDLQYMC.List>                                            //进口药品代理企业信息列表

            <JKYPDLQYMC.Detail>
               <JKYPDLQYMC>XX医药进口公司</JKYPDLQYMC>                    //进口药品代理企业1的名称
               <TYSHXYDMJKYPDLQY>9161000062310 0XX5C</TYSHXYDMJKYPDLQY> //进口药品代理企业1对应的统一
            </JKYPDLQYMC.Detail>                                          社会信用代码

            <JKYPDLQYMC.Detail>
               <JKYPDLQYMC>XX药品集团</JKYPDLQYMC>                        //进口药品代理企业2的名称
               <TYSHXYDMJKYPDLQY>9161000062310 0XX2A</TYSHXYDMJKYPDLQY> //进口药品代理企业2对应的统一
            </JKYPDLQYMC.Detail>                                          社会信用代码

         </JKYPDLQYMC.List>

         ...                                                          //此处省略境外药品生产企业基本
      </data>                                                            信息数据子集中其他数据项
   </dataset>
</DTTSBasic>
```

图A.3 境外药品生产企业基本信息数据记录对应的XML格式示例

A.4 国产药品基本信息数据记录对应的JSON格式示例

将NMPAB/T 1006中"国产药品基本信息数据子集"对应的交换内容描述为JSON格式的示例见附录A.4。该示例为交换2条国产药品基本信息的情况。

```
{
"DTTSBasic":[
   {"datasetName":"国产药品基本信息"},                        //基础信息数据记录的名称
   {"dataset ":[
      {"data ":[
         {"GJYPBSM":"00509000501"},                       //国家药品标识码          第1条国产药
         {"YPTYMC":"复方氨苯蝶啶胶囊"},                     //药品通用名称            品基本信息
         {"BZGG":"12粒/盒"},                               //包装规格                数据记录
         {"ZJGG":"氨苯蝶啶25mg;氢氯噻嗪12.5mg"},           //制剂规格
         ...                                              //此处省略国产药品基本信息
                                                             数据子集中其他数据项
         ]
      },

      {"data ":[
         {"GJYPBSM":"02351000201"},                       //国家药品标识码          第2条国产药
         {"YPTYMC":"牛黄解毒片"},                          //药品通用名称            品基本信息
         {"BZGG":"12片/盒"},                               //包装规格                数据记录
         {"ZJGG":"0.5g/片"},                              //制剂规格
         ...                                              //此处省略国产药品基本信息
                                                             数据子集中其他数据项
         ]
      },
      ]
   }
   ]
}
```

图A.4 国产药品基本信息数据记录对应的JSON格式示例

A.5 药品配送企业基本信息数据记录对应的JSON格式示例

将NMPAB/T 1006中"药品配送企业基本信息数据子集"对应的交换内容描述为JSON格式的示例见图A.5。该示例为交换1条药品配送企业基本信息，该配送企业有2个仓库地址的情况。

```
{
"DTTSBasic":[
    {"datasetName":"药品配送企业基本信息"},           //基础信息名称
    {"dataset ":[
        {"data ":[
            {"TYSHXYDM":"914403000743520XXX "},        //统一社会信用代码
            {"YPPSQYMC":"XX速运（集团）有限公司"},     //药品配送企业名称
            {"YPPSQYDZ":"深圳市宝安区XX街道XX路XX号"}, //药品配送企业地址
            {"CKDZ.List":[                              //仓库地址列表
                {"CKDZ":"广东省佛山市禅城区XX路XX号"},  //仓库地址1
                {"CKDZ":"广州市白云区XX路XX号"},        //仓库地址2
                ]
            },
                                                       //此处省略药品配送企业基本信息数据
            …                                              子集中其他数据项
            ]
        }
        ]
    }
    ]
}
```

图A.5 药品配送企业基本信息数据记录对应的JSON格式示例

A.6 境外药品生产企业基本信息数据记录对应的JSON格式示例

将NMPAB/T 1006中"境外药品生产企业基本信息数据子集"对应的交换内容描述为JSON格式的示例见图A.6。该示例为交换1条境外药品生产企业基本信息，该企业有2家进口药品代理企业的情况。

```
{
"DTTSBasic":[
    {"datasetName":"境外药品生产企业基本信息"},              //基础信息名称
    {"dataset ":[
        {"data ":[
            {"JWYPSCQYDM":"0012019112001"},               //境外药品生产企业代码
            {"JWYPSCQYMCYW":"The XX Chemical Company"},    //境外药品生产企业名称(英文)
            {"JWYPSCQYDZYW":"20X0 XX Center,Midland,48XX4,USA"},  //境外药品生产企业地址(英文)
            {"JKYPDLQYMC.List":[                           //进口药品代理企业信息列表
                {"JKYPDLQYMC.Detail":[
                    {"JKYPDLQYMC":"XX医药进口公司"},          //进口药品代理企业1的名称
                    {"TYSHXYDMJKYPDLQY":"91610000623100XX5C"}  //进口药品代理企业1对应的
                    ]                                              统一社会信用代码
                },
                {"JKYPDLQYMC.Detail":[
                    {"JKYPDLQYMC":"XX药品集团"},             //进口药品代理企业2的名称
                    {"TYSHXYDMJKYPDLQY":"91610000623100XX2A"}  //进口药品代理企业2对应的
                    ]                                              统一社会信用代码
                },
                ]
            },
            …                                             //此处省略境外药品生产企业基本
                                                            信息数据子集中其他数据项
            ]
        }
        ]
    }
    ]
}
```

图A.6　境外药品生产企业基本信息数据记录对应的JSON格式示例

A.7　国产药品生产信息数据记录对应的XML格式示例

将NMPAB/T 1006中"国产药品生产信息数据子集"对应的交换内容描述为DTTSEvent元素数据格式的示例见图A.7。该示例为需要交换上海XX药业闵行有限公司生产复方氨苯蝶啶胶囊的生产信息情况。

```
<DTTSEvent>
  <datasetName>国产药品生产信息</datasetName>        //应用信息数据记录的名称
  <eventBody>
    <recTime>2019-04-19 13:40.20.111</evtStartTime>   //追溯数据记录时间
    <eventID>6F9619FF-8B86-D011-B42D-00C04FC964FF</eventID>  //GUID
    <evtBasic>
      <JNYPSCQYMC>上海XX药业闵行有限公司</JNYPSCQYMC>     //境内药品生产企业名称
      <TYSHXYDMJNYPSCQY>9131011213335XX60Q</TYSHXYDMJNYPSCQY>  //统一社会信用代码(境内药品生产企业)
      <SCDZ>上海市闵行区XX路XX号</SCDZ>               //生产地址
      …                                            //此处省略国产药品生产信息数据
                                                    子集中药品生产事件基本信息的
                                                    其他数据项

    </evtBasic>
    <itemList>
      <itemDetail>
        <itemData>
          <GJYPBSM>00509000501</GJYPBSM>           //国家药品标识码
          <YPTYMC>复方氨苯蝶啶胶囊</YPTYMC>          //药品通用名称
          <YMSCPH>20190419A</YMSCPH>               //药品生产批号
          <ZJGG>氨苯蝶啶25mg;氢氯噻嗪12.5mg</ZJGG>   //制剂规格
          <YPSCPH>20190419</YPSCPH>                //生产日期
          <SCSL>3</SCSL>                           //生产数量
          …                                        //此处省略国产药品生产信息数据
                                                    子集中药品基本信息和批次相关
                                                    信息的其他数据项

        </itemData>
        <instanceList>
          <instanceDetail>
            <YPZSM>12345678901000000001</YPZSM>    //药品追溯码
            <BZCJ>1</BZCJ>                         //包装层级
            <SYJBZYPZSM>12345678901000000010</SYJBZYPZSM>  //上一级包装药品追溯码
            <BHZXXSBZDYSL>1</BHZXXSBZDYSL>         //包含最小销售包装单元数量
          </instanceDetail>
          <instanceDetail>
            <YPZSM>12345678901000000002</YPZSM>    //药品追溯码
            <BZCJ>1</BZCJ>                         //包装层级
            <SYJBZYPZSM>12345678901000000010</SYJBZYPZSM>  //上一级包装药品追溯码
            <BHZXXSBZDYSL>1</BHZXXSBZDYSL>         //包含最小销售包装单元数量
          </instanceDetail>
          <instanceDetail>
            <YPZSM>12345678901000000010</YPZSM>    //药品追溯码
            <BZCJ>2</BZCJ>                         //包装层级
            <SYJBZYPZSM>12345678901000000010</SYJBZYPZSM>  //上一级包装药品追溯码
            <BHZXXSBZDYSL>2</BHZXXSBZDYSL>         //包含最小销售包装单元数量
          </instanceDetail>
          </instanceDetail>
            …                                      //此处省略国产药品生产信息数据
                                                    子集中药品追溯码及其包装层级
                                                    关联关系信息的其他数据项

          </instanceDetail>
        </instanceList>
      </itemDetail>
    </itemList>
  </eventBody>
</DTTSEvent>
```

标注说明：
- 上海XX药业闵行有限公司生产复方氨苯蝶啶胶囊的生产事件基本信息数据记录
- 上海XX药业闵行有限公司生产复方氨苯蝶啶胶囊的药品信息列表
- 上海XX药业闵行有限公司生产复方氨苯蝶啶胶囊的药品基本信息和批次相关信息数据记录
- 上海XX药业闵行有限公司生产复方氨苯蝶啶胶囊的药品追溯码列表，包含药品追溯码及其包装层级关联关系信息数据记录

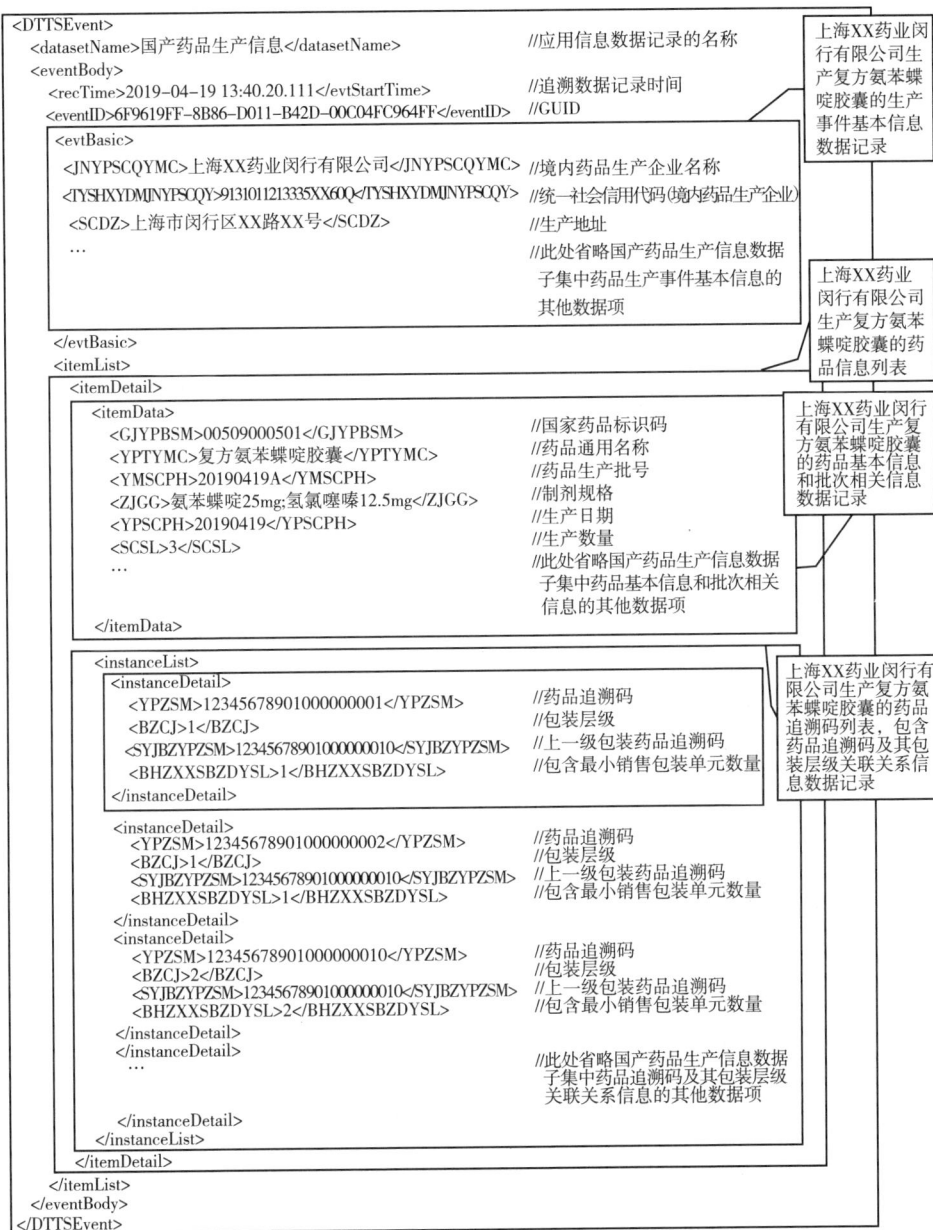

图A.7 国产药品生产信息数据记录对应的XML格式示例

A.8 药品进口信息数据记录对应的XML格式示例

将NMPAB/T 1006中"药品进口信息数据子集"对应的交换内容描述为

DTTSEvent元素数据格式的示例见图A.8。该示例为需要交换西安XX制药有限公司进口盐酸哌甲酯缓释片的进口信息情况。

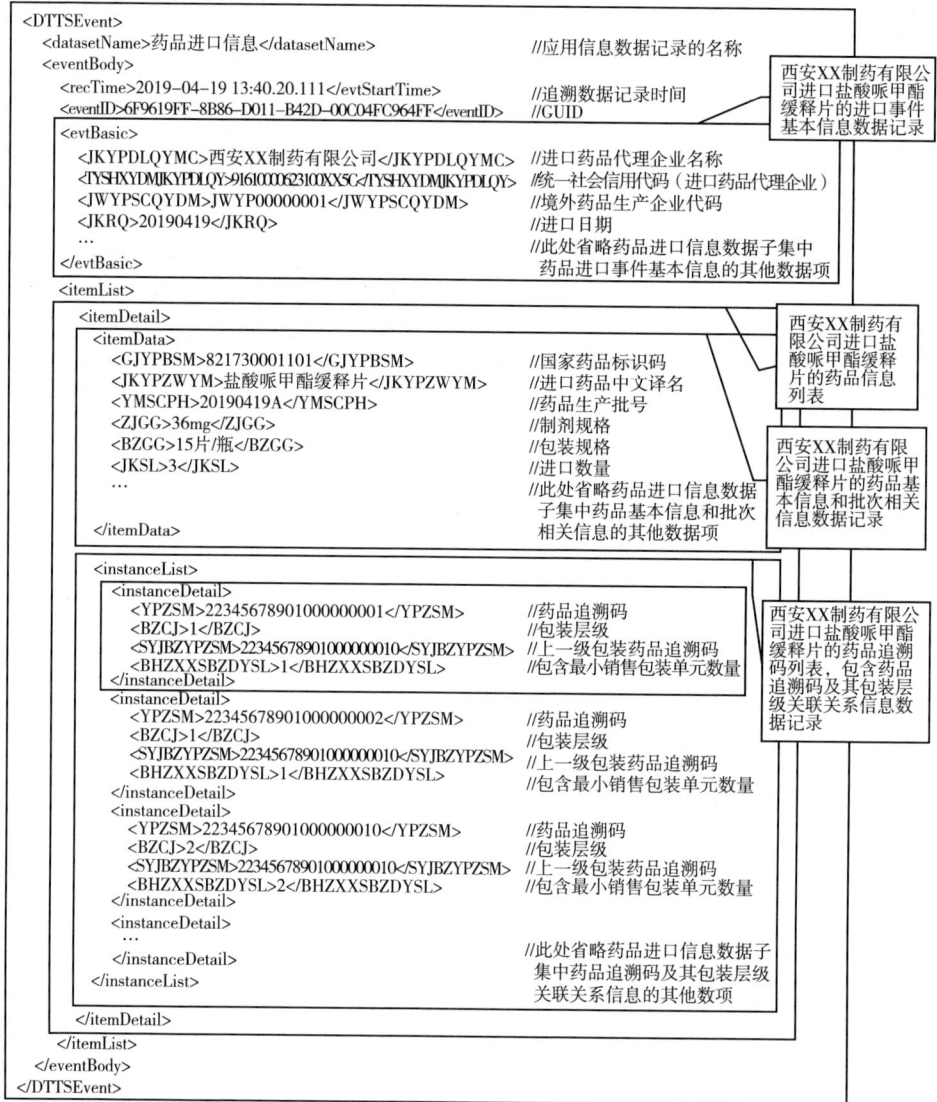

```
<DTTSEvent>
    <datasetName>药品进口信息</datasetName>              //应用信息数据记录的名称
    <eventBody>
        <recTime>2019-04-19 13:40.20.111</evtStartTime>   //追溯数据记录时间
        <eventID>6F9619FF-8B86-D011-B42D-00C04FC964FF</eventID>  //GUID
        <evtBasic>
            <JKYPDLQYMC>西安XX制药有限公司</JKYPDLQYMC>      //进口药品代理企业名称
            <TYSHXYDMJKYPDLQY>9161000062310XXSG</TYSHXYDMJKYPDLQY>  //统一社会信用代码（进口药品代理企业）
            <JWYPSCQYDM>JWYP00000001</JWYPSCQYDM>           //境外药品生产企业代码
            <JKRQ>20190419</JKRQ>                            //进口日期
            …                                                //此处省略药品进口信息数据子集中
                                                             药品进口事件基本信息的其他数据项
        </evtBasic>
        <itemList>
            <itemDetail>
                <itemData>
                    <GJYPBSM>821730001101</GJYPBSM>          //国家药品标识码
                    <JKYPZWYM>盐酸哌甲酯缓释片</JKYPZWYM>       //进口药品中文译名
                    <YMSCPH>20190419A</YMSCPH>               //药品生产批号
                    <ZJGG>36mg</ZJGG>                        //制剂规格
                    <BZGG>15片/瓶</BZGG>                      //包装规格
                    <JKSL>3</JKSL>                           //进口数量
                    …                                        //此处省略药品进口信息数据
                                                             子集中药品基本信息和批次
                                                             相关信息的其他数据项
                </itemData>
                <instanceList>
                    <instanceDetail>
                        <YPZSM>22345678901000000001</YPZSM>      //药品追溯码
                        <BZCJ>1</BZCJ>                           //包装层级
                        <SYJBZYPZSM>22345678901000000010</SYJBZYPZSM>  //上一级包装药品追溯码
                        <BHZXXSBZDYSL>1</BHZXXSBZDYSL>          //包含最小销售包装单元数量
                    </instanceDetail>
                    <instanceDetail>
                        <YPZSM>22345678901000000002</YPZSM>      //药品追溯码
                        <BZCJ>1</BZCJ>                           //包装层级
                        <SYJBZYPZSM>22345678901000000010</SYJBZYPZSM>  //上一级包装药品追溯码
                        <BHZXXSBZDYSL>1</BHZXXSBZDYSL>          //包含最小销售包装单元数量
                    </instanceDetail>
                    <instanceDetail>
                        <YPZSM>22345678901000000010</YPZSM>      //药品追溯码
                        <BZCJ>2</BZCJ>                           //包装层级
                        <SYJBZYPZSM>22345678901000000010</SYJBZYPZSM>  //上一级包装药品追溯码
                        <BHZXXSBZDYSL>2</BHZXXSBZDYSL>          //包含最小销售包装单元数量
                    </instanceDetail>
                    <instanceDetail>
                        …                                        //此处省略药品进口信息数据子
                    </instanceDetail>                            集中药品追溯码及其包装层级
                </instanceList>                                  关联关系信息的其他数项
            </itemDetail>
        </itemList>
    </eventBody>
</DTTSEvent>
```

注释框（图中右侧）：
- 西安XX制药有限公司进口盐酸哌甲酯缓释片的进口事件基本信息数据记录
- 西安XX制药有限公司进口盐酸哌甲酯缓释片的药品信息列表
- 西安XX制药有限公司进口盐酸哌甲酯缓释片的药品基本信息和批次相关信息数据记录
- 西安XX制药有限公司进口盐酸哌甲酯缓释片的药品追溯码列表，包含药品追溯码及其包装层级关联关系信息数据记录

图A.8　药品进口信息数据记录对应的XML格式示例

A.9　发货单信息数据记录对应的XML格式示例

将NMPAB/T 1006中"发货单信息数据子集"对应的交换内容描述为

DTTSEvent元素数据格式的示例见图A.9。该示例为需要交换某一张发货单信息，该发货单有2种药品的情况。

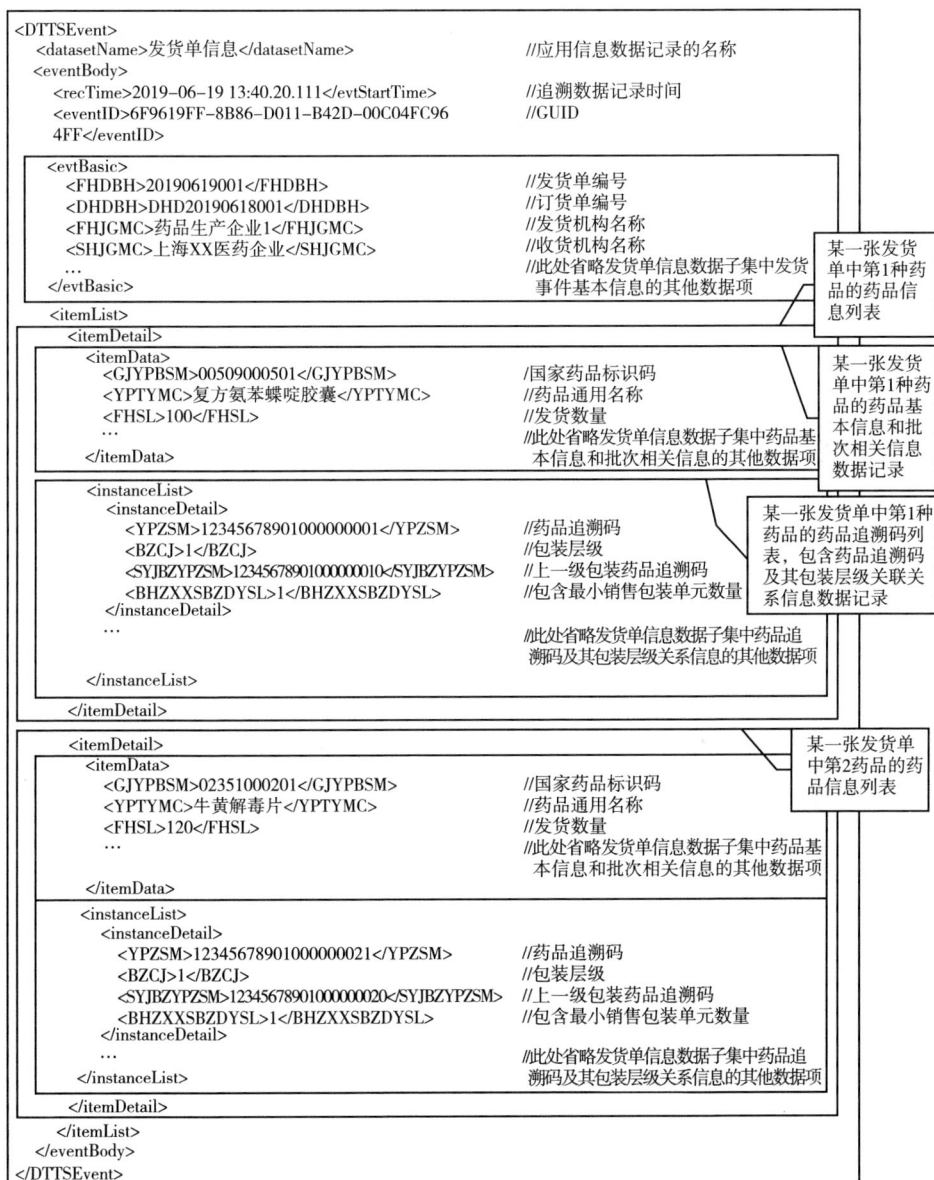

```
<DTTSEvent>
    <datasetName>发货单信息</datasetName>            //应用信息数据记录的名称
    <eventBody>
        <recTime>2019-06-19 13:40.20.111</evtStartTime>   //追溯数据记录时间
        <eventID>6F9619FF-8B86-D011-B42D-00C04FC96         //GUID
        4FF</eventID>

        <evtBasic>
            <FHDBH>20190619001</FHDBH>                   //发货单编号
            <DHDBH>DHD20190618001</DHDBH>                //订货单编号
            <FHJGMC>药品生产企业1</FHJGMC>                //发货机构名称
            <SHJGMC>上海XX医药企业</SHJGMC>              //收货机构名称
            ...                                           //此处省略发货单信息数据子集中发货
                                                          事件基本信息的其他数据项
        </evtBasic>
        <itemList>
            <itemDetail>
                <itemData>
                    <GJYPBSM>00509000501</GJYPBSM>       //国家药品标识码
                    <YPTYMC>复方氨苯蝶啶胶囊</YPTYMC>     //药品通用名称
                    <FHSL>100</FHSL>                      //发货数量
                    ...                                   //此处省略发货单信息数据子集中药品基
                                                          本信息和批次相关信息的其他数据项
                </itemData>
                <instanceList>
                    <instanceDetail>
                        <YPZSM>12345678901000000001</YPZSM>       //药品追溯码
                        <BZCJ>1</BZCJ>                             //包装层级
                        <SYJBZYPZSM>12345678901000000010</SYJBZYPZSM>  //上一包装药品追溯码
                        <BHZXXSBZDYSL>1</BHZXXSBZDYSL>             //包含最小销售包装单元数量
                    </instanceDetail>
                    ...
                                                          //此处省略发货单信息数据子集中药品追
                                                          溯码及其包装层级关系信息的其他数据项
                </instanceList>
            </itemDetail>
            <itemDetail>
                <itemData>
                    <GJYPBSM>02351000201</GJYPBSM>       //国家药品标识码
                    <YPTYMC>牛黄解毒片</YPTYMC>          //药品通用名称
                    <FHSL>120</FHSL>                      //发货数量
                    ...                                   //此处省略发货单信息数据子集中药品基
                                                          本信息和批次相关信息的其他数据项
                </itemData>
                <instanceList>
                    <instanceDetail>
                        <YPZSM>12345678901000000021</YPZSM>       //药品追溯码
                        <BZCJ>1</BZCJ>                             //包装层级
                        <SYJBZYPZSM>12345678901000000020</SYJBZYPZSM>  //上一级包装药品追溯码
                        <BHZXXSBZDYSL>1</BHZXXSBZDYSL>             //包含最小销售包装单元数量
                    </instanceDetail>
                    ...
                                                          //此处省略发货单信息数据子集中药品追
                                                          溯码及其包装层级关系信息的其他数据项
                </instanceList>
            </itemDetail>
        </itemList>
    </eventBody>
</DTTSEvent>
```

注记：
- 某一张发货单中第1种药品的药品信息列表
- 某一张发货单中第1种药品的药品基本信息和批次相关信息数据记录
- 某一张发货单中第1种药品的药品追溯码列表，包含药品追溯码及其包装层级关联关系信息数据记录
- 某一张发货单中第2药品的药品信息列表

图A.9 发货单信息数据记录对应的XML格式示例

A.10　国产药品生产信息数据记录对应的JSON格式示例

将NMPAB/T 1006中"国产药品生产信息数据子集"对应的交换内容描述为DTTSEvent元素数据格式的示例见图A.10。该示例为需要交换上海XX药业闵行有限公司生产复方氨苯蝶啶胶囊的生产信息情况。

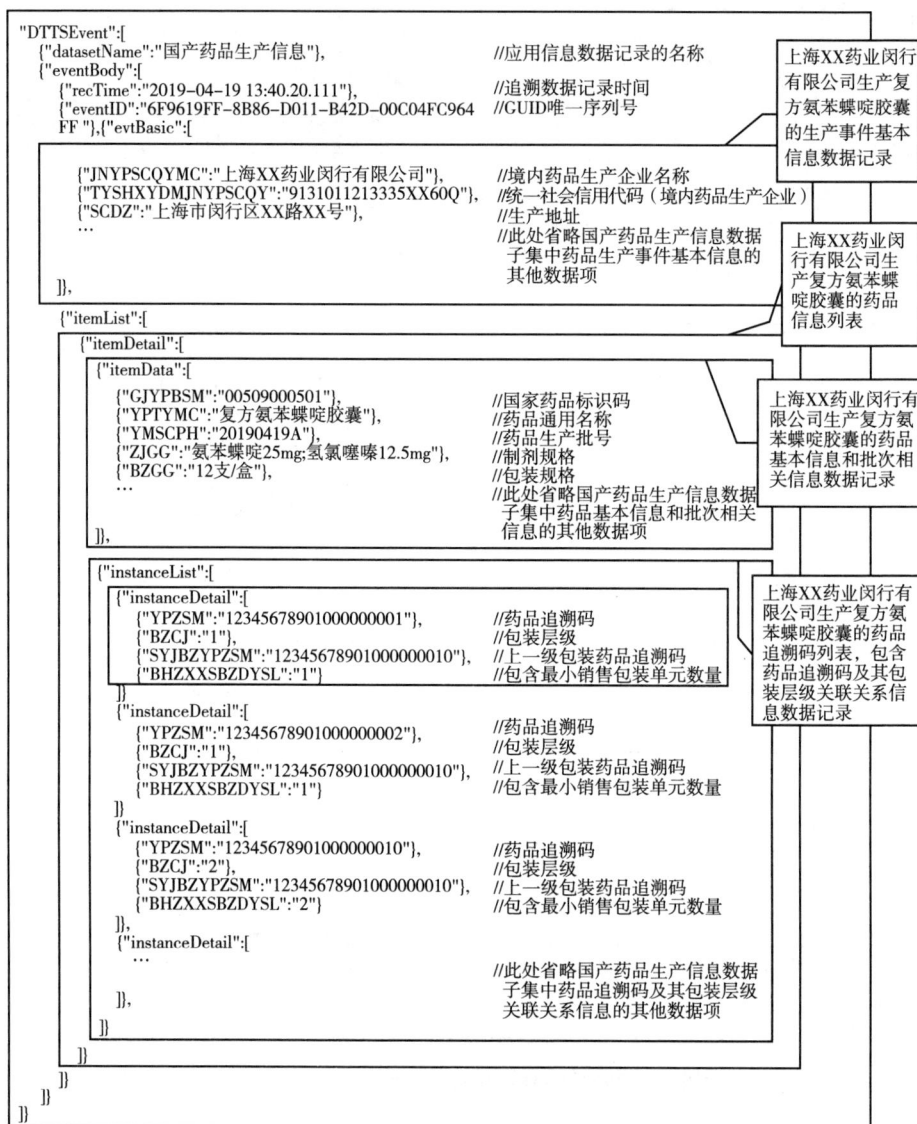

图A.10　国产药品生产信息数据记录对应的JSON格式示例

A.11 药品进口信息数据记录对应的JSON格式示例

将NMPAB/T 1006中"药品进口信息数据子集"对应的交换内容描述为DTTSEvent元素数据格式的示例见图A.11。该示例为需要交换西安XX制药有限公司进口盐酸哌甲酯缓释片的进口信息情况。

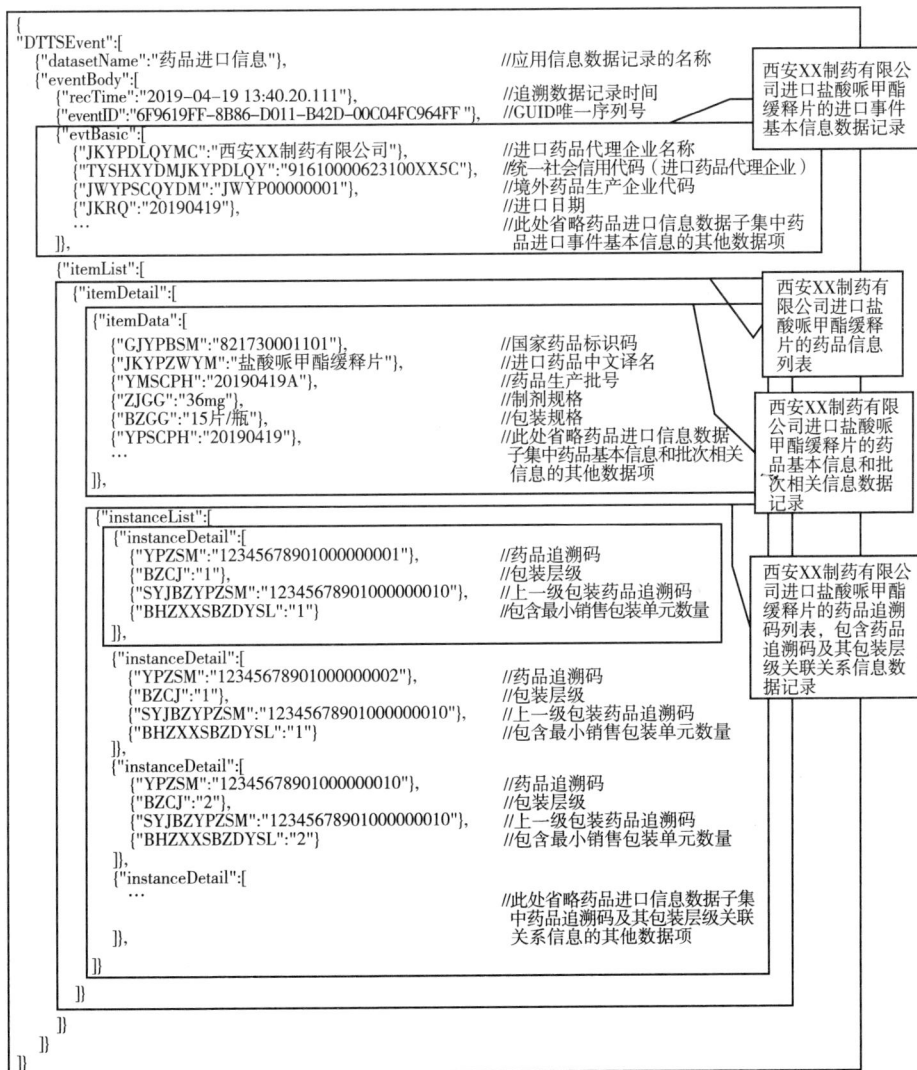

图A.11 药品进口信息数据记录对应的JSON格式示例

A.12 发货单信息数据记录对应的JSON格式示例

将NMPAB/T 1006中"发货单信息数据子集"对应的交换内容描述为DTTSEvent元素数据格式的示例见图A.12。该示例为需要交换某一张发货单信息，该发货单有2种药品的情况。

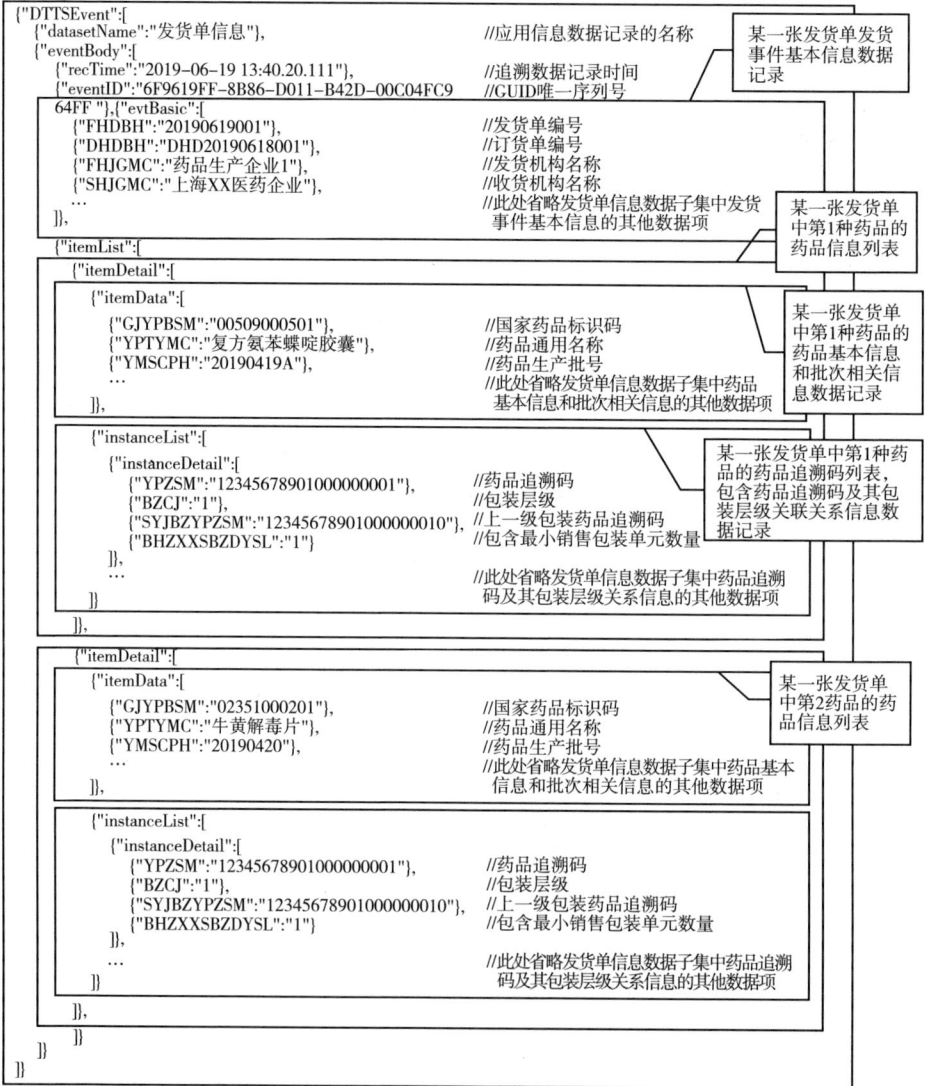

```
{"DTTSEvent":[
    {"datasetName":"发货单信息"},            //应用信息数据记录的名称
    {"eventBody":[
        {"recTime":"2019−06−19 13:40.20.111"},    //追溯数据记录时间
        {"eventID":"6F9619FF−8B86−D011−B42D−00C04FC9     //GUID唯一序列号
        64FF "},{"evtBasic":[
            {"FHDBH":"20190619001"},            //发货单编号
            {"DHDBH":"DHD20190618001"},        //订货单编号
            {"FHJGMC":"药品生产企业1"},          //发货机构名称
            {"SHJGMC":"上海XX医药企业"},         //收货机构名称
            …                                 //此处省略发货单信息数据子集中发货
        ]},                                    事件基本信息的其他数据项
        {"itemList":[
            {"itemDetail":[
                {"itemData":[
                    {"GJYPBSM":"00509000501"},      //国家药品标识码
                    {"YPTYMC":"复方氨苯蝶啶胶囊"},    //药品通用名称
                    {"YMSCPH":"20190419A"},        //药品生产批号
                    …                             //此处省略发货单信息数据子集中药品
                ]},                                基本信息和批次相关信息的其他数据项
                {"instanceList":[
                    {"instanceDetail":[
                        {"YPZSM":"12345678901000000001"},    //药品追溯码
                        {"BZCJ":"1"},                        //包装层级
                        {"SYJBZYPZSM":"12345678901000000010"},  //上一级包装药品追溯码
                        {"BHZXXSBZDYSL":"1"}                 //包含最小销售包装单元数量
                    ]},
                    …                                        //此处省略发货单信息数据子集中药品追溯
                ]}                                           码及其包装层级关系信息的其他数据项
            ]},
            {"itemDetail":[
                {"itemData":[
                    {"GJYPBSM":"02351000201"},      //国家药品标识码
                    {"YPTYMC":"牛黄解毒片"},         //药品通用名称
                    {"YMSCPH":"20190420"},         //药品生产批号
                    …                             //此处省略发货单信息数据子集中药品基本
                ]},                                信息和批次相关信息的其他数据项
                {"instanceList":[
                    {"instanceDetail":[
                        {"YPZSM":"12345678901000000001"},    //药品追溯码
                        {"BZCJ":"1"},                        //包装层级
                        {"SYJBZYPZSM":"12345678901000000010"},  //上一级包装药品追溯码
                        {"BHZXXSBZDYSL":"1"}                 //包含最小销售包装单元数量
                    ]},
                    …                                        //此处省略发货单信息数据子集中药品追溯
                ]}                                           码及其包装层级关系信息的其他数据项
            ]},
        ]}
    ]}
]}
```

说明文字（右侧注释框）：
- 某一张发货单发货事件基本信息数据记录
- 某一张发货单中第1种药品的药品信息列表
- 某一张发货单中第1种药品的药品基本信息和批次相关信息数据记录
- 某一张发货单中第1种药品的药品追溯码列表，包含药品追溯码及其包装层级关联关系信息数据记录
- 某一张发货单中第2药品的药品信息列表

图A.12 发货单信息数据记录对应的JSON格式示例

参考文献

［1］GB/T 38158–2019 重要产品追溯 产品追溯系统基本要求

［2］GB/T 38159–2019 重要产品追溯 追溯体系通用要求

［3］CFDAB/T 0401–2014 食品药品监管数据共享与交换接口规范

［4］CFDAB/T 0402–2014 食品药品监管应用支撑平台通用技术规范

［5］CFDAB/T 0501–2014 食品药品监管数据库设计规范

［6］CFDAB/T 0701–2014 食品药品监管软件开发过程规范

［7］国务院办公厅关于加快推进重要产品追溯体系建设的意见（国办发〔2015〕95号）

［8］食品药品监管总局关于推动食品药品生产经营者完善追溯体系的意见（食药监科〔2016〕122号）

［9］国家药监局关于药品信息化追溯体系建设的指导意见（国药监药管〔2018〕35号）

［10］关于启用新版《药品生产许可证》等许可证书的通知（药监综药管〔2019〕72号）

［11］国家药监局关于贯彻实施《中华人民共和国药品管理法》有关事项的公告（2019年第103号）